全国高职高专院校护理类专业核心教材

护理伦理与法律法规

（供护理、助产专业用）

主　编　屈海宏　张　倩
副主编　卫学莉　张艳平　李明芳
编　者　（以姓氏笔画为序）
　　　　卫学莉（哈尔滨医科大学大庆校区）
　　　　王海臣（哈尔滨医科大学大庆校区）
　　　　冯友满（安庆医药高等专科学校）
　　　　李明芳（重庆三峡医药高等专科学校）
　　　　邹凤鹏（益阳医学高等专科学校）
　　　　应　欢（重庆三峡医药高等专科学校）
　　　　张　倩（辽宁医药职业学院）
　　　　张艳平（山东中医药高等专科学校）
　　　　屈海宏（重庆三峡医药高等专科学校）
　　　　孟令霞（山东药品食品职业学院）
　　　　赵小雪（北京卫生职业学院）

中国健康传媒集团
中国医药科技出版社

内 容 提 要

　　本教材是"全国高职高专院校护理类专业核心教材"之一。全书分为上、下两篇，共十二章。上篇为护理伦理篇，涵盖概述，护理伦理规范体系，护理人际关系，临床护理伦理，公共卫生服务护理伦理，重症与临终关怀护理伦理，护理伦理教育、修养与评价，医学新技术临床应用伦理。下篇为护理法律法规篇，涵盖卫生法律法规基本理论、护士管理法律制度、医疗事故处理法律制度、护理活动相关法律制度。本教材为书网融合教材，即纸质教材有机融合电子教材、教学配套资源（PPT、微课、视频、图片等）、题库系统、数字化教学服务（在线教学、在线作业、在线考试），使教学资源更加多样化、立体化。

　　本教材主要供高职高专院校护理、助产专业教学使用，也可作为临床医护人员、相关从业人员了解和掌握护理伦理与法律法规的培训和参考用书。

图书在版编目（CIP）数据

护理伦理与法律法规/屈海宏，张倩主编. —北京：中国医药科技出版社，2022.5

全国高职高专院校护理类专业核心教材

ISBN 978 - 7 - 5214 - 3066 - 0

Ⅰ.①护…　Ⅱ.①屈…　②张…　Ⅲ.①护理伦理学－高等职业教育－教材　②卫生法－中国－高等职业教育－教材

Ⅳ.①R47－05　②D922.16

中国版本图书馆 CIP 数据核字（2022）第 026522 号

美术编辑　陈君杞

版式设计　友全图文

出版　**中国健康传媒集团** │ 中国医药科技出版社

地址　北京市海淀区文慧园北路甲 22 号

邮编　100082

电话　发行：010 - 62227427　邮购：010 - 62236938

网址　www.cmstp.com

规格　889mm×1194mm $\frac{1}{16}$

印张　11 $\frac{1}{4}$

字数　331 千字

版次　2022 年 5 月第 1 版

印次　2023 年 7 月第 4 次印刷

印刷　三河市万龙印装有限公司

经销　全国各地新华书店

书号　ISBN 978 - 7 - 5214 - 3066 - 0

定价　39.00 元

获取新书信息、投稿、为图书纠错，请扫码联系我们。

出版说明

为了贯彻党的十九大精神，落实国务院《国家职业教育改革实施方案》文件精神，将"落实立德树人根本任务，发展素质教育"的战略部署要求贯穿教材编写全过程，充分体现教材育人功能，深入推动教学教材改革，中国医药科技出版社在院校调研的基础上，于2020年启动"全国高职高专院校护理类、药学类专业核心教材"的编写工作。在教育部、国家药品监督管理局的领导和指导下，在本套教材建设指导委员会和评审委员会等专家的指导和顶层设计下，根据教育部《职业教育专业目录（2021年）》要求，中国医药科技出版社组织全国高职高专院校及其附属机构历时1年精心编撰，现该套教材即将付梓出版。

本套教材包括护理类专业教材共计32门，主要供全国高职高专院校护理、助产专业教学使用；药学类专业教材33门，主要供药学类、中药学类、药品与医疗器械类专业师生教学使用。其中，为适应教学改革需要，部分教材建设为活页式教材。本套教材定位清晰、特色鲜明，主要体现在以下几个方面。

1.体现职业核心能力培养，落实立德树人

教材应将价值塑造、知识传授和能力培养三者融为一体，融入思想道德教育、文化知识教育、社会实践教育，落实思想政治工作贯穿教育教学全过程。通过优化模块，精选内容，着力培养学生职业核心能力，同时融入企业忠诚度、责任心、执行力、积极适应、主动学习、创新能力、沟通交流、团队合作能力等方面的理念，培养具有职业核心能力的高素质技能型人才。

2.体现高职教育核心特点，明确教材定位

坚持"以就业为导向，以全面素质为基础，以能力为本位"的现代职业教育教学改革方向，体现高职教育的核心特点，根据《高等职业学校专业教学标准》要求，培养满足岗位需求、教学需求和社会需求的高素质技术技能型人才，同时做到有序衔接中职、高职、高职本科，对接产业体系，服务产业基础高级化、产业链现代化。

3.体现核心课程核心内容，突出必需够用

教材编写应能促进职业教育教学的科学化、标准化、规范化，以满足经济社会发展、产业升级对职业人才培养的需求，做到科学规划教材标准体系、准确定位教材核心内容，精炼基础理论知识，内容适度；突出技术应用能力，体现岗位需求；紧密结合各类职业资格认证要求。

4.体现数字资源核心价值，丰富教学资源

提倡校企"双元"合作开发教材，积极吸纳企业、行业人员加入编写团队，引入一些岗位微课或者视频，实现岗位情景再现；提升知识性内容数字资源的含金量，激发学生学习兴趣。免费配套的"医药大学堂"数字平台，可展现数字教材、教学课件、视频、动画及习题库等丰富多样、立体化的教学资源，帮助老师提升教学手段，促进师生互动，满足教学管理需要，为提高教育教学水平和质量提供支撑。

编写出版本套高质量教材，得到了全国知名专家的精心指导和各有关院校领导与编者的大力支持，在此一并表示衷心感谢。出版发行本套教材，希望得到广大师生的欢迎，对促进我国高等职业教育护理类和药学类相关专业教学改革和人才培养做出积极贡献。希望广大师生在教学中积极使用本套教材并提出宝贵意见，以便修订完善，共同打造精品教材。

全国高职高专院校护理类专业核心教材

建设指导委员会

贾　强　山东药品食品职业学院

高璀乡　江苏医药职业学院

葛淑兰　山东医学高等专科学校

韩忠培　浙江药科职业大学

覃晓龙　遵义医药高等专科学校

委　　　员　（以姓氏笔画为序）

王庭之　江苏医药职业学院

兰作平　重庆医药高等专科学校

司　毅　山东医学高等专科学校

朱扶蓉　福建卫生职业技术学院

刘　亮　遵义医药高等专科学校

刘林凤　山西药科职业学院

李　明　济南护理职业学院

李　媛　江苏食品药品职业技术学院

孙　萍　重庆三峡医药高等专科学校

何　雄　浙江药科职业大学

何文胜　福建生物工程职业技术学院

沈　伟　山东中医药高等专科学校

沈必成　楚雄医药高等专科学校

张　虹　长春医学高等专科学校

张奎升　山东药品食品职业学院

张钱友　长沙卫生职业学院

张雷红　广东食品药品职业学院

陈　亚　邢台医学高等专科学校

陈　刚　赣南卫生健康职业学院

罗　翀　湖南食品药品职业学院

郝晶晶　北京卫生职业学院

胡莉娟　杨凌职业技术学院

徐贤淑　辽宁医药职业学院

高立霞　山东医药技师学院

康　伟　天津生物工程职业技术学院

傅学红　益阳医学高等专科学校

数字化教材编委会

主　编　屈海宏　张　倩

副主编　卫学莉　张艳平　李明芳

编　者　(以姓氏笔画为序)

卫学莉 (哈尔滨医科大学大庆校区)

王海臣 (哈尔滨医科大学大庆校区)

冯友满 (安庆医药高等专科学校)

李明芳 (重庆三峡医药高等专科学校)

邹凤鹏 (益阳医学高等专科学校)

应　欢 (重庆三峡医药高等专科学校)

张　倩 (辽宁医药职业学院)

张艳平 (山东中医药高等专科学校)

屈海宏 (重庆三峡医药高等专科学校)

孟令霞 (山东药品食品职业学院)

赵小雪 (北京卫生职业学院)

前　言

随着医学科学的发展和社会的进步，人们的健康观念和健康需求发生了很大的改变。这对护理专业人员赋予了更多的任务并提出了越来越高的要求，不仅要求其具有精湛的护理技术和解决问题的能力，更要求其具备高尚的护理道德和发扬救死扶伤的人道主义精神，树立全心全意为人民健康服务的思想。护理伦理与法律法规正是在这样的背景下应运而生的，它是护理科学和伦理学、法学的交叉学科，以护理道德与护理法律、法规为研究对象。通过对本课程的学习，护理人员能够懂得如何在遵循法律与法规的前提下从事护理工作，学会安全执业；自觉提升护理伦理修养，提高解决伦理问题的能力，认真履行为人民群众身心健康服务的职责和使命。

本教材的编写从高职护理教育的培养目标和对专业知识的实际需求出发，坚持"以教育思想、观念改革为先导，以教学改革为核心，以教学基本建设为重点，注重提高质量，努力办出特色"的基本思路，贯彻工学交替、学做一体的教学理念；坚持以职业能力为基础、能力体系与知识体系并重，内容与全国卫生专业技术资格考试、国家护士执业资格考试相结合，培养学生的职业能力，便于学生取得相应执业或专业技术资格；同时，力求结构严谨、观点明确，体现高职高专护理伦理教育的特色。

全书分为上、下两篇，共十二章。上篇为护理伦理篇，涵盖概述，护理伦理规范体系，护理人际关系，临床护理伦理，公共卫生服务护理伦理，重症与临终关怀护理伦理，护理伦理教育、修养与评价，医学新技术临床应用伦理。下篇为护理法律法规篇，涵盖卫生法律法规基本理论、护士管理法律制度、医疗事故处理法律制度、护理活动相关法律制度。本教材为书网融合教材，搭载"医药大学堂"智能化教学服务平台，配有电子教材、教学配套资源（PPT、微课、视频、图片等）、题库系统、数字化教学服务（在线教学、在线作业、在线考试），为师生提供了多样化的教学选择。本教材主要供高职高专院校护理、助产专业教学使用，也可作为临床医护人员、相关从业人员了解和掌握护理伦理与法律法规的培训和参考用书。

本教材是编写团队通力合作的结果，是集体智慧的结晶。编写团队在借鉴相关教材的基础上，集思广益，精益求精，大胆创新，力求编写出特色鲜明、符合教学对象特点和时代要求的精品教材。具体编写人员及分工为：张艳平（第一章）、卫学莉（第二章）、王海臣（第三章）、邹凤鹏（第四章）、孟令霞（第五章）、李明芳（第六章）、冯友满（第七章）、赵小雪（第八章）、屈海宏（第九章、第十一章）、张倩（第十章、第十一章）、应欢（第十二章）。屈海宏负责全书统稿工作。编写过程中，我们参考了大量书籍以及国内外专家、学者的研究成果，在此一并表示诚挚的谢意。

由于编者水平所限，书中疏漏、不足之处在所难免，敬请各位同仁和读者不吝赐教，以便之后完善。

编　者

2021 年 12 月

目 录

上篇　护理伦理篇

下篇　护理法律法规篇

1

上篇
护理伦理篇

第一章　概　述

📖 **导学情景**

情景描述：在某医院内科病房，护士张某误将甲床患者的青霉素注射给乙床患者，而将乙床患者的庆大霉素注射给甲床患者。张某发现后，心里十分矛盾和紧张，对乙床患者进行严密观察。乙床患者没有发生青霉素过敏反应。张某原想把此事隐瞒下去，但反复思考后还是报告给护士长，同时做了自我检查。

情景分析：护士张某未遵守"三查八对"制度，而且发生差错后又未及时报告给护士长或主管医生以做好应变准备，她虽然严密观察，但一旦出现过敏反应，也会影响对患者的抢救，违背了认真负责的道德规范，不尊重患者的生命价值。万幸的是患者没有出现过敏反应，而且由于良心发现，她报告了护士长并做了自我检查，这也是好的转变。

讨论：护士、护士长是否应该把真相告知患者？

学前导语：护理伦理学与医学伦理学一样，都是伦理学的分支学科。系统地学习并运用护理伦理学的相关理论，对协调护理人员与他人的关系、明确护理工作与社会间的关系、提高医疗卫生服务质量、促进医学和护理学的发展均具有十分重要的意义。为从总体上把握护理伦理学，应当明确伦理、道德的基本起源、概念及护理伦理学的学科特点、社会作用、研究方法等基本问题。

PPT

第一节　伦理学

伦理学（ethics）又称道德哲学（moral philosophy）、人生哲学（philosophy of life），是关于道德（morality）的学说，是对道德的理论化、系统化和规范化。伦理学的主要价值在于对人类行为的对错、善恶进行科学的评价、系统的论证和反思，并为其理想的行为提供科学的理论指导。由此可见，对护理伦理和相关道德实践的探索不仅有助于护理专业理论范畴的拓展，还能协助相关人员进行最适当的护理行为抉择，使之符合伦理道德规范，更好地促进临床护理质量的提高及护理学科的发展。

一、道德

（一）道德的概念

在我国古代，"道"与"德"一开始是作为两个概念分开使用的。"道"原意为"路"，后引申为事物运动和变化的规则。"德"与"得"相通，指的是人们对"道"的认识、实践后有所得。"道"与"德"之间存在着普遍性和特殊性、一般性和个别性的关系。"道"是不以人的意志为转移的外在的客观规律，具有普遍性和一般性的特点；"德"则是个体对"道"的学习实践，并内化为品行，具有特殊性和个别性的特点。自春秋战国时代开始，人们将"道""德"两字连用，指在道德生活中形成的道德品质、道德境界以及调整人与人之间关系的道德原则与规则。

在现代社会，道德是人们在社会生活实践中形成并由一定社会经济关系决定的，用于调整人与人、人与社会以及人与自然关系的心理意识、原则规范和行为准则的总和。道德依靠社会舆论、传统习俗和内心信念来发挥作用，以善恶为评价标准。

在西方，道德一词起源于拉丁文的"molalis"，单数的"mos"指个人的品德和性格，复数的"moles"则指风俗和习惯，西方的道德主要是指风俗和习惯所传承的人与人之间的行为原则和规范。究其本质而言，中西方对道德的理解大致相同。

（二）道德的起源

中西方道德思想史上有着各种关于道德起源的学术观点，如神启论、天赋道德论、自然本性论等，但这些唯心主义和旧唯物主义者们都没有正确说明道德的来源问题。只有辩证唯物主义者找到了道德产生的主客观条件，从而解释了道德起源于人们的社会生活实践。现在多数学者认为，道德是主观见之于客观的东西，受主观和客观两个方面的影响和制约。

生产关系的形成是其产生的客观条件，人的自我意识、语言与思维的形成和发展则提供了道德产生的主观条件。社会生产实践和分工创造了使主观与客观相统一的社会条件，只有当社会中个人与整体、个人利益与整体利益发生关系的时候，道德才有可能产生。道德的产生、发展、变化与社会生产生活实践密不可分。

（三）道德的本质与特征

1. 道德的本质　道德的本质是道德区别于其他事物的根本性质。道德属于上层建筑的范畴，是一种特殊的社会意识形态。正确理解道德的本质，应该把握经济基础对道德的决定作用，以及道德在一定条件下对经济基础的能动作用。

（1）道德是反映社会经济关系的特殊意识形态　道德的产生、发展和变化，归根结底源自社会经济关系。其一，道德的性质和基本原则、规范反映了与之相适应的社会经济关系的性质和内容。有怎样的社会经济关系，相应地就有怎样的道德。其二，道德随着社会经济关系的变化而变化。一般来说，新旧经济关系更替之后，新的道德必将取代旧道德而居于主导地位。在人类道德史上，一切道德的兴衰起伏，从根本上说是源于社会经济关系的变革。其三，道德作为一种社会意识，在阶级社会中总是反映着一定阶级的利益，因而不可避免地具有阶级性。其四，作为社会意识的道德一经产生，便有相对独立性。这种相对独立性既表现为道德的历史继承性，也表现为道德对社会经济发展具有能动的反作用。

（2）道德是社会利益关系的特殊调节方式　道德是一种调整人与人、人与社会、人与自然以及人与自身之间关系的特殊的行为规范。这种行为规范与法律规范、政治规范不同，道德是以善恶标准去评价，依靠社会舆论、传统习俗、内心信念来维持，是一种非制度化、柔性的规范。道德作为一种特殊的规范调节方式，一般不是被颁布、制定或规定出来的，而是处于同一社会或同一生活环境中的人们在长期的共同生活过程中逐渐积累形成的要求、秩序和理想，通过社会的道德和个人的道德来调节利益关系。

（3）道德是一种实践精神　道德既具有精神性，又具有实践性。道德通过其价值评价方式，使人们形成正确的价值取向，从而具有精神性；道德通过调节人类行为，达到协调人与人、人与社会之间的关系的目的，从而具有实践性。

2. 道德的特征　道德的本质决定了道德的特征，道德具有阶级性、稳定性、规范性、多层次性及社会性等特征。

（1）阶级性　道德由一定社会经济基础所决定并为一定的社会经济基础服务，这决定了道德具有明显的阶级性特征。

（2）稳定性　尽管在理论上，道德应随着社会经济关系的变化而变化，但有些道德观念、规范往往通过长时间的渗透而深入各地的文化传统、社会习俗等各个方面，并内化为当地公众的内心信念，从而得以保留。虽然文化传统、社会习俗也会随着时代的变化而变化，但与政治、法律、哲学、文艺等其他上层建筑相比，道德的变化速度更加缓慢，具有相对的稳定性。

（3）规范性　道德往往以善恶、是非、美丑、荣辱等评价标准来指引社会公众的行为，实现对公众行为的规范和约束，使得道德具有规范性特征。

（4）多层次性　在不同历史发展阶段中，道德体系的构建除了最基本的道德原则外，还必须在这些原则的支配和指导下形成不同层次的、众多的、具体的道德规范，以调节公众在各个领域的思想、意识和行为，这就形成了其独特的层次性特征。

（5）社会性　道德贯穿人类社会的始终，贯穿每一种社会形态的各个领域。只要人类社会存在，只要人与人之间的关系还存在，调整他们关系的道德就将一直存在。因此，道德具有与人类社会共存亡、更广泛的社会性特征。

（四）道德的评价标准及评价方式

1. 道德的评价标准　道德以善恶作为评价标准。所谓善，就是在人与人关系中表现出的，对他人、对社会有价值的行为，也称道德行为；所谓恶，就是对他人、对社会有害的，产生负面影响的行为，也称不道德行为。善是符合社会道德原则的行为，恶则相反。

练一练

道德的评价标准的是（　　）

A. 对与错　　　　　　　　B. 美与丑

C. 真与假　　　　　　　　D. 善与恶

E. 是与非

答案解析

2. 道德的评价方式　道德评价方式是以高尚或卑劣为界，依靠社会舆论、内心信念、传统习俗等非强制力施以影响。一般而言，道德评价是在人们内心接受（至少是部分接受）的情况下才能发挥作用，其调节的范围深入一切社会生产、生活的各个方面，这与政治、法律的强制性及局限性明显不同。

（五）道德的结构及功能

1. 道德的结构　道德是人民在社会生活实践中形成和发展的一种社会现象，是人们相互之间、人与自然之间随着历史发展变化而形成的社会联系形式。道德是由道德意识、道德关系和道德实践活动三个相互联系、相互制约和相互渗透的要素共同组成。

（1）道德意识 是指个体在对一定社会的道德关系、道德活动的认识和理解基础上形成的，影响善恶行为价值取向的各种心理过程和观念。道德意识包括道德规范意识和道德思想意识。前者是指评价人们行为的善恶标准；后者是指人们在社会生活中对一定阶级的道德原则和规范的认识水平及通过社会道德教育和道德修养后所能达到的道德境界。

（2）道德关系 是指在一定的道德意识、道德原则和道德规范支配下形成的，并以某种特有方式存在的特殊而相对稳定的社会关系体系。道德关系可以大致划分为三类：个人与社会的关系、个人与个人间的关系、社会团体与社会团体间的关系。

（3）道德实践活动 是指人们依据一定道德观念、原则和规范所进行的各种具有善恶意义的具体行为，包括道德行为的选择、道德评价、道德教育和道德修养等。

构成道德的三要素是相互联系而又相互制约的。道德意识是道德关系形成的前提，并对道德实践作用起支配作用；道德关系是道德意识的表现形式，通过道德行为得以表现，并规定着人们的道德活动；道德活动不仅是道德意识的现实基础，更是道德观得以表现、维系、巩固或发展、更新的条件。

2. 道德的功能 道德的主要功能是调节人与人、人与社会的关系。道德通过评价、劝阻、示范等手段，发挥认识、调节、规范、导向、激励、辩护及沟通等功能，指导个人或集体的行为，促进其现有的行为转变为应有的行为，完善人与人、人与自然、人与社会、人与环境的相互关系，维持人类生存环境的动态平衡。

二、伦理

（一）伦理的概念

在中国古代，"伦"与"理"一开始是被当作两个概念分开使用的。"伦"原意为"辈""类""比"，现多指人与人之间的关系；"理"原意为"治玉"，是指对玉石进行整治和雕琢时要按其纹路进行，在现代则是指条理、道理或规则。"伦"与"理"合在一起使用，意指人与人之间相互关系的道德和原则。

（二）伦理与道德的关系

在汉语中，"伦理"与"道德"在一定的词源意义上是相通的，都是指调整人们在社会活动中应遵循的行为规范和准则，许多情况下可以互换使用，但在实际使用过程中，两者又存在着较大的差异。①伦理是伦理学中的一级概念；而道德则是伦理学中的二级概念，是伦理学研究的对象。②伦理侧重于理论，是系统化、形式化的道德规范和准则；道德侧重于实践，是具体的规范与准则。③伦理侧重在社会层面上使用，反映人与人之间的关系以及维持人际关系所必须遵循的规则，涉及家庭、社会、国家等社会结构，具有社会性和客观性；道德则侧重在个体层面使用，体现于良心、人品、修养等形式中。④伦理强调的是人与人之间的"应然"关系，探究人与人的关系应该是什么样的，带有理想色彩；道德强调的是人与人、人与事物之间的"实然"关系，评价某人是有道德的或某行为合乎道德，是对某人的具体行为做出道德评价。

三、伦理学

（一）伦理学的概念

在西方文化中，英文"ethics"（伦理），源自古希腊语"ethos"，原意为风俗习惯和德行等。伦理学（ethics）又称为道德学或道德哲学，是一门研究道德的起源、本质、作用和发展规律及其社会作用的科学。伦理学是现代哲学的分支，是以道德现象为研究课题的科学，是对道德现象的哲学思考。

（二）伦理学的发展

在人类历史上，伦理学是一门既古老又具有时代气息的学科。古希腊哲学家亚里士多德（前384～前322）被认为是西方伦理学的创造者，后世尊其为"伦理学之父"。公元前4世纪，亚里士多德在雅典学院讲授关于道德品性的学问时，第一次提出了"伦理学"一词。后来，亚里士多德的弟子将他的思想观点编辑整理成了著作《尼各马可伦理学》（Ethika Nikomachea），使伦理学成为一门独立的学科，一般认为西方的伦理学由此形成。

我国古代虽然没有使用"伦理学"一词，但是对人类的道德体系也进行了深刻的思索和探讨，存在着大量记载伦理思想的文献，代表作主要有《尚书》《论语》《孟子》《大学》《中庸》等。如《礼记》中就有这样的记载："凡音者，生于人心者也；乐者，通伦理者也。"西汉时期的《新书·辅佐》也曾明确提出"以礼义伦理教训人民"的思想。作为现代学科形态的"伦理学"的出现，则开始于严复等近代资产阶级启蒙学者。19世纪末，随着社会发展，人与人、人与社会以及人与自然关系的复杂化，使得伦理学进入了大众视野，成为人们关注的重要问题。在现代社会，伦理学是人们生活中不可或缺的人生哲学。

（三）伦理学的基本问题

伦理学的基本问题是道德和利益的关系问题，包含两方面的内容。

1. 经济利益与道德的关系问题　即是经济关系决定道德还是道德决定经济关系，以及道德对经济关系有无反作用的问题。对这些问题的不同回答，是区分唯物主义伦理学与其他伦理学流派的基础。辩证唯物主义认为道德是社会历史的产物，是一定社会经济关系的反映，利益决定道德，道德反作用于利益。

2. 个人利益与社会整体利益的关系问题　即是个人利益服从社会整体利益还是社会整体利益从属于个人利益的问题。对这个问题的不同回答，决定着各种道德体系的价值取向与伦理原则。辩证唯物主义认为，个人利益应该服从于社会整体利益，而社会整体利益应是无数个人利益的集合体，应代表绝大多数人的个人利益。

（四）伦理学的类型

1. 传统意义上的伦理学分类　传统上，一般将伦理学分为三大类型：描述伦理学、元伦理学和规范伦理学。

（1）描述伦理学（descriptive ethics）　是指根据经验描述和科学分析的方法对道德行为和信念进行实际调查，通过获得的大量事实材料、客观信息再现社会道德状况。描述伦理学包括道德社会学、道德心理学、道德环境学、道德人类学等。

（2）元伦理学（meta－ethics）　20世纪初由英国人G. E. 摩尔（1873～1958）首创。元伦理学主要凭借逻辑语言的分析方法，从分析道德名词、概念和逻辑功能等入手来研究道德，侧重反映道德的语言、特点和逻辑特征，不评价人的行为价值，不研究人的行为标准。元伦理学主要包括直觉主义元伦理学、情感主义元伦理学等。

（3）规范伦理学（normative ethics）　通过探讨善与恶、正当与不正当、应该与不应该之间的界限与标准来研究道德的起源、本质与发展规律，试图从哲学层面论证道德的基本原则、规范和美德的要求，以约束、指导人们的道德实践。规范伦理学是伦理学的传统理论形态，几乎涵盖理论伦理学和应用伦理学的所有内容。

2. 现代伦理学分类　随着社会的不断发展，伦理学也不断演化和发展，出现了越来越多的分支学科，其研究使研究方法和研究手段也发生了相当大的变化。现代伦理学的分类主要包括以下几种。

（1）理论伦理学（theoretical ethics）　是研究伦理学基本理论的伦理学分支学科，现代西方理论伦理学的主体仍是元伦理学。

（2）描述伦理学（descriptive ethics）　侧重描述和研究各种社会、民族、阶级、社会集团在实际存在时的道德关系、道德观念、道德规范等。

（3）规范伦理学（normative ethics）　是研究人的行为准则、道德原则和规范的本质、内容以及评价标准，指导人们应该遵照何种规范去具体行动的理论。

（4）比较伦理学（comparative ethics）　是研究不同地域、不同文化、不同民族，在不同历史时期、不同物质文化背景下的道德实践异同的伦理学分支学科。

（5）实践伦理学（practical ethics）　侧重研究道德实践中的伦理学理论，内容十分广阔，涉及犯罪、自杀、流产、安乐死、环境、经济以及国际关系中的道义等多方面的现实问题。

（6）应用伦理学（applied ethics）　以伦理学原理为依据，着重研究现实生活中的伦理道德问题。其应用伦理学的目的是在实践中验证和发展规范伦理学的原则和理论，这是与实践伦理学的不同之处。随着伦理学在各个领域的应用及研究的不断深入，应用伦理学发展迅猛，又出现了越来越多的分支学科，如医学伦理学、生命伦理学、环境伦理学、科技伦理学、经济伦理学等，在调节并规范这些领域的人际关系和道德关系中起着越来越重要的现实作用。与护理人员密切相关的护理伦理学即是应用伦理学一个重要的分支学科。

练一练

综合国内外研究成果和多数伦理学家的意见，伦理学体系可分为三大类型。以下不属于这三大类型的是（　　）

A. 描述伦理学　　　B. 元伦理学　　　C. 规范伦理学　　　D. 护理伦理学

答案解析

四、职业道德

（一）职业道德的概念

职业是人们在社会生活中所从事的专门业务和所承担的一定职责。随着社会的发展和职业的多样化，在人们就职的过程中，不可避免地发生着职业内部和职业之间的各种联系。为了正确处理和调整这些关系，不同职业的从业者必须具有各自独特的职业道德（professional morality）。职业道德也被称为行业道德，是占社会主导地位的道德或阶级道德在职业生活中的具体体现，是人们从事特定职业活动的过程中应该遵循的行为规范的总和，涵盖从业人员与服务对象、职业与从业人员、职业与职业之间的各种关系。

随着社会的不断发展和进步，在市场竞争日趋激烈的今天，职业道德在整个社会道德体系中占有越来越重要的地位。

（二）职业道德的特点

职业道德在特定的职业实践中形成和发展起来，除了具备社会道德的一般特征外，还必须兼备自身的特征。

1. 范围上的专属性和适用性　职业道德是在特定的职业生活中形成并发展起来的，每种职业道德只为满足特定职业技能的需要，只对从事该职业的从业人员起着调整和约束的作用，也只在一定范围内发挥作用，由此可见，其适用范围是特殊和有限的。随着社会的不断发展，新兴职业不断涌现，与之相应的职业道德不断出现，各自调节着本职业从业人员的思想和行为。

2. 内容上的稳定性和连续性 任何职业道德均经由漫长的职业发展过程和职业实践发展而来，在此过程中逐渐形成了较为稳定的职业心理、职业惯例，使职业道德自形成之日起便较普通社会道德具有更强的稳定性和连续性，即使在不同社会形态中，长期以来形成的职业道德大都包含着部分较为稳定的因素，并在本职业中代代相传，形成了较为稳定的职业传统。另外，职业道德作为社会道德的重要组成部分，也在内容上具备了相对稳定的特点。

3. 形式上的具体性和多样性 由于社会职业分工的具体性和多样性，职业道德为适应各种职业的不同要求而从本职实际出发，衍生出最适合本职业群体实际接受能力的道德规范，由此体现出职业道德的具体性。职业道德往往以各种形式概括出具有鲜明职业特点的道德规范，如抽象的规定、规范，或具体的法律、条例、制度、规章、守则、公约、须知、誓词等，其主要目的是使不同职业的从业人员能更清晰、更灵活地接受这些规范并严格执行，职业道德在形式上的多样性也由此体现。

4. 性质上的阶级性和共同性 职业道德在不同阶级社会中，能在一定程度上反映不同的阶级道德需求，但不同社会条件下的同一职业仍然具有部分相同或相似的因素，这就决定了职业道德同时具有阶级属性和共同性。

此外，职业道德必须与本行业的具体情况和具体任务相结合，因此在适用范围上具有特定性，在功效上还具有实用性。

（三）职业道德的基本内容

职业道德是重要的社会精神力量，也是协助从业者认清个人担负的职业责任、自觉做好本职工作的前提。其基本内容主要包括职业理想、职业态度、职业责任、职业技能、职业纪律、职业良心、职业荣誉以及职业作风等方面。不同职业的道德各具专业特点，但其最基本的要求均为忠于职守、热爱本职工作。

1. 职业理想 是职业道德的根本，是对正从事的职业或未来职业渴望达到的成就的设想和追求。

2. 职业态度 即劳动态度，是职业劳动者对他人、对社会履行其职业职责和劳动义务的基础。职业态度展示的是劳动者在社会生产劳动过程中的客观状态、劳动方式和主观态度。

3. 职业责任 包括劳动者工作所在企、事业的责任以及劳动者本身的责任两个方面。如何将国家与企、事业之间，企、事业与劳动者之间的责、权、利相结合并统一起来，如何更好地促使劳动者将其职业责任感转化成自觉履行的道德义务，是研究和促进职业责任的关键。

4. 职业技能 是指个人掌握并运用职业专门技术的能力。职业技能是确保从业者较好履行职业道德的重要前提，任何具有良好职业生涯的个人都必然具备过硬的职业技能和与之匹配的相关知识。

5. 职业纪律 是从业者在执业过程中应遵循的特殊行为规范，是职业的法律性与道德形象统一的具体表现，也是职业道德的重要表现形式。

6. 职业良心 是指职业劳动者对职业责任的一种自觉认识，也是一种源自内心的对所从事职业的根本认识和看法，往往是从业者职业思想、职业道德的重要支撑，潜在地影响和左右着从业者职业道德的各个方面，对职业道德起着决定性作用。

7. 职业荣誉 是判断职业责任和职业良心的价值尺度，其中包括对职业行为、对社会做出贡献的客观评价和主观评价两方面。职业道德特别重视职业荣誉，其原因在于希望把社会对职业道德的客观评价转化为劳动者本人对于自身工作的良好自我评价，从而产生职业自豪感和职业荣誉感，间接促使职业劳动者更好地履行其职业责任，产生更大、更多的社会价值。

8. 职业作风 是职业劳动者在长期的职业实践中所表现出来的一贯的工作态度。职业作风是职业劳动者在职业实践中的惯性态度和表现，良好职业作风的养成具有重要的意义。职业作风需要在首次进行职业培训时即注意养成，并在长期的职业生涯中持续培养。

👁 看一看

护理工作中的"慎独"修养

慎独是伦理学中的一个概念，是道德修养的一种较高境界，是指人在独处时，仍然坚持自己的道德信念，自觉地遵循道德准则。护理工作直接为人的生命和健康服务，护理人员的道德水准直接影响护理行为，并对患者的生理、心理产生影响。新的医学模式给护理工作增添了新的内涵，护理工作已由单纯的疾病护理发展到身心健康护理，医学模式的转换对护理职业提出了更高的道德要求。由于护理工作的特殊性，护理人员与患者独处的机会较多，加强护理工作中的慎独修养与培养尤为重要。护理人员必须不断提高自身道德修养，不断完善综合素质，升华思想境界，使慎独成为护理工作中的高尚美德。

PPT

第二节　护理伦理学

护理伦理学以护理道德现象、护理道德关系和发展规律为研究对象，是研究护理人员在为服务对象提供服务的过程中应当遵循的道德原则和相应规范的科学。由于职业的特殊性，与其他职业道德的科学一样，护理伦理学有着其特定的研究对象、研究内容和研究手段并与相关学科相互联系、相互促进。

一、护理伦理学的概念、研究对象和研究内容

（一）护理伦理学的概念

护理伦理学是研究护理职业道德的一门学科，是运用一般伦理学的原理和道德原则去解决和调整护理实践中护理人员与他人、护理人员之间、护理人员与社会之间关系的护理人员护理道德意识、规范和行为的科学。护理伦理学是伦理学和护理学相交叉的边缘学科，是伦理学的一个分支。

（二）护理伦理学的研究对象 📱微课

护理伦理学的研究对象主要是护理领域中的道德现象、护理道德关系以及护理道德规律。诸如护士在护理活动中的伦理关系、伦理规范以及医学与社会之间伦理关系的准则与规范，并揭示这一关系中护士个人及相应整体的利益、患者个体及相应群体的利益以及他们与社会整体利益的矛盾。

1. 护理道德现象　包括：①护理道德意识现象，即护理道德的观念、思想和理论；②护理道德规范现象，即评判护士行为的道德标准；③护理道德活动现象，即护理道德行为，护理道德评价、教育和修养。

2. 护理道德关系　包括护士与患者的关系、护士与其他医务人员的关系、护士与社会的关系以及护士与护理科学之间的关系。

3. 护理道德规律　是指隐藏在护理道德现象背后，内在的、本质的必然联系。

（三）护理伦理学的研究内容

1. 护理伦理学的基本理论　主要研究护理道德的发生、发展及其规律，阐明护理道德的本质与社会作用。

2. 护理伦理学原则、规范和范畴　主要研究护士对患者、社会及同事应当承担的道德责任，指出护士在护理活动中应遵循的护理伦理规范体系。

3. 护理伦理修养、教育和评价　主要研究护理道德修养的目标，提出护理道德教育与评价在护士

修养过程中的意义、标准及方法。

二、护理伦理学与相关学科的关系

（一）护理伦理学与护理心理学

作为护理学的分支学科，两者在研究内容上有一定的相关性，并相互影响、互为基础，但其侧重点不同。护理心理学主要是从心理学的视角，探讨心理因素对人类健康的影响、护患的心理特点及针对这些特点应采取哪些有效的方法，预防或减轻不良心理对患者的不利影响；护理伦理学主要围绕护患关系，探讨护士在护理实践中如何选择合乎伦理的护理行为，建立和谐的护理人际关系。

（二）护理伦理学与卫生法学

护理伦理学与卫生法学都是以护士护理活动行为规范为调整对象的学科，两者研究目标的方向一致，但所起作用的方式、范围及采取的途径与手段不同。护理伦理学主要是通过社会舆论、内心信念及传统习俗等非强制性方式，在广泛的范围内约束护患双方的行为；卫生法学主要是通过法律途径强制方式，在小范围内起作用，以威慑为主要目的。

（三）护理伦理学与医学伦理学

作为调整医护人员医疗护理活动的道德规范，医学伦理学与护理伦理学有着共同的目标与方向，导致两者的基本原则及基本范畴具有高度的一致性，但由于医疗与护理工作的侧重点不同，两者在具体的伦理要求方面存在一些差别。护理伦理学以调整护士的行为为目的，以护理活动为着眼点；医学伦理学则强调从医生的角度去考虑和处理医疗活动中的伦理问题，以医疗活动为切入点。

三、护理伦理学的形成和发展

（一）我国护理伦理学的形成和发展

1. 我国古代护理伦理学的起源与形成　我国古代护理伦理学思想的发展过程可以分为两个时期。

（1）护理理论思想的萌芽和初步形成时期　在原始社会，人类生存环境恶劣，很多人因此生病，为了诊治疾病和护理患者，萌发了最早的医学和最早的医护道德。《帝王世纪》记载：伏羲氏"画八卦尝百草制九针，以拯夭枉"；《淮南子·修务训》记载：神农"尝百草之滋味，水泉之甘苦，令民之所避。当时之时，一日而遇七十毒"。传说中更有黄帝教人治百病的记载，伏羲、神农、黄帝是远古时期医生的代表，他们以自体做试验、自救、互救的行为，体现出自我牺牲精神和"一切为患者着想"的伦理思想，是远古时代护理道德思想的萌芽。

西周时期萌发了医护人员医疗技术和医护道德最古老、最典范的评价标准。《周礼·天官·医师》写道："岁终则稽其医事，以制其食，十全为上，十失内一次之，十失二次之，容十失三次之，十失四为下。"将医生治病失误的多少作为衡量其优劣的标准，其中，医德也是一项重要的内容。春秋战国时期，随着医疗护理的不断实践，护理伦理思想体系已初具雏形。此时期的《黄帝内经》是中医伦理划时代的巨著，书中已有大量的医德思想评论，标志着我国传统医德的初步形成。

（2）护理伦理思想的发展和完善时期　我国护理伦理思想在战国初期形成之后，随着生产力的发展，医学人道主义等伦理思想进一步得到发展。在汉代，医学的发展也促进了护理道德的发展。东汉著名医学家张仲景所著《伤寒杂病论》中有很多关于医德思想的论述，对医德的发展有着积极的影响。唐代，国家强盛促进了医学的发展，医护道德伦理也进一步发展，名医孙思邈所著《大医精诚》就是我国医学史上最早全面、系统论述医德的专著。

宋元明清时期，医药学的发展使我国护理伦理思想得到补充和完善。宋代医学著作《小儿卫生总微方论》中强调，医务人员应当"贫富用心皆一""贫贱使药无别"。金元时期出现了"金元四大家"——刘完素、张从正、李杲、朱震亨。刘完素提倡医道"以济世为良，以愈疾为善"，将扶贫济困治疗疾病上升为善与恶的道德评判标准，促进了医学道德伦理的发展。明代名医陈实功《医家五戒十要》对医护道德提出了具体的道德规范，被美国 1978 年出版的《生命伦理学百科全书》列为世界古典医书，与《希波克拉底誓言》《迈蒙尼提斯祷文》并列。清代名医喻昌的《医门法律》一书，切实结合临床四诊和医疗护理来论述医护道德。这些名医在与疾病的抗争中，不断充实和丰富着我国的医护伦理思想。

2. 我国近现代护理伦理学的发展 我国近现代护理工作是随着西医的传入而开始。鸦片战争以后，西方医学进入我国，近代护理事业随之兴起。1909 年，中华护士学会正式成立。1922 年，国际护士大会在日内瓦召开，正式接纳中华护士会为第十一个会员国。我国护理伦理学汲取了中外优良医护道德精髓，逐渐成为一门独立的学科，特别是 1949 年以后，我国护理事业得到迅速发展，护理伦理学也得到前所未有的发展和完善。1993 年，卫生部颁布了《中华人民共和国护士管理办法》；2008 年，国务院颁布了《护士条例》，同年卫生部还颁布和实施了《护士执业注册管理办法》。这些都标志着我国护理事业更加规范和法制化，随着对护理伦理教育更加重视，对护理伦理学的研究也更加深入，我国制定了一系列护理伦理规范，也涌现了一大批优秀的"白衣天使"。随着整个医疗卫生事业的发展，护理队伍日益壮大。

（二）西方护理伦理学的形成和发展

1. 西方古代护理伦理的形成 西方医护道德于公元前 6 世纪形成。古希腊人希波克拉底被称为"西医之父"，是西方医学的奠基人，也是西方医德的创始人。他的代表作《希波克拉底誓言》是西方医德的经典文献，强调了医务人员应该具备的道德品质，对医护道德伦理的形成起到了不可磨灭的作用。古罗马医学全面继承了古希腊医学护理道德思想。著名医生盖伦主张医护人员应该献身医学，要重学术，舍利求义，他还认为最好的医生应力求掌握哲学及相关学科——逻辑学、自然科学、伦理学。古印度医学比较发达，对医护人员的职业道德非常重视。公元前 5 世纪，名医妙闻在他的《妙闻集》中对护士的素质提出如下具体要求："雇佣的侍者（护士）应具有良好的行为和清洁习惯，忠于职守，要对患者有深厚的感情，能够满足患者的需要，遵从医生的指导"。公元 700～1300 年，阿拉伯医学处于强盛时期，医院、医学院、图书馆等设备比较齐全，护理行为已经成为医生的辅助性工作。公元 12 世纪的迈蒙尼提斯是古阿拉伯医护的典范，其《迈蒙尼提斯祷文》是医学道德史上的重要文献之一。

2. 西方近、现代护理伦理学的发展 始于中世纪欧洲文艺复兴运动。文艺复兴推动了医学科学的发展，也使人类伦理思想包括护理伦理思想进入了一个重要时期。此时对护理道德的研究也转向以人为对象，人道主义成了讨论的核心内容。弗罗伦斯·南丁格尔使护理学成为独立学科，是护理学的创始人。在护理生涯中，她撰写的《医院札记》《护理札记》等主要著作成为医院管理、护士教育的基础教材。南丁格尔的护理伦理思想，为现代护理伦理学的形成奠定了基础。1803 年，英国医生托马斯·帕茨瓦尔编著的《医学伦理学》出版，标志着西方护理伦理学进入了近现代阶段。

第二次世界大战以后，护理伦理学的发展进入了新的阶段。一系列国际医护道德规范和法律文献相继产生。1948 年，国际医学会全体大会在日内瓦召开，大会以《希波克拉底誓言》为基础，制定并发表了《日内瓦宣言》，并把它作为医务界人士共同遵循的守则；1953 年，国际护士学会拟定了第一个正式的护士伦理规范——《护士伦理学国际法》，并于 1965 年、1973 年两次修订；1964 年，在荷兰召开的第 18 届医学大会通过了关于人体试验的《赫尔辛基宣言》，进一步修订了人体试验的基本原则；1968 年，世界医学会第 20 次会议通过了《悉尼宣言》，规定了医生确定死亡的道德责任和器官移植的道德原则；1975 年，《东京宣言》规定了对待罪犯、囚犯的医师行为准则。以上这些世界性的重要文献，指引现代社会医护道德朝着更加社会化、规范化、系统化和法律化的方向发展。

（三）护理伦理学的现状和未来

21世纪是经济和科技快速发展的时代，护理伦理学有了长足的发展。但随着知识经济时代的到来，护理伦理学不仅面临着新的发展机遇，也面临着新的挑战。

1. 当代护理伦理学的发展现状　第二次世界大战以后，一系列护理伦理原则和规范相继形成。1953年国际护士协会制定的《护士伦理学国际法》明确规定：护士的基本任务是增进健康、预防疾病、恢复健康、减轻痛苦；护理的本质是尊重人的生命、尊重人的尊严和尊重人的权利；并在护士与他人、护士与临床实践、护士与社会、护士与其共事成员、护士与其职业这几个方面，对护士伦理规范进行了规定。之后，各国相继出台相关规定：1976年，美国护士协会制定《护士章程》；1977年，英国皇家护理学院发表《护理研究之人权伦理指引》；1983年，加拿大护士学会发表《护理研究运用于人类的伦理指引》。我国对护理伦理研究也十分重视：1988年，卫生部制定了包括护理伦理规范在内的《医务人员道德规范及实施办法》；1994年，开始实施《中华人民共和国护士管理办法》；2008年5月12日，《护士条例》实施，中华护士学会制定推行《护士守则》。护士伦理要求和行为规范在我国已上升为法律规定的范畴。

护理伦理学教育对于提高护理人员的道德认识、培养优秀的道德品质，起着不可替代的作用。因此，护理伦理学教育成为各国护理人员终身教育的学科，应贯穿护理人员的整个职业生涯，这样才能与时俱进，才能适应现代护理服务模式的需要，才能满足社会及护理服务对象的要求。

2. 护理伦理学的未来　护理伦理学的未来趋势主要体现在以下几个方面。

（1）医学模式改变影响整体护理模式的实施　"生物－心理－社会"的现代医学模式转变，使护理观念、职责范围、作用与功能都发生了相应的变化：更加注重研究心理护理、社会护理，包括社会健康护理和社会疾病护理；加强了对护理心理学、护理环境学、护理行为学、护理人际学、护理社会学及身心医学等学科的研究，这就要求护理人员具备更高的素质和更全面的伦理知识。

（2）生命伦理学的兴起将有助于护理伦理学难题的解决　生命科学的发展给人类带来了技术享受，提高了人民的生活质量，延长了人们的生命。生命科学的迅速发展也对我们的传统伦理提出了新的挑战，这些挑战难题会随着社会的进一步发展、人类文明程度的提高而逐步得到解决。而生命伦理学就是着重探讨并着力解决人工生殖技术、器官移植、遗传与优生、干细胞移植等方面的伦理难题。

（3）医学高新技术应用下的护患关系成为护理伦理学研究新领域　现代科学技术的发展，使高新护理技术进入医院、社区、家庭护理。"机器人护士""电脑护士"等护理高新技术，使护患关系融入了较多的"物化"内容，淡化了护患间的沟通与交流，减少了患者的情感依赖与安全感，不利于心理护理、社会护理的实施，对传统护理伦理与规范提出了挑战，也给整体护理模式带来了困惑。这就要求护理人员在运用现代护理技术的同时，不能忽视护理伦理，而应结合高科技，自觉加强护理伦理修养，避免出现护理道德危机。

（4）医院伦理委员会的兴起将提高护理人员的伦理决策能力　为了解决医学高新技术在应用中带来的伦理问题，解决医患、护患等方面的矛盾与纠纷，更好地实现为人类健康服务的目的，近几十年来，国内外医院纷纷成立了医院伦理委员会，讨论解决医院所遇到的伦理难题。医院伦理委员会的兴起，将促进护理事业和护理伦理学的发展。

四、学习护理伦理学的意义和方法

（一）学习护理伦理学的意义

学习护理伦理学，就是学习历代医护道德的优良传统及近现代中外护理先驱者的宝贵经验，进而树立科学的世界观、人生观和道德观，树立热爱护理事业、忠于护理事业、献身护理科学事业的信念，更好地为护理事业做出贡献。

1. 有助于护士提高自身的道德修养　学习护理伦理学有助于护士从科学的角度对护理伦理问题进行客观的分析，帮助护士对伦理问题做出决策，并学习如何提高自身道德修养。目前，大多数护士对护理伦理学的知识缺少系统化学习，有些停留在直觉层面，有些停留在个人喜好层面，有些还没有上升到对护理专业的认识高度。系统学习护理伦理学，有助于提高护士自身的道德修养，熟悉本专业的道德规范，掌握有关的伦理理论及原则，更好地面对和处理护理职业生涯中的伦理抉择问题。

2. 有助于护士提高自身的专业技能　随着医学和护理科学的飞速发展，护理模式的转变以及高新技术的广泛应用，安乐死、器官移植、人工辅助生殖技术等引发的众多医学伦理问题摆在了医护人员的面前。随着健康需求的进一步提升，护理服务对象的法律意识也在提高，面对复杂伦理问题及冲突，护士不可能单凭直觉或经验来解决这些问题。系统学习护理伦理学，有助于护士提高自身的专业技能，帮助护士经过深思熟虑的伦理思考，做出理性公正的伦理决策，在解决问题的同时兼顾服务对象的最大权益。

3. 有助于护士自觉履行职业道德　护理伦理不是附加在护理工作之外，而是护士与其护理的患者、其他人的每日接触中必然包含的工作内容。系统学习护理伦理学，有助于护士意识到护理工作中的伦理学因素，并愿意将护理伦理的决策行为有意识地整合到护理实践中，自觉履行职业道德，这对树立文明的护德护风并传递到家庭和社会有着重要的意义。

4. 有助于推动护理事业的发展　护理事业的发展需要综合素质能力强的护理人才，而护理人员职业素养的提高是培养综合素质高的人才所必需的。提升护理职业道德，将助推当代护理事业的进一步发展。

（二）学习护理伦理学的方法

学习护理伦理学的方法包括理论联系实际法、历史分析法、系统方法、逻辑分析法和案例分析法等。

1. 理论联系实际法　认真学习护理伦理学的基础理论和相关知识，同时坚持把理论知识应用到具体的护理实践中，才能从中运用和拓宽护理伦理学的内容，更好地促进学科的发展。

2. 历史分析法　护理道德现象和道德关系受到当时社会政治、经济、文化、宗教等社会意识形态和上层建筑的影响和制约，并随着不同的社会经济关系和护理实践的发展而变化。在学习护理伦理学的同时，应注意遵循历史分析的原则，将其放在不同的历史背景中进行辩证分析，才能对其做出科学的认识和理解。

3. 系统方法　护理道德由道德意识、道德关系和道德活动三个相互关联、相互制约的子系统构成，而护理道德又是整个社会道德中的一个子系统。因此，在学习护理伦理学时，需要既坚持整体性原则，又坚持动态性原则，既要对护理道德的各个要素进行单独研究，又要将这几个要素联系起来作为整体进行分析，并将其放在整个社会道德范畴和空间中进行学习和研究。

4. 逻辑分析法　在护理伦理学的学习中，需要对护理道德评价做出道德判断，此时应运用逻辑分析的方法，在不同时空、不同地域、不同社会环境维度下进行护理道德考察并做出评价。

5. 案例分析法　通过对常见事例的陈述，从中引出伦理学探讨的问题，并运用护理伦理学知识指导护理实践。进行案例分析时，不一定要设立固定的程序和方法，只要把问题分析透彻、具有说服力就可以了。

第三节 护理伦理学理论基础

PPT

护理伦理学的理论基础由生命论、公益论、人道论、义务论和功利论构建而成。

一、生命论

生命论（biognosis）是探讨人的生命的本质和意义的理论。随着社会历史发展，人们对生与死、生与死矛盾的处理以及生命本质和意义的不同回答，逐步形成了生命神圣论、生命质量论和生命价值论三种伦理认识，代表着不同时代的人们对于生命价值的不同观念。

（一）生命神圣论

1. 生命神圣论的概念 生命神圣论是一种强调人的生命至高无上、神圣不可侵犯的伦理观念。其核心思想是敬畏生命、珍惜生命、救助生命。当生命遭受疾病侵袭或威胁时，任何人都应不惜一切代价维护和延长生命，任何放弃、中断或停止生命的想法和行为都是不道德的。

💕 **护爱生命**

《医疗机构管理条例》第三十三条规定：医疗机构施行手术、特殊检查或者特殊治疗时，必须征得患者同意，并应当取得其家属或者关系人同意并签字；无法取得患者意见时，应当取得家属或者关系人同意并签字；无法取得患者意见又无家属或者关系人在场，或者遇到其他特殊情况时，经治医师应当提出医疗处置方案，在取得医疗机构负责人或者被授权负责人员的批准后实施。

手术知情同意制度有效保障了患者的知情同意权，但同时也部分限制了医生救治病人的权利，因家属拒绝签字而延误治疗的案例不在少数。2008 年，孕妇李某因难产，被自称是其丈夫的肖某送进医院，面对身无分文的夫妇，医院决定免费入院治疗。而面对生命垂危的孕妇，肖某却始终拒绝在医院剖腹产手术同意单上签字，尽管院方全力抢救，孕妇终因抢救无效死亡。诸如此类的案例引发了社会广泛关注和强烈反响，生命神圣论在医疗法律法规中的践行任重而道远。

2. 生命神圣论的价值意义 生命神圣论强调生命至高无上、珍爱生命等观点，作为最朴素的传统道德伦理思想，其影响着护士的伦理道德取向，在人类思想发展史中具有重要价值：①有利于社会和人类生存与繁衍；②激励医护人员重视、珍惜生命，努力寻找诊治和护理生命的方法，推动医学科学的发展；③传统生命神圣论所要求的敬畏生命、关心和珍惜生命的观点，为现代医学人道主义精神所采纳，并成为其核心内容和基本要求，生命神圣论为医学人道主义理论的形成和发展奠定了理论基础。

3. 生命神圣论的局限 生命神圣论多强调生命的生物学属性和生命数量，而忽视生命的社会属性和对生命质量、生命价值的全面评价，容易导致尊重生命主张的绝对化，严重影响卫生资源的合理分配。避孕、绝育等现代计划生育手段以及人工辅助生殖技术、器官移植、干细胞移植等医学新技术，在运用时与传统生命神圣论观点存在冲突，严重影响甚至阻碍了这些医学科学新技术的运用和推广。

（二）生命质量论

1. 生命质量论的概念 生命质量论是一种以人的自然素质（体能、智能、社会适应能力等）的高低为依据，衡量个体生命对自身、他人和社会存在的价值的一种伦理观。生命质量论的主要观点是：生命质量不在于生命存在本身，而在于其存在的质量，人们不应该只单纯地追求生命的数量，更应该关注生命的质量。

2. 生命质量论的价值意义 生命质量论强调，人们对生命的态度不再是满足于生命的长短，而是要注重提高生命的存活质量，使人们意识到追求生命质量才是人类更理性的追求，标志着人类生命观的重要转变。生命质量论为人口控制、优生优育等政策的制定提供了理论依据；为更加全面地认识生与死的价值，为协助人们进行生与死的理性思考和选择提供了新途径，为安乐死、尊严死等部分医学伦理难题的解决提供了新思路；有助于医护人员更加全面地认清生命的本质。

3. 生命质量论的局限 生命质量论从个人的自然素质的角度评价个体的生命质量和价值，忽视了一些生命质量与存在价值无法统一的现象。如有一些生命质量不高的人，可在某些方面对他人、社会做出贡献，也有一些生命质量高的人可能对他人、社会造成不良影响。

（三）生命价值论

1. 生命价值论的概念 生命价值论是以人具有内在的与外在的价值来衡量生命意义的一种伦理观念。生命价值论认为，人的生命价值高低主要取决于两个方面的因素：一是由生命本身的质量决定的生命内在价值（生理价值）；二是由个体生命对他人、社会的贡献决定的生命外在价值（社会价值）。两者是辩证统一的关系，内在价值是生命价值判断的前提和根据，外在价值是生命价值的目的和最终归宿，是本质和体现。

2. 生命价值论的价值意义 生命价值论关注人生命的社会价值，有利于全面认识人的生命价值，使医护人员的道德任务从简单延长生命上升到了提高个体生命质量并促进其社会价值实现的高度，使医学道德的目标从关注个人的生理价值和医学价值扩展到社会价值，有利于医学科学的发展和社会的进步。

3. 生命价值论的局限 仅根据一个人对社会的贡献大小来决定是否救助这种极端的观点，在临床中容易出现医务人员漠视患者生命的尊严、草菅人命的恶性事件。

综上所述，生命神圣论、生命质量论和生命价值论表明了人类对生命论不断认识的过程，三者各有其优缺点，应把三者的观点有机统一起来，才能完整而又全面地表达对生命的看法。

？ 想一想

临终关怀的伦理意义是什么？

答案解析

二、公益论

（一）公益论的概念及主要内容

1. 公益论的概念 公益论是社会公益与个人健康相统一的医学伦理理论，强调社会公众利益。公益论主张人们在进行道德评价时，要以社会、全人类的现在和未来为出发点，从整体和长远的角度分析评价人们的行为及后果，以求得社会大多数人获益，从而有助于社会进步和人类的长远发展。

护理伦理学的公益论强调，护理人员应将对患者的责任同对他人、社会和后代的责任统一起来，公平合理地解决护理实践活动中出现的各种利益冲突和矛盾，使医疗护理活动不仅有利于患者个体利益，还必须兼顾有利于群体利益乃至后代，最终有利于人类生存环境的改善和护理学科的发展。

2. 公益论的主要内容 包括群体公益、社会公益、人类公益和子孙后代公益。公益论指导护理人员从社会和人类的利益出发，公正合理地解决医疗护理活动中出现的各种利益矛盾，使之有利于患者，有利于社会、人类和后代，有利于人类医学科学的发展。

（二）公益论对护理伦理实践的价值意义

护理实践活动同时兼顾患者、医院、社会三方面的利益。通常来讲，患者、医院、社会的利益是一致的，但常常也会出现三者不一致的情况，甚至出现多种利益的矛盾冲突，这就需要公益论作为其实践行为的选择指南。公益论的提出，为较好解决诸多利益矛盾冲突提供了理论依据，丰富了护理伦理学的理论基础，推动了护理学科的发展，加强了护理人员的社会责任，使护理人员的权利和义务内容得到了极大的丰富和完善，有助于护理服务领域的进一步扩大。

（三）公益论的局限性

公益论是一种美好的理想框架，只有把义务、生命质量与价值和公益三者有机地结合，才能解决在实践中面临的伦理难题。

三、人道论

人道论（humanitarianism）是一种强调人的地位，维护人的尊严、权利与自由，肯定人的价值，使之得到充分自由发展的思想道德理论。

（一）人道论的概念

人道论也就是人道主义，原指欧洲文艺复兴时期新兴资产阶级用于反对封建制度和宗教神学，争取人权自由的一种思想和文化运动，后泛指一切主张维护人的尊严、权利和自由，重视人的价值，要求人能得到充分自由发展的思想。

（二）医学人道主义

医学人道主义是运用人道主义的基本理论指导医学实践，是一般人道主义在医学领域中的具体应用。医学人道主义的内容非常广泛，其核心内容是关心、爱护患者，尊重患者生命，尊重患者的生命价值，尊重患者的权利和人格，维护患者的利益和幸福。医学人道主义的发展经历了古代朴素的医学人道主义、实验医学时期的医学人道主义和社会主义医学人道主义三个阶段。

（三）护理人道主义

护理人道主义是医学人道主义的一部分，它以实现人类的健康为出发点，其核心内容是关心、爱护患者，重视患者的生命，尊重患者的权利，尊重患者的人格，平等对待患者。

四、义务论

（一）义务论的概念及基本内容

1. 义务论的概念 义务论又称为道义论，是指人的行为必须按照某种道德原则或某种正当性去行动的伦理理论，是关于应当和责任的理论。它要求个人严格克制自己的感性欲望而遵守义务规则。

2. 义务论的基本内容 义务论主张以道德义务和责任为中心，对人的行为动机和意向进行研究。义务论研究的是护理人员的道德义务和责任，确定护理人员的行为准则和规范。护士的道德义务是多方面的，如对患者的义务、对同事的义务、对护理科学的义务、对社会的义务等。

（二）义务论的价值意义

在现代医学执业实践中，护理执业义务论作为医学执业义务论的一部分，强调护士对患者的责任。义务论认为护理行为必须具备良好的动机，行为本身遵循一定的道德原则，还要考虑行为的后果，才能对护理道德建设起积极的作用。在义务论的指导下，现代医学领域培养了许多具有高尚护理道德的护士，在维护、促进人的健康以及护理学科的发展中做出了重大的贡献。

（三）义务论的局限性

尽管义务论在伦理学理论中占有非常重要的地位，但随着医学科学、护理科学的发展以及人们观念的转变，其在具体医护实践中的局限性也逐渐暴露出来。①义务论只强调护理行为的纯正动机，而忽视护理行为本身的价值及这些护理行为可能导致的结果，往往导致好心办坏事。②义务论强调以护患关系为基础，以对患者负责为中心，忽视护士对他人、社会的道德责任，可能导致对社会公众利益的侵害。③义务论过分强调护士对患者尽责任的绝对性和无条件性，忽视了患者应尽的道德责任和义务以及护士自身的权益。

五、功利论

（一）功利论的概念及基本内容

1. 功利论的概念　功利论又称功利主义，是一种以行为效果作为判断人的行为善恶依据的伦理理论，强调行为实际效果价值的普遍性和最大实现的伦理学说。功利主义的著名原则是"最大多数人的最大幸福"。

练一练

提出"最大多数人的最大幸福"原则的护理伦理学理论基础是（　　）

A. 人道主义　　　　　　　　　B. 义务主义

C. 功利主义　　　　　　　　　D. 经验主义

E. 实证主义

答案解析

2. 功利论的基本内容　护理实践中，护理人员在履行护理义务时，应在坚持患者利益第一的前提下，取得集体和社会以及个人的正当利益。功利主义分为行为功利主义和规则功利主义。行为功利主义将效用原则直接应用于特定条件的特定行为，以判断哪一种行为是正确的；规则功利主义主张人的行为应以社会公众的利益为目的，将效用原则应用于行为的规则系统，由规则来判断行为道德与否。

（二）功利论的价值意义

在护理伦理中，功利主义主张护士的行为应以满足患者和社会多数人的健康利益为标准。这有助于护士树立正确的功利观念，重视患者和社会人群的健康利益，合理分配利用卫生资源。同时，功利论肯定了护理人员的正当利益，在发挥医学的整体效益、调动护士的积极性等方面具有积极的意义。

（三）功利论的局限性

功利论的最大缺陷就是容易诱使人们以功利的观点看待生命，而忽视对生命的尊重，从而导致重经济效益而轻社会效益。功利主义还容易导致人们滋生利己主义思想。

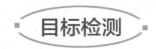

答案解析

一、选择题

（一）单项选择题

1. 道德用于调节人际关系，指导人们什么是该做的、什么是不该做的，这体现了道德的（　　）

　　A. 稳定性　　　B. 规范性　　　C. 社会性　　　D. 层次性　　　E. 指导性

2. 西方医学道德的创始人是（　　）

    A. 南丁格尔　　　　　　　　　　　　B. 希波克拉底

    C. 迈蒙尼提斯　　　　　　　　　　　　D. 亚里士多德

    E. 白求恩

3. 护理道德关系不包括（　　）

    A. 护理人员与患者之间的关系　　　　　B. 护理人员与其他医务人员的关系

    C. 护理人员与社会的关系　　　　　　　D. 护理人员与护理科学之间的关系

    E. 护理人员与卫生行政部门之间的关系

4. 强调人的生命不可侵犯、至高无上的伦理观念的是（　　）

    A. 生命神圣论　　　　　　　　　　　　B. 生命质量论

    C. 生命价值论　　　　　　　　　　　　D. 生命无价论

    E. 生命第一论

（二）多项选择题

1. 下列属于道德的特征的有（　　）

    A. 阶级性　　　B. 稳定性　　　　C. 规范性　　　D. 多层次性　　　E. 社会性

2. 道德由（　　）要素共同组成

    A. 道德意识　　　　　　　　　　　　　B. 道德关系

    C. 道德实践活动　　　　　　　　　　　D. 道德规则

    E. 道德原则

3. 职业道德的特点包括（　　）

    A. 专属性和适用性　　　　　　　　　　B. 稳定性和连续性

    C. 具体性和多样性　　　　　　　　　　D. 阶级性和共同性

    E. 特定性和实用性

4. 在护理伦理学的学习方法中，比较提倡的方法是（　　）

    A. 理论联系实际法　　　　　　　　　　B. 历史分析法

    C. 系统方法　　　　　　　　　　　　　D. 逻辑分析法

    E. 案例分析法

5. 医学人道主义的核心内容是（　　）

    A. 关心、爱护患者　　　　　　　　　　B. 尊重患者生命

    C. 尊重患者的生命价值　　　　　　　　D. 尊重患者的权利和人格

    E. 维护患者的利益和幸福

6. 护理伦理的理论基础有（　　）

    A. 生命论　　　　　　　　　　　　　　B. 公益论

    C. 人道论　　　　　　　　　　　　　　D. 义务论

    E. 功利论

二、综合问答题

1. 如何理解伦理与道德的关系？

2. 护理伦理学的研究对象是什么？

三、实例解析题

产妇李某,41 岁,妊 5 产 1。因过去有习惯性流产,第 5 次妊娠保胎至 31 周早产,新生儿体重 1850 g,而且出生后呼吸多次暂停,最长一次达 20 分钟。B 超检查发现新生儿有颅内出血,后来又发生吸入性肺炎、硬皮肿。医生向产妇及家属交代:新生儿病情危重,即使抢救能够存活,未来的智力可能较差。但是,产妇和家属商定:即使孩子长大是痴呆,也要不惜一切代价抢救。

试根据护理伦理学的理论基础分析:医院对此应该如何处理?

(张艳平)

书网融合……

📄 重点回顾

🇪 微课

📝 习题

第二章 护理伦理规范体系

📖 导学情景

情景描述： 躺在某大学附属医院外科监护室中的重症患者李某，在1个小时内被抢救了3次，她想和家里人通个电话。李某向管床护士求助时，护士考虑：李某心律失常，和家属通电话极有可能因为情绪激动导致又一次生命危险。然而，护士明白李某随时有可能离开人世，这可能是她最后的愿望。后经思虑再三，在3位医生和护士的看护下，李某拨通了家里的电话，也正是这通电话给了李某继续支撑下去的勇气。护士说，这段难忘的经历让她内心变得更柔软，看到躺在病床上的患者，她更愿意站在他们的角度去思考问题。那天夜班之后，李某一直在找她，想当面对她表示感谢，"患者说的都是很普通的话，但是我的感触还挺大的，感觉是那个电话救了她一样"。一个星期之后，李某病情缓和，被转去普通病房。

情景分析： 本案例中，针对患者李某的具体病情和诉求，管床护士遵循了护理伦理的自主原则和不伤害原则，为李某带来了希望，从而使其有了恢复健康的精神动力。

讨论： 1. 本案涉及护理伦理规范体系中的哪些内容？

　　　 2. 本案涉及的护理伦理基本原则有哪些？具体原则有哪些？

　　　 3. 本案涉及护理伦理基本范畴中的哪些内容？

学前导语： 护理伦理规范体系是护理伦理学的重要组成部分，包含护理伦理基本原则、具体原则、基本规范和基本范畴。护理伦理规范体系对于规范护理道德行为，解决护理工作难题，正确处理医护之间、医患之间、护患之间的矛盾，提升护理人员管理水平具有重要的指导意义。

PPT

第一节　护理伦理原则

护理伦理基本原则是护理伦理具体原则、规范和范畴的总纲和精髓，在护理伦理规范体系中居主要地位，起指导作用。护理伦理的具体原则、规范和范畴是护理伦理基本原则的具体体现和展开。

在医学及护理学快速发展的新时代，护理伦理基本原则、具体原则意义重大，它是指导护理工作者实现敬佑生命、救死扶伤光荣使命的航标，是护理人员理论联系实际的依据和标准，也是促进医护人员不断进取的力量源泉。

一、护理伦理基本原则

（一）基本原则的含义

所谓原则，是人们观察问题、处理问题的准则。护理伦理基本原则是从经护理实践长期积淀并被护理界广泛认同的比较具体的护理道德观念及护理行为准则中抽象概括出来的。它具有统帅护理伦理准则、规范一切护理伦理行为方向的功能，是最能体现护理伦理实践精神的基本原则。

（二）基本原则的内容

护理伦理基本原则的内容可归纳为：防病治病，救死扶伤；实行社会主义人道主义；全心全意为人民身心健康服务。护理伦理基本原则三方面的内容相互联系、不可分割，是有机的整体，科学地指出了护理实践活动的本质和规律，明确了护理人员服务的宗旨和目的。它是护理人员树立正确的道德观念，选择良好的护理道德行为，开展护理伦理决策、监督、评价、考核、教育以及提升修养遵循的根本准则，也是衡量医护人员道德水平高低的最高标准。

1. 防病治病，救死扶伤　防病治病是现代医学、护理学科学发展的要求。作为护理人员，要从坚定不移贯彻预防为主方针，坚持防治结合、联防联控、群防群控，为百姓提供全生命周期的卫生与健康服务，最大限度减少人群患病。与此同时，还应重视特殊人群健康，保障妇幼健康，为老年人提供连续的健康管理服务和医疗服务，努力实现残疾人"人人享有康复服务"的目标。救死扶伤是医护人员做好救治、诊疗、照护工作的首要责任，所以护理人员应将患者的生命、安危和健康放在首位，时刻为患者着想，对患者负责，全力救治患者，这是护理人员的天职，也是其责任所在。

2. 实行社会主义人道主义　实行社会主义人道主义是护理伦理继承性和时代性的统一，体现了在社会主义制度下对人的生命价值的肯定和尊重。由于历史条件的限制和医学科学发展水平的不同，医学人道主义在不同的时代表现出不同的形式和特点。社会主义医学人道主义继承了传统医学人道主义的精华，并且在新时期得以丰富和发展，进一步强调对人的生命的敬畏和重视。因此，护理人员要做到：①尊重患者的生命价值和人格，不论民族、国籍、地位、职业、年龄、性别、亲疏等，做到在生命价值面前人人平等、一视同仁；②尊重患者的基本需要，为患者创造最佳的治疗、护理、休养环境，用严谨、科学、精湛的技术完成各项治疗护理任务，充分体现以人为本、与人为善、生命至上的思想内涵，用行动弘扬社会主义人道主义精神。

3. 全心全意为人民身心健康服务　全心全意为人民身心健康服务是"为人民服务"宗旨在护理工作领域的具体化，同时包含以下几个方面的含义。①护理服务的对象不是少数人，而是广大的人民群众。②服务的目标不仅包括躯体健康，还包括心理健康，从而达到身心整体健康。③时刻将人民利益放在首位。护理人员要有高尚的使命感，要把人民利益放在高于一切的位置，时刻自觉地把为人民群众解除疾苦作为自己的天职，为了抢救他人的生命而忘却自己的安危，直至献出宝贵的生命。这也是护理人员实现全心全意为人民身心健康服务的核心内容和根本原则，是护理工作的出发点和归宿。

④实现健康中国的目标：2020 年 9 月召开的教育文化卫生体育领域专家代表座谈会强调，要大力发展卫生健康事业。人民健康是社会文明进步的基础，是民族昌盛和国家富强的重要标志，也是广大人民群众的共同追求。

党的十八大以来，党中央把维护人民健康摆在更加突出的位置，召开全国卫生与健康大会，确立新时代卫生与健康工作方针，印发《"健康中国 2030"规划纲要》，发出建设健康中国的号召，明确了建设健康中国的大政方针和行动纲领，人民健康状况和基本医疗卫生服务的公平性、可及性持续改善。在多次突发公共卫生事件中，医药卫生体系经受住了考验，为打赢疫情防控阻击战发挥了重要作用，在维护人民生命安全和身体健康、恢复经济社会发展方面做出了重要贡献。护理人员是人民健康的守护神，要想做到全心全意为人民身心健康服务，必须坚定不移履行好医护人员的职责，弘扬"敬佑生命、救死扶伤、甘于奉献、大爱无疆"的精神，为全面推进健康中国建设、推进社会主义强国建设贡献力量。

护爱生命

2016 年 8 月 19 日至 20 日，全国卫生与健康大会在北京召开。会议指出：要坚定不移贯彻预防为主方针，坚持防治结合、联防联控、群防群控，努力为人民群众提供全生命周期的卫生与健康服务。重视重大疾病防控，优化防治策略，最大限度减少人群患病。重视少年儿童健康，全面加强幼儿园、中小学的卫生与健康工作，加强健康知识宣传力度，提高学生主动防病意识，有针对性地实施贫困地区学生营养餐或营养包行动，保障生长发育。重视重点人群健康，保障妇幼健康，为老年人提供连续的健康管理服务和医疗服务，努力实现"人人享有康复服务"的目标。

二、护理伦理具体原则

护理伦理的具体原则，即自主（尊重）原则、不伤害原则、公正原则和行善原则，这些原则已被国际伦理学界普遍接受，并应用于医学伦理学与护理伦理学中，同时也得到我国医学界人士的认同并在实践中应用和遵循。

（一）自主原则 微课

1. 自主原则的含义 自主原则也称尊重原则，是指尊重患者本人在不受外界干扰下自由选择自己行为的权利，即患者自己做决定的原则。自主原则体现在医疗活动中，则是指医护人员为患者提供诊疗护理前，向患者说明医治疾病和实施护理操作目的、利害关系以及可能的结果，并征求患者意见，由患者自己做决定。自主原则的实质是对患者自主知情权、自主同意权、自主选择权等自主权利的尊重和维护。自主原则并不适用于所有患者，仅适用于能做出理性决定的人，对于自主能力较弱或没有自主能力的患者，如婴幼儿、严重智障者、昏迷患者等，不但不应该授予其自主权，反而需要对其加以保护、监督与协助。

2. 自主原则对护理人员的要求 自主原则对护理人员的要求包含以下内容。

（1）**尊重患者自主权** 自主原则体现对自主的人及其自主性的尊重。尊重自主的人及其自主性，就是要承认他有权根据自己的意思就自己的事情做出合乎理性的决定。护患关系是一种支持性的伙伴关系，需要护理人员与患者共同参与，以增强患者的自主性。作为医学专业人员，医护人员有义务主动提供给患者适宜的环境和必要的条件，保证患者自主选择医生、医疗小组、治疗方案，尊重患者及其家属的自主性和决定。患者有权选择接受或拒绝医护人员的医疗护理方案，这是患者自主性的体现，护理人员要认真、仔细地倾听患者的主诉和家属的解释，关心、尊重患者的意愿，为患者提供个性化的护理照顾，正确回答问题，告知相关信息，为患者提供最佳诊治、护理方案。

（2）**协助患者行使自主权** 医护人员尊重患者的权利，绝不意味着放弃自己的责任。一般来说，当患者充分了解和理解自己的病情后，会做出认真选择。但对于某些具有选择能力的患者，由于其角色缺失、角色行为减退或角色行为异常而放弃选择时，护理人员应协助医生深入了解患者的心理动机并配合家属耐心、冷静提出劝告，同时调节其心理状况，使之选择最佳的方案；对于某些选择与他人、社会发生利益冲突的医疗行为的患者，护理人员应协助患者审慎选择，既要履行对他人、社会的责任，也要减少患者的损失。

（3）正确运用行使自主权　护理人员实现自主原则，必须处理好患者自主与医疗干涉之间的关系，尤其要正确运用护理干涉权。因为，患者自主与医疗干涉既相容又矛盾，医疗干涉既必要又不可滥用。医疗干涉的合理性，取决于患者或其家属行使自主权必然受到某些条件的限制，甚至有时会做出极其错误的决定。因此，必须在下列情况下才可行使医疗干涉，即主要行使护理干涉权：①患者昏迷，病情危急，需要立即进行处置和抢救，来不及获取患者家属知情同意。②患者罹患不治之症，本人或家属将治疗权全权授予医护人员。③"无主"患者需要急诊急救，本人不能行使自主权。④患者患有对他人、对社会有危害的疾病而又存在不合理的要求和做法。以上情况下，医疗干涉既是合理的，又是必需的。另外，当患者或其家属错误地行使自主权，所做的错误决定明显对患者的健康和生命有严重危害，或者家属的代理决定明显违背患者自己的意愿时，护理工作人员有权加以抵制、纠正，行使干涉权。

总之，护理人员尊重患者及其自主权，不仅有利于护理方案的形成和保障护理活动合理、正常进行，而且具有心理、伦理和法律方面的积极意义。一方面，其能使患者感到自身的价值体现，调动其主动参与的积极性；另一方面，也能够增强患者对护理人员的尊重和信任，从而有利于护患的沟通、交流及和谐关系的建立，减少和杜绝医疗护理纠纷的发生。

（二）不伤害原则

1. 不伤害原则的含义　不伤害原则指医疗护理实践中最大限度地避免给患者带来精神或肉体的损害。其真正意义不在于消除任何医疗伤害，而在于强调树立为患者高度负责、保护患者健康和生命的护理伦理理念和作风，正确对待医疗伤害现象，在实践中努力避免患者不应有的医疗伤害。不伤害患者是护理伦理原则中的最低原则。正确理解不伤害原则，应注意以下几个方面：①护理工作实践中的任何环节都不要造成伤害，包括临床护理各项操作、护理人员与患者的人际交往和语言沟通以及医学研究等环节。②不伤害原则所指的对象不仅仅是患者本人，还包括其家属、社会群体、受试者等，医护人员应全面考虑，尽量避免或减少伤害。③不伤害原则所指的伤害，既包括身体的伤害，也包括心理和精神的伤害。护理人员应充分考虑到患者的社会关系和社会交往，考虑到患者复杂的心理状态，要关心爱护他们，避免任何形式的不应有的伤害发生。

2. 不伤害原则对护理人员的要求　不伤害原则是医护人员一直遵循的原则，对护理人员提出以下要求：①增强将患者利益和生命健康放在首位的思想意识，杜绝有意伤害和责任伤害。②积极了解和评估各项护理活动可能对患者造成的影响，正确权衡风险与治疗、伤害与受益的利害关系，选择最佳护理方案，并在实施中尽最大努力，把不可避免但可控伤害控制在最低限度内。③恪尽职守，防范无意但却可知的伤害以及意外伤害的出现，不给患者造成本可避免的身体上、精神上的伤害和经济上的损失。

（三）公正原则

1. 公正原则的含义　公正即是公平正直，没有偏私。从现代医学伦理观分析，公正包括两方面的内容：形式公正和资源分配公正。

（1）形式公正　即在医疗护理服务过程中平等对待患者。对同样的人给予相同的待遇，具有同样医疗需要和同等社会贡献和条件的患者，应得到同样的医疗待遇。

（2）资源分配公正　即公平分配医疗卫生资源。医疗卫生资源指满足人们健康需要的、可用的人力、物力与财力的总和。资源分配公正要求公平优先、兼顾效率，优化配置和利用各种医疗卫生资源包括宏观分配和微观分配两个方面。①宏观分配：解决的是确定卫生保健投入占国民总支出的合理比例，以及此项总投入在预防医学与临床医学、基础研究与应用研究、基本医疗与特需医疗等各层次、各领域的合理分配比例问题。②微观分配：是由医院和医护人员针对特定患者在临床诊治中进行的分配，目前在我国主要是指住院床位、手术机会以及稀缺医疗资源的分配。

在当代社会，公正原则作为护理伦理的基本原则之一，其依据主要是患者和医护人员在社会地位、人格尊严上是平等的，患者虽有各种差异，但依然享有平等的生命健康权和医疗保健权，患者处于医患交往中的弱势地位，应得到医疗护理给予的公平、正义的关怀，这些因素决定了医护公正的必然性与合理性。

2. 公正原则对护理人员的要求　在医疗护理服务过程中，医护人员应公正、平等地对待每一个患者，对不同的患者一视同仁。①不管患者的身份、职业、文化程度、宗教信仰如何，一律平等对待，尽职尽责，真诚地关心患者的疾苦，尊重患者的治疗权利。②对待精神障碍患者、传染病患者及特殊患者，要像对待其他患者一样尊重他们。③在医疗资源分配过程中，医护人员要让患者享有医疗保健的平等权利，做到公正优先，兼顾效率，合理配置卫生资源。

（四）行善原则

1. 行善原则的含义　行善原则也称有利原则，是指把有利于患者健康放在第一位并切实为患者谋利益的伦理原则。有利包含不伤害，不伤害是有利的一个方面。有利原则由两个层次构成。①低层次原则：即不伤害患者，这是有利的最低要求和体现。②高层次原则：即为患者谋利益，履行仁慈、善良或有利的义务，做善事，做好事，做有道德、有良心、有责任心的医护工作者。

2. 行善原则对护理人员的要求　医务人员要使自己的行为对患者有益，必须符合以下条件。①树立全面的利益服务观念：护理人员既要关心患者以生命和健康为核心的客观利益，又要关心患者主观利益。②为患者提供最优质的护理服务：积极做对患者有益的事，解除由疾病引起的疼痛和不幸。③全面权衡利害得失：护理人员在帮助患者时，要分析利益与伤害所能获得的净利，选取受益最大、伤害最小的护理决策，尽所能减少患者受伤害程度。④坚持公益原则：将有利于患者、有利于他人、有利于社会三者有机统一，达到对患者有利的同时不损害他人及社会利益。

第二节　护理伦理规范

PPT

护理伦理基本规范是依据护理伦理理论和基本原则而制定的护理人员在护理实践中道德关系的普遍规律的概括和反映，是判断护理工作者行为是非、善恶的一种标准，是护理伦理修养的主要内容和进行护理伦理评价的直接依据，是社会对护理人员的基本道德要求。护理伦理基本原则、具体原则、基本规范和基本范畴共同组成分工明确、功能互补的护理伦理准则体系，而护理伦理基本规范是护理伦理准则体系中的构成主体，即是护理伦理基本原则的主要体现者，护理人员在护理工作中应该做什么、不应该做什么，主要是由基本规范做明确而具体的回答，它比较全面地指明了护理人员应该怎样去选择自己的行为。同时，护理伦理基本规范又是护理伦理基本范畴的直接指导者，它规定着护理伦理基本范畴的实质内容和价值取向。

一、护理伦理基本规范的含义

规范是指约定俗成或明文规定的规则或标准。护理伦理规范，就是在护理实践中用以调整各种人际关系、判断护理人员行为是非善恶的一种标准，是社会对护理人员的基本伦理要求，是护理人员在护理实践活动中所形成的道德关系普遍规律的概括和反映，是一种特殊的职业道德规范。

护理伦理规范是护理伦理原则的具体体现和进一步发展，是护理人员的护理道德行为和护理道德品质的具体准则和基本要求。作为道德规范，其要求护理人员自觉遵守，如果违反了这些规范并造成一定后果，不仅违背了护理职业道德，还有可能会受到法律的制裁。

护理伦理学的基本规范一般已明确规定应该怎么做、禁止做什么、可以做什么，多数都采用简明扼要、便于记忆理解和接受的"宣言""法典""守则"等形式，阐述护理人员的行为准则，并由国家和卫生行政管理部门颁布执行。

二、护理伦理基本规范的内容

护理伦理规范以多种形式存在，有些是明文规定的，有些则是约定俗成的。另一方面，它也是具体的、可变的，随着社会变迁、医学发展而不断总结出适合时代和人民需要的医德规范。结合护理实践，护理伦理基本规范内容可表述为以下几个方面。

（一）敬佑生命，救死扶伤

"敬"是指对生命价值的态度，"佑"则是指护理人员面对生命时的责任和行为。"敬佑生命"体现了医护人员对待患者生命的态度和责任，是护理人员人格的最高道德要求。"救死扶伤"则是抢救生命垂危的人，照顾受伤的人。敬佑生命、救死扶伤是护理人员的最高宗旨和神圣天职，是护理人员在道德实践过程中应遵守的最基本的伦理规范，是医护人员践行全心全意为人民健康服务的最好体现。敬佑生命、救死扶伤要求护理人员时时为患者负责，时刻为患者着想，千方百计为患者解除疾苦，恢复患者的身心健康，以人为本，把患者病痛、生死、安危放在首位。

（二）举止端庄，语言文明

举止端庄、语言文明是护理人员应当遵守的基本要求，是护理人员职业素质的基本体现。护理人员端庄的举止、文明的语言不仅是自身良好素质和修养的体现，也会赢得患者的信赖与合作，有助于患者的康复。语言是人们交流思想和情感的工具，是体现文明修养的重要途径，护理人员良好的愿望、热情的态度、诚挚的关心都是通过语言与行为举止表达的。护理人员不仅应自如地运用礼貌语言突出其工作特点，还要讲究语言与行为举止的艺术，对不同患者、不同情况，护理人员要能够灵活选择表达方式，稳定患者的情绪、改善患者的心态。

（三）钻研技术，精益求精

随着社会的发展、医学的进步，现代护理理念和技术正在发生日新月异的变化。一方面，经验积累和临床实践推动护理学不断发展。另一方面，疾病谱的改变、医学模式的转变及新的疾病和致病因素的出现，使护理内容和范围不断扩大，这对护理人员的业务能力和整体素质提出了更高的要求。护理人员专业技术的高低直接关系到患者的生命质量，高超的护理水平、精湛的护理技术是保证护理质量的前提。这就需要护理人员在工作中不断加强学习，钻研技术、锐意进取、精益求精，努力学习新技术，熟练掌握各项专业技能，提高自己的专业能力，利用现代化科学技术精心护理，尽可能减少百姓病痛，高质量、高标准完成各项护理工作任务，全面提升护理质量，为百姓健康安全尽职尽责。

（四）尊重患者，一视同仁

尊重是人的一种基本精神需要，尊重患者就是要尊重患者的人格和尊严，它是建立在良好护患关系的前提和基础上的，也是护理人员最基本的道德品质。尊重患者是医德的重要规范和基本要求，是每一名护理人员医疗行为的基本准则，其实质是要求护理人员认识到患者是有尊严的人，不能训斥、辱骂、嘲笑、捉弄、欺骗患者，即使对待精神障碍患者或因道德不检点而致病的人，甚至对囚犯和战俘也应给予人道主义待遇，不能差别对待他们。一视同仁是护理人员处理护患关系问题必须遵守的道德准则，在工作中应做到一视同仁，平等相待。尽管患者在社会地位、文化水平、职业领域、经济状况、心理素质、道德修养等方面存在差异，但在人格尊严和就医权利上是平等的。因此，不能以权取人、以钱取人、以貌取人，也不能因为政治立场、宗教信仰、私人关系的不同而不平等地对待患者。在任何时候、任何场合、任何事情上都要给予患者同情、尊重，不可厚此薄彼、亲疏有别。

（五）诚实守信，保守医密

诚实守信既是中华民族的传统美德，也是护理人员应遵守的重要伦理原则。唐代名医孙思邈在《大医精诚》中，用一个"诚"字来概括和诠释"大医风范"。作为一名合格的护理人员，必须要做到医心诚，忠诚于患者和护理事业。保守医密，即保守医疗护理秘密。我国《关于建立医务人员医德考评制度的指导意见（试行）》中规定：医护人员应"维护患者的合法权益，尊重患者的知情权、选择权和隐私权，为患者保守医疗秘密"；《护士条例》中也规定："护士应当尊重、关心、爱护患者，保护患者的隐私"。为此，当患者接受询问、检查、治疗、护理时，护理人员应尊重并维护其隐私及给予心理支持，在公开患者资料时，需审慎判断。

（六）廉洁奉公，遵纪守法

廉洁，是指清白；奉公，即奉行公事。廉洁奉公是指廉洁不贪，忠诚履行公职，一心为公。遵纪守法是指每个从业人员都要遵守纪律和法律，尤其要遵守职业纪律和与职业活动相关的法律法规。随着社会的发展和医疗环境的变化，护理人员的思想观念、行为方式也发生了变化。这就要求护理人员自觉遵守法律法规，不利用工作之便牟取私利。因此，护理人员要提高自律能力，通过自我教育、自我约束、自我修养、自我监督，规范自己的行为，自觉树立良好形象，坚持做到尽职尽责、遵纪守法。

※ 练一练

下列不属于护理伦理基本规范内容的是（　　）

A. 敬佑生命，救死扶伤　　　　　　B. 钻研技术，精益求精

C. 权利与义务　　　　　　　　　　D. 尊重患者，一视同仁

E. 举止端庄，语言文明

答案解析

第三节　护理伦理基本范畴

PPT

一、护理伦理范畴的含义

范畴是反映事物本质属性和普遍联系的基本概念。护理伦理范畴是伦理范畴在护理活动中的具体运用，是对护理道德实践普遍本质的概括和反映，反映了在护理实践中护理人员与他人、社会之间最本质、最重要、最普遍的伦理关系。它是护理伦理原则与规范的必要补充，同时也要受护理伦理原则和规范的制约和影响。没有护理伦理学范畴，其原则和规范就不可能发挥各自的作用，也不可能转化，为护理工作人员的伦理行为。

二、护理伦理基本范畴的内容

（一）权利与义务

1. 权利　权利是指法律主体能够做出或者不做出一定行为，以及要求他人相应做出或不做出一定

行为的资格。护理伦理权利是护理人员在医疗护理服务过程中应该享有的道德利益和可以行使的权力，其实质在于维护、保证患者医疗护理权利的实现。

（1）被尊重的权利　护理人员有权要求自己的权利和人格被尊重，在执业活动中，其人格尊严、人身安全不受侵犯。

（2）自主权和决定权　护理人员在注册的执业范围内，进行护理诊断、治疗、实施护理计划等，具有一定的自主权和决定权。

（3）护理诊断权　在行使执业权利时，为了诊疗及护理的需要，护理人员有权询问病情、为患者实施检查，有根据自己的检查和专业判断得出护理诊断的权利。

（4）特殊干涉权　即在特定情况下限制患者自主权以维护患者、他人或社会根本利益的权利。护理人员不能任意地行使特殊干涉权，只有当患者的自主原则与生命价值、有利原则等发生冲突时，才能行使这样的权利。

（5）保护服务对象　护士有权利也有义务保护服务对象。当护士发现任何健康照护小组成员有不能胜任、不合伦理或不合法的执业行为，可能对患者造成潜在的或已存在的伤害时，应向相关行政主管报告。

2. 义务　义务是指法律主体必须做出或不做出一定行为的责任。护理伦理义务指在医疗护理服务过程中护理人员对患者和社会应当承担的责任。其目的在于保障患者权利的充分实现，维护患者的健康，为社会服务。

（1）尊重患者　护理人员要尊重患者的生命及人格尊严，接受并尊重患者的独特性、自主性，为患者提供人性化护理照顾服务。

（2）服务患者　这是护理人员最基本的义务。首先，要为患者解除痛苦。护士不仅要努力解除患者躯体上的痛苦，还要同情、理解和关心患者，努力解除患者心理上的痛苦。对那些治疗无望的患者，护士更应尽量保证他们的舒适，提高其生命质量。其次，保护患者免受伤害。当患者的医疗照护受到来自他人的威胁时，护士应采取适当的措施予以保护。再次，指导与咨询。护士应提供符合患者能力与需要的照护指导与咨询，增加患者在健康照护方面的知识与能力。

（3）落实知情同意权　首先，患者入院时，护士应对患者及家属说明医院有关规定，以避免患者权益受到损害；其次，对患者的治疗和护理措施予以解释和说明。鼓励患者家属主动参与到照护活动中，经患者同意后执行，但紧急情况除外。

（4）保守患者医密　当患者接受询问、检查、治疗、护理时，应尊重并维护其隐私及给予心理支持；应保守患者的医疗护理秘密，对某些严重的或目前还难以治疗的疾病的不良诊断、进展、预后等，应对患者善意地保密；在公开患者资料时，需审慎判断，除非患者同意或应法官要求或医疗护理所需。

👁 看一看

《护士条例》

第三章　权利和义务（节选）

第十六条　护士执业，应当遵守法律、法规、规章和诊疗技术规范的规定。

第十七条　护士在执业活动中，发现患者病情危急，应当立即通知医师；在紧急情况下为抢救垂危患者生命，应当先行实施必要的紧急救护。

护士发现医嘱违反法律、法规、规章或者诊疗技术规范规定的，应当及时向开具医嘱的医师提出；必要时，应当向该医师所在科室的负责人或者医疗卫生机构负责医疗服务管理的人员报告。

第十八条　护士应当尊重、关心、爱护患者，保护患者的隐私。

第十九条　护士有义务参与公共卫生和疾病预防控制工作。发生自然灾害、公共卫生事件等严重威胁公众生命健康的突发事件，护士应当服从县级以上人民政府卫生主管部门或者所在医疗卫生机构的安排，参加医疗救护。

（二）情感与良心

1. 情感　情感是人们内心世界的一种自然流露，是人们对客观事物和周围环境的感觉反映和态度体验。护理伦理情感是护理人员在护理实践活动中对自己和他人行为之间关系的内心体验和自然流露。这种情感往往表现出对患者、对医学事业的真挚热爱，并具有自觉性、理智性和纯洁性的特点。

（1）**情感的主要内容**　包括以下三个方面。①同情感：是护理人员职业素质的基础，是能否做好护理工作的原动力。护理人员的同情感是护理人员由对患者生命的热爱、人格的尊重、价值的认同而产生的。同情感是护理人员对患者所遭遇的躯体的痛苦与不幸以及内心的冲突与期待能做到感同身受，犹如自己的经历一样真实。只有有了这样的感受，护理人员才能设身处地为患者着想，才能千方百计地为患者减轻或消除痛苦，才能选择有效的身心护理方式，帮助患者恢复健康。②责任感：是同情感的升华，即护理人员把挽救患者的生命作为自己崇高的职责、义不容辞的责任的情感。护理人员的责任感不再是一种简单的同情，而是一种积极主动的帮助和理性的支持。护理人员有了责任感，就会在工作中认真负责、严谨周密、慎独自律，并能为患者的利益承担风险，为了挽救患者的生命，不惜牺牲个人的利益。③事业感：是责任感的进一步升华，是最高层次的护理伦理情感。护理人员有了强烈的事业感，就会把自己的人生理想和追求融入护理事业，把人类健康和护理事业看得高于一切，产生使命感，就会为了护理事业勇于探索和不断进取，把自己的一生献给患者和自己钟爱的护理事业。

（2）**情感的作用**　包含以下三个方面。①促进患者早日康复：护理人员亲切、温暖、充满同情感的言语，不仅能使患者消除疾病带来的焦虑、恐惧和病痛，也能使患者得到精神和心理上的安抚，增进患者与护理人员之间的情感，增强患者战胜疾病的勇气和信心，更有利于提高患者机体抗病能力，提高治疗效果。②增强护理人员自身素质：良好高尚的事业感和责任感是护理人员做好本职工作的基础和前提，只有不断努力拼搏，不断学习进步，才能在言行举止、工作作风、科研创新等多方面得到锤炼和提高，才能在工作中将情感融入伟大的医疗护理事业，用真情和责任努力践行救死扶伤、治病救人的准则。③激励护理人员为护理事业做贡献：强烈的责任感和事业心是激励护理人员投身护理事业、探索医学护理领域的动力和源泉，随着护理事业在国家卫生事业发展中的作用日益显著，做好护理工作、为护理事业添砖加瓦成为每位护理同仁共同的心声和美好的愿望。

2. 良心　良心是人们在履行对他人、对社会的义务过程中的内心感受，是对自己行为应负的道德责任的一种自我评价和自我意识，是人性的仁慈、善良的心理的反映。它具有深刻性、自觉性和稳定性的特点。它不随外界的压力、监督、引诱而改变，是一种自觉行动的动因。护理伦理良心是指护理人员在履行对患者、对集体和社会义务的过程中，对自己行为应负伦理责任的一种自我意识和自我评价。

（1）**良心的基本内容**　包括以下三个方面。①忠于患者的健康利益：护理伦理良心要求护理人员在任何情况下，都要忠于患者，要有慎独精神，无论有无外界监督，都能做到尊重患者的人格与价值，选择有利于患者的方案。工作一丝不苟、精益求精，出现差错要及时纠正，主动汇报，敢于面对挫折，勇于承担责任，减少损失，这是护理人员必备的高尚的职业情操。②忠于护理事业：护理伦理良心要求护理人员忠于护理事业，有奉献精神，有大局意识，有敢于抛却一切私心杂念和个人名利、自觉维护护理事业的决心和信心，对事业有责任心，对待患者有爱心，以护理事业为重，以高尚的道德情操对待护理工作和患者的生命，凭借护理人员的道德良心、良好的职业操守完成护理工作，承担救死扶伤的重任。③忠于社会：护理人员既负有对患者的责任，也肩负着对社会的责任，要自觉地把忠于患者与忠于社会统一起来，树立以人为本、患者利益高于一切的宗旨。对于护理实践活动中出现的各种不良行为，护理人员应凭借自己的职业良心和职业道德素养去抵制，自觉维护医护人员的形象和道德水准，树立良好的社会形象，为社会文明和发展做贡献。

（2）良心的作用　主要包括以下三个方面。①自我选择作用：即人们在选择和认定自己的行为时，受良心的指导。良心是以个人的感受形式表现出来的，对自己行为动机进行检查和认真思考，对符合护理伦理规范的动机及行为给予肯定，对不符合的予以否定。②自我监督作用：在医疗护理过程中，良心时刻在监督医护人员的行为举止，对符合道德原则、规范的情感、行为，要给予内心的支持和肯定；相反，对于不良行为的做法，要及时纠正和制止。③自我评价作用：良心能使护理人员自觉对自己的行为后果做出肯定或否定的评价。当自己的行为给患者带来健康和幸福时，内心就会感到满足和安慰；相反，当自己的行为给患者带来痛苦和不幸时，则会受到良心的责备，感到内疚、惭愧和不安。总之，护理人员在良心的自我评价中要不断地纠正自己的不良行为，提醒、提示自己的医疗护理行为，认真做好工作，用良心的自我评价纠正违规行为，帮助护理人员提高自身道德素质和医疗护理水平。

（三）审慎与保密

1. 审慎　审慎即周密谨慎，指人们在行为之前的周密思考与行为过程中的小心谨慎。审慎是一种道德作风，是良心的外在表现。护理伦理审慎是护理人员在为患者做治疗护理的过程中，能周密地思考与小心谨慎地服务，其深层本质是对患者高度的责任心和严谨的科学态度。护理人员的审慎，既是内心信念和良心的外在表现，也是护理人员的道德要求，更是护理人员对患者和社会高度负责的精神和严谨的科学作风，是每位护理人员应该具备的道德修养，这种严谨作风体现在医护人员为患者提供诊治、救治的服务中。

（1）审慎的内容　主要包含以下两个方面。①语言审慎：语言既能治病，也能致病。一个人患病后，身体的不适会造成心理的敏感，常常将注意力集中在自身的疾病上，对护理人员的语言表达会特别在意。护理人员真诚、温暖、体贴的话语使患者心情愉悦，更愿意配合护理人员完成治疗，早日恢复健康；护理人员敷衍、刻薄、刺激的话语使患者心情沉重，易导致患者病情加重甚至恶化。因此，护理人员在与患者进行沟通交流时，要用尊重患者人格的语言，用通俗易懂、安慰、鼓励或暗示的语言，帮助患者降低焦虑、恐惧，增加战胜疾病的信心。②行为审慎：审慎是护理人员的一种美德，护理人员在护理实践中应不断培养、提高自己的审慎意识。因此，护理人员在护理工作中必须保持认真谨慎的态度，严格遵守护理操作程序，遵循护理规范和要求。

（2）审慎的作用　主要包含以下两个方面。①审慎有利于防止因疏忽大意而出现护理差错或责任事故，保证患者安全。②审慎可以提高护理人员的职业素养，提高护理专业水准，使其在工作实践中不断磨炼意志、培养能力和经受考验，养成一丝不苟、周密谨慎、自律的道德品质，逐步达到"慎独"的境界，自觉肩负起救死扶伤的光荣使命。

（3）审慎对护理人员的要求　主要包含以下三个方面。①护理操作前，要认真仔细核对患者信息，认真细致执行医嘱，严格执行操作规程，不能减少或省略任何操作环节，做到严谨求实。②护理操作中，要经常检查、巡视各项工作流程及进展情况，审核、查验操作中是否存在错误现象，做到核查准确无误，安全稳妥。③护理操作后，要对患者信息、药品、设备、物品、医嘱认真复查、逐项核对，确认无误后，方可签字或做交接班安排。

2. 保密　保密是保守机密和隐私，不对外泄露和传播。护理伦理保密是指护理人员要保守患者的秘密和隐私以及个人信息，并对其采取保护措施。护理伦理的保密体现了对患者隐私权、人格和尊严的尊重。

（1）保密的内容　主要体现在以下两个方面。①保守患者的秘密和隐私以及个人信息：《中华人民共和国民法典》（以下简称《民法典》）第一千二百二十六条规定，"医疗机构及其医务人员应当对患者的隐私和个人信息保密。泄露患者的隐私和个人信息，或者未经患者同意公开其病历资料的，应当承担侵权责任。"护理人员对患者由于医疗护理的需要而提供的个人秘密和隐私，不能随意泄露，更不能任意传播，或将其作为谈资，同时有责任采取有效的措施来保证患者的秘密不被他人获得，否则不仅违背道德原则，也是一种侵权行为。②对患者保密：这是一种保护性治疗措施，主要是指对一些预后不良疾病的患者采取隐瞒措施。临终患者在生命垂危的情况下总是拒绝坏消息，如果知道了自己的真实情况，很可能影响治疗或加速死亡。因此，保护性医疗要求对某些病情预后不良的患者采取隐瞒措施，甚至采取说"善意的谎言"的方法，但对家属和相关人员应如实讲明病情。

（2）保密的作用　主要体现在以下两个方面。①信誉作用：护理人员履行保密义务，是促进护患关系的有效手段，这不仅体现了对患者的尊重，也会取得患者及其家属的信任，为建立良好的护患关系奠定基础。②缓解作用：保密可以避免患者受到恶性刺激，缓解患者紧张情绪，缓解精神压力，给患者时间，增强其自信心和战胜疾病的勇气，尽快恢复健康。

？ 想一想

护理人员应该保护患者的隐私和个人信息吗？

答案解析

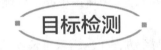
目标检测

答案解析

一、单项选择题

1. 护理伦理原则中，最低原则指的是（ ）
    A. 不伤害原则　　　　　　　B. 行善原则　　　　　　　　C. 公正原则
    D. 自主原则　　　　　　　　E. 互助原则

2. 把有利于患者健康放在第一位并切实为患者谋利益的伦理原则是（ ）
    A. 不伤害原则　　　　　　　　　　　B. 行善原则
    C. 公正原则　　　　　　　　　　　　D. 自主原则
    E. 互助原则

3. 在临床诊治的过程中不给患者带来本来不应有的肉体和精神上的痛苦、损伤、疾病的伦理原则是（ ）
    A. 不伤害原则　　　　　　　　　　　B. 行善原则
    C. 公正原则　　　　　　　　　　　　D. 自主原则
    E. 互助原则

4. 下列不属于护理伦理学基本原则的是（ ）
    A. 不伤害原则　　　　　　　　　　　B. 行善原则
    C. 知情同意原则　　　　　　　　　　D. 自主原则
    E. 公正原则

5. 护理人员在选择护理手段时，应首先坚持的伦理原则是（　　）

    A. 自主原则　　　　　　　　　　　B. 不伤害原则

    C. 公正原则　　　　　　　　　　　D. 互助原则

    E. 行善原则

6. 下列不属于护理伦理基本原则的内容的是（　　）

    A. 防病治病　　　　　　　　　　　B. 全心全意为人民身心健康服务

    C. 救死扶伤　　　　　　　　　　　D. 实行社会主义人道主义

    E. 免除社会责任权

7. 保密的内容要求不包括（　　）

    A. 保护患者隐私　　　　　　　　　B. 保护患者的个人信息

    C. 告知家属必要信息　　　　　　　D. 不公开患者提出保密的不良诊断

    E. 不公开患者提出保密的预后判断

8. 公正包括形式公正和（　　）公正两方面的内容

    A. 本质　　　　　　　　　　　　　B. 资源分配

    C. 基础　　　　　　　　　　　　　D. 内涵

    E. 意义

9. 为切实尊重患者自主性，医生向患者提供信息时要避免（　　）

    A. 理解　　　　　　　　　　　　　B. 诱导

    C. 适量　　　　　　　　　　　　　D. 适度

    E. 开导

10. 护士在护理实践中应遵循对患者的尊重原则，主要是尊重患者的（　　）

    A. 个性　　　　　　　　　　　　　B. 自主性

    C. 病情　　　　　　　　　　　　　D. 家属和朋友

    E. 生活习惯

二、综合问答题

1. 护理伦理的具体原则有哪些？

2. 护理伦理的基本范畴是什么？

三、实例解析题

    某孕妇突发腹痛，由于打不通 120，随后拨打 110 被警察送往该市某医院。到院时间为晚上 8 点多，由于沟通不畅等原因，孕妇一直等到晚上 10 点多才入院。在医院门口等待期间，孕妇大出血，8个月的胎儿流产。

    请问：如果你是值班的护士，你应该如何处理？

（卫学莉）

书网融合……

   重点回顾　　　　　　微课　　　　　　习题

第三章　护理人际关系

📖 导学情景

情景描述： 患者张某，停经2个月，发现胚胎异常2天，疑为"剖宫产瘢痕妊娠"，拟入院终止妊娠。患者离异，既往有两次剖宫产手术史，此次妊娠胚胎位于剖宫产瘢痕处，如行人工流产术，瘢痕处子宫破裂风险高，如出血严重，甚至有切除子宫的可能。张某害怕失去子宫后男友将其抛弃，因此顾虑重重、情绪激动。经医护人员积极解释，患者消除了心理负担，但要求医护人员对于她此次入院终止妊娠进行保密。在患者及其母亲共同签字同意的情况下，医护人员为张某实施了药物流产术。术后，主管护士精心指导张某按医嘱计划服药，并监测服药后流产情况，最终张某康复出院。

情景分析： 该案例中，患者的权利得到了充分的体现，患者与医护人员之间彼此信任，患者、医生、护士之间密切合作，遵守伦理道德规范，最终患者康复满意出院。

讨论： 1. 护患双方享有哪些权利和义务？
　　　　2. 护患之间、护际之间应遵循哪些伦理规范？

学前导语： 在护理实践过程中，围绕着患者的疾病诊治与护理，护患之间、护理人员之间、护理人员与其他医务人员之间存在着广泛的接触与联系。良好的护理人际关系有利于护理工作的开展和护理质量的提高，有利于医院精神文明建设，有利于维护患者利益和社会效益。

PPT

第一节　护患关系伦理

护患关系是护理的核心，是护理实践的重要内容。良好的护患关系是进行护理工作的前提与关键，在护理活动过程中，护患双方都要遵守护患关系伦理，才能构建和谐的护患关系，从而更好地保障患者身心健康。

一、护患关系的概念与特征

（一）护患关系的概念

护患关系是护理人员与患者在医疗和护理活动中建立起来的人际关系，它包括护理人员与患者、患者家属及朋友、陪护人员、患者单位与组织等的关系，是护理人员职业生活中最重要的人际关系，也是护理人际关系的核心。

（二）护患关系的特征

1. 护患关系是帮助系统与被帮助系统的关系　护患关系是在医疗护理服务过程中，护理人员与患者通过提供帮助和寻求帮助形成的一种特殊的专业性人际关系。

2. 护患关系是一种专业性的互动关系　护患关系不是护患之间简单的相遇关系，而是护患之间相互影响、相互作用的专业性互动关系。这种互动不仅存在于护患之间，护理人员与患者的家属、朋友、同事等之间的关系同样是护患关系中的重要方面，这些关系会从不同的角度，以不同的方式影响护患关系。因此，护患关系是多方面、多层面的互动。

3. 护患关系是一种治疗性的工作关系　治疗性关系是护患关系职业行为的表现，是一种有目标的、需要认真促成和谨慎执行的关系，具有一定的强制性。

4. 护理人员是护患关系后果的主要责任承担者　护理人员作为护理服务的提供者，在护患关系中处于主导地位，其言行在很大程度上决定着护患关系的发展趋势。因此，一般情况下，护理人员不仅是促进护患关系向积极方向发展的推动者，也是护患关系产生障碍的主要责任承担者。

5. 护患关系的实质是满足患者需要　在医疗护理服务工作中，护理人员通过提供护理服务以满足患者需要是护患关系区别于一般人际关系的重要内容。

二、护患关系的内容与模式

护患关系于内在结构上，是一种多层次、多因素交叉的复杂社会关系。护患关系包括技术关系和非技术关系两个层面。护理活动的完成是通过这两个层面的交往来实现的。技术关系是非技术关系的基础，是护患关系维系的桥梁和纽带，没有技术关系，就不可能发生护患关系的其他内容；非技术关系则是护患关系中最本质、最重要的内容，它在很大程度上影响着护患关系的质量。

（一）技术关系及其模式

护患技术关系是指护患双方在进行一系列护理技术活动过程中所建立起来的，以护理人员拥有相关的护理知识及技术为前提的一种帮助性关系。护患技术关系模式是以医患技术关系模式为基础而形成的。1976 年美国学者萨斯（T. Szasz）和荷伦德（M. Hollender）提出，可将医患关系模式分为三种类型：主动－被动型模式、指导－合作型模式、共同参与型模式。这就是萨斯－荷伦德模式。此模式同样适用于护患关系。

1. 主动－被动型模式（active－passive mode）　此模式关系的原型为母亲与婴儿的关系，是一种传统的护患关系模式，以生物医学模式和以疾病护理为中心的护理模式为指导思想，是古今中外护患关系中出现最多的一种模式。其特征是护理人员和患者之间单向发生作用，即"护理人员为患者做什么"。此模式中，护理人员以"保护者"的形象出现，处于专业知识的优势地位和治疗护理的主导地位，获得了给予患者治疗和护理的主动权，而患者则处于完全被动和接受安排的从属地位，要求患者绝对服从护理人员的命令，无条件地执行护理人员在治疗和护理方面提出的要求，护患双方的心理为显著的心理差位关系。此模式适用于某些缺乏或失去自我判断能力，难以表达主观意志或不能与护理人员沟通交流的患者，如重症患者或严重创伤、神志不清、意识障碍、痴呆、休克、精神病患者或婴幼儿等患者。这种护患关系类型过分强调护理人员的权威，护理人员与患者之间缺乏言语和情感上的沟通，容易产生护患矛盾，甚至出现差错或事故，影响护理质量的提高。

2. 指导－合作型模式（guidance－cooperation mode） 此模式关系的原型为母亲与儿童的关系，以生物－心理－社会医学模式和以护理为中心的护患模式为指导思想。其特征是护士与患者之间是微弱单向发生作用，即"护士教会患者做什么"。此模式中，护理人员以"同盟者"的形象出现，为患者提供合理的建议和方案，患者主动配合治疗护理，积极参与护理活动，双方共同分担风险，共享护理成果。护理人员以宣教者及指导者的角色出现，从患者的健康利益出发，提出决定性的意见，患者则尊重权威，遵循其嘱咐去执行。护患双方的心理为微弱的心理差位关系。此模式主要适用于急性病患者和外科手术后恢复期的患者等。这种关系类型相对于主动－被动型更进一步，但护理人员的权威仍是决定性的。

3. 共同参与型模式（mutual participation mode） 此模式关系的原型为成人与成人的关系，以生物－心理－社会医学模式和以健康为中心的护理模式为指导思想。其特征是护士与患者之间双向发生作用，即"护士协助患者自我恢复"，特点是"护士协助患者进行自我护理"。在此模式中，护患双方共同参与医疗和护理活动，即护理人员与患者均为主动，他们的积极性和主动性均得到最大的发挥。患者在治疗护理的过程中，不仅主动配合，而且还主动参与，护患双方的关系是建立在平等的基础上，双方心理为等位的心理关系。此模式包括：诉说病情，与护理人员共同制定护理目标、探讨护理措施，反映治疗和护理效果等；特别是在身体力行的情况下，患者自己主动完成一些力所能及和有益于健康的活动，如日常生活护理活动、个人卫生护理、康复锻炼、留取大小便标本、病情变化或疾病复发症状的自我监护、用药后副作用的观察和效果评价等。共同参与型模式是目前"以患者为中心"的整体护理理念的较为理想的护患关系。

一般说来，在特定的范围内，以上三种护患关系模式都是正确和有效的，但并不是固定不变的，需要采取哪种模式应根据患者的病情、环境、医疗设备、技术力量等具体情况决定，只要患者能表达自己的意见，护理人员就应该注意发挥患者的主动性和能动性，使其共同参与疾病的诊疗与护理。1980年，美国史密斯（Sheri Smith）教授提出了护患技术关系的三种模式：代理母亲模式、护理人员－技师模式和约定－临床医师模式。这一基本模式已经被越来越多的医学界人士所接受。

💗 护爱生命

南丁格尔的《护理札记》以其笔记式的写法告诉人们该如何正确地照顾他人的健康，为现代西方护理学奠定了坚实的基础。护士的工作对象不是冰冷的石块、木头和纸片，而是有热血、有生命的人类。一个护士必须记住，自己是被患者所信赖的，必须十分清醒、绝对忠诚，有信念和奉献精神，有敏锐的观察力和充分的同情心，必须尊重自己的职业，必须作风正派。南丁格尔带着最崇高的奉献精神，把一生都献给了护理事业，践行了护理人员对患者的尊重和关爱。

（二）非技术关系及其内容

护患非技术性关系是指护患双方由于社会、心理、道德、法律、教育、经济等多方面因素的影响，在实施护理技术过程中所形成的道德、价值、利益、文化、法律等多种内容的关系，是护患关系中最本质、最重要的方面。

1. 道德关系 是非技术关系中最重要的内容。护患关系的协调需要道德原则和规范的约束，护患双方应履行各自的义务，自觉维护对方的利益，尊重对方的人格和权利。由于护患双方信息的不对称性，人们在对待护理技术活动及行为方式的理解、要求上存在着一定的差距，这就需要护理人员在更高水平上遵守护理道德要求。所以说，护患关系又是道德关系。

2. 价值关系　是以护理活动为中介，体现护患双方各自社会价值的关系。护理人员在护理活动过程中，运用医学、护理学知识和技能为患者提供优质的医疗护理服务，帮助患者解除病痛、恢复健康，实现了崇高的社会价值。患者恢复健康而重返工作岗位，又为他人及社会做出贡献，同样实现了个人的社会价值。患者价值的实现必须建立在上述活动顺利完成的基础之上，否则其价值就无法实现。所以，护患关系建立的同时也奠基了护患之间的价值关系。

3. 利益关系　是在护理活动过程中，护患双方发生的物质和精神方面的利益关系。护理实践活动本身为医患双方满足各自的需要，即物质利益和精神利益提供可能。护理人员通过自己的技术服务和劳动得到工资、奖金等经济报酬，同时因自己的劳动解除了患者的病痛，获得了心理上和精神上的满足；而患者通过接受护理人员提供服务而恢复健康并重返工作岗位，是患者的利益。故护患关系包含着利益关系。

4. 文化关系　在护理活动过程中，护患双方总是存在着各种各样的文化背景，即信仰、宗教、风俗、生活习惯等方面的差异，双方在道德行为上的表现也有所不同，影响着护患关系的进一步展开和护理活动的结果，这就要求护患之间相互尊重、相互体谅。因此，护患关系不可避免地也是一种文化关系。

5. 法律关系　之所以说护患关系同时也是法律关系，是因为现代的护患关系不仅依靠道德的调节作用，也越来越依赖法律的调节力量。在护理活动中，护理人员的施护和患者的就医既受到法律保护，又受到法律的约束。一方面，护理人员的护理资格必须得到法律的认可，必须在法律规定的范围内工作，护理人员违法要追究其个人的法律责任；另一方面，虽然患者享有医疗护理权及其各种权利并受法律保护，但是，如果其就医时扰乱医疗护理秩序，做出违法行为，同样会受到法律制裁。因此，护患关系又是法律关系，是当代社会和医学发展的产物。

护患非技术关系是由多种因素交织构成的，这些因素并不是等量、平行地存在于非技术层面，在不同的历史时期、不同的技术水平、不同的医疗体制之下，这些不同的因素会此消彼长，发生权重意义上的变化。

练一练

下列护患关系中，属于技术关系的是（　　）

A. 医务人员对患者良好的服务态度　　　B. 医务人员以精湛医术为患者服务

C. 医务人员对患者的同情和尊重　　　　D. 医务人员对患者高度的责任心

答案解析

三、影响护患关系的主要因素

随着我国经济的发展和社会的进步，人们的健康意识与自我保护意识不断增强，对医疗护理服务质量提出了更高的要求。护患之间可能会出现矛盾或冲突，我们必须认真分析其产生的原因，有针对性地加以解决。

（一）护理人员方面因素

1. 护理人员的技术因素

（1）业务水平低下　精湛的业务水平、优质的服务是建立良好护患关系的前提条件。护理人员的理论水平和操作技术，直接影响护理人员的形象，影响患者是否对其产生信任和依赖感。护理人员如果缺乏扎实的专业知识和熟练的操作技能，对患者出现的问题不能做出正确的判断，就会给患者造成不必要的痛苦，引起患者的怀疑和不安，进而引发护患矛盾。

（2）缺乏学习　护理人员对新技术、新药、新设备等缺乏了解，导致处理应急事件时手忙脚乱，难以在患者面前树立威信，引起护患矛盾。因此，护理人员必须始终坚持以患者的满意为导向，狠抓业务素质的提高，努力学习新知识，丰富知识储备，锻炼自己的操作技能，减少因操作失误引发的护患矛盾，提高护理服务质量。

2. 护理人员的非技术因素

（1）职业道德　护理人员的伦理修养、伦理品质、伦理信念、服务意识、法律意识、健康教育水平及人文素质等，影响并决定着护理人员对待护理工作及患者的根本态度，直接影响和制约护理人员的行为和工作质量。在临床护理工作中，受市场经济的影响，不少护理人员职业道德日益淡化，甚至忘记了自己所担当的"救死扶伤、防病治病，实行社会主义医学人道主义，全心全意为人民健康服务"的服务宗旨。服务意识差，对待患者语气生、冷、硬、顶，沟通不畅，缺乏同情心和责任心；对患者的痛苦表现得冷漠，忽略患者心理，缺乏工作热情和乐于助人的品质。护理人员的职业道德是影响护患关系与护患矛盾的重要因素。

（2）认知心理　个人的职业如果与他的性格类型相符合，他会对工作产生兴趣，心情舒畅，容易激发起对工作的积极性和创造性。一方面，护理工作者直接面对患者，服务对象多，工作量大，责任重，且劳动成果得不到社会的肯定和尊重。另一方面，部分护理人员对护理工作的职责、价值与意义缺乏正确的认识，把对患者的服务当成自己的恩赐，对患者表现心冷、脸板、话硬；现在的护理队伍中独生子女增多，有些护理人员缺乏谦让和宽容的心态，从而使患者及其家属产生不满或对抗情绪。同时，护理人员还要面对学习、晋升、家庭、照顾子女等各方面的压力，易造成心理上的不平衡和情绪不稳定。这就要求护理人员具备良好的心理素质，否则，将不良的情绪带到工作中，容易引起护患冲突。

（3）沟通技巧　沟通是人们在互动过程中，通过某种媒介交换信息的过程。护患之间是否能够很好地传递信息，在很大程度上取决于护理人员的沟通技巧。护理工作者不仅要具备过硬的技术，更要具备较高的情商和语言技巧。由于一些护理人员在工作中不善于运用沟通技巧与患者进行有效交流，与患者沟通时用词不当、语气生硬，常在无意中伤害对方，容易造成过激行为而引一些不必要的护理纠纷。

（二）患者方面因素

1. 文化差异　在临床工作中，护理人员接触来自社会各个阶层的患者，由于他们的社会背景不同，如受教育程度、文化素质、社会角色以及患者认知的差异，接受信息时对信息的内在含义的理解和接受情况不同，容易产生护患矛盾。少数患者社会公德意识水平低下，就医行为不文明，不尊重护理人员的劳动与人格，稍不如意，就出口伤人或无理取闹；有的患者无视医院规章制度、损坏公物等，都会影响护患关系的和谐。

2. 患者对医疗护理服务期望值过高　有的患者对医疗护理服务期望值过高，超出护理服务的能力范围。如有些护理措施存在某些副作用本来是正常的，但患者也会感到不满意；有些危重或疑难病例，虽然经积极救治、精心护理，最后仍然无效，患者及家属不能给予理解甚至无端指责。医院现有的服务设施、休养条件、管理体制与患者需求尚有距离，加上患者不了解医院规章制度，不了解现实条件的制约，而对医护人员产生误会。这些都是引发护患矛盾的重要因素。

3. 患者法律意识增强　患者和家属的维权意识增强是社会进步的表现，但不少患者及家属不顾医疗服务的特殊性，把自己放在商品消费的位置上，对护理质量、护理安全提出了更高的要求，用法律衡量护理行为和后果的意识不断增强。然而，许多人对法律法规的认识是一知半解，甚至是曲解或误解，于是就有可能出现出于自我保护考虑的患者因对法律法规的不够了解而非恶意引起的护患矛盾。

（三）医院管理方面因素

1. 医院管理能力不足　医院管理水平直接影响医院的服务质量。如果医院管理水平落后，护理管理制度不健全、不科学、不完善，护理服务水平低下，就会影响护理质量，造成护患关系紧张并给医院带来恶劣影响。医院管理部门如果对危机管理重要性的认识不足，使得医院在出现护患纠纷后才进行解决，或不能及时妥善地处理患者的投诉，造成患者及家属的不满，也会影响护患关系。因此，医院完善的管理制度及对护理人员的重视与关怀，有利于建立良好的护患关系。

2. 医院环境差　医院是为患者提供专业服务的综合性场所，患者的一切活动都在这个场所进行，医院的布局设置、设备和服务设施等都直接影响护理服务的质量。如果医院医疗护理设备与生活设施陈旧，不能满足患者的需求；或者医院环境差，病房卫生设施不配套，会给患者造成不舒适、不适应或不方便的感觉，容易引起患者的怨气。

（四）社会方面因素

1. 社会对护理工作的认识存在问题　由于传统思想的影响，护理人员的社会地位不高、待遇低，有的患者认为护理人员只能打针、输液、换药，对护理人员的信任度和依从性远远低于医生，造成患者不配合护理人员工作甚至不尊重护理人员的人格以及劳动成果，影响和谐护患关系的建立。

2. 医疗制度改革中医疗费用存在问题　随着现代医疗技术的不断进步，医疗费用越来越高。在临床护理工作中，催款、解释费用明细等问题也多由护理人员承担，患者或家属对收费不满意，认为是护理人员的原因，把怨气发泄到护理人员身上。有些患者由于承担不起高昂的医疗费用，在医院住院期间，不断地埋怨医护人员，不积极配合医护人员的工作，甚至医护人员稍有不慎，便借此作为获得医疗赔偿的一种手段。

3. 中介媒体的宣传存在问题　舆论和新闻媒体对医疗市场的密切关注和对医疗纠纷的广泛宣传，对医院虽有促进作用，但同时也误导人们对医院保持警惕，这些都是影响良好护患关系的因素。依法治国是我国政治建设的一个重要目标。当前，公民的法律意识不断增强，国家卫生立法逐渐完善，各种卫生法规的制定对护患双方都提出了相应的准则和规范。护患之间的关系应建立在共同遵守国家法律的基础上，双方都应学法、知法和守法，这是护患关系文明与进步的标志。媒体应在充分了解情况后，秉着公正、全面、客观的态度正确引导，积极宣传卫生法律法规，弘扬优良医德医风，为构建和谐的护患关系而不断努力。

第二节　护患双方的权利与义务

PPT

护患双方的权利与义务是护患关系的核心内容，只有护患双方真正得以享有权利，才能自觉履行各自应尽的义务，才能建立和谐的护患关系。

👁 **看一看**

患者权利

患者权利运动始于法国大革命时期，这与当时简陋的医疗服务有关。1793 年法国革命国民大会第一次提出了患者的权利，明确规定：一张病床上只能睡一个患者，两张病床之间的距离至少应为 90cm。1914 年发生在美国的医疗官司中，法院关注的皆是医疗行为实施中患者是否同意。对于个人自主性，美国最高法院那时已经承认：没有权利比每个人拥有而控制自己身体的权利更加神圣。二战期间，德国纳粹医师所实施的未获得任何知情和同意的人体试验，被认定是利用"发展医学科学的名义"对战俘犯下了反人类的罪行。于是，1946年的纽伦堡审判通过了名为《纽伦堡法典》的文件，明确提出"人体试验中受试者的自愿同意是绝对必要的"。

一、患者的权利与义务

（一）患者的权利

患者权利也称患者权益，指患者在患病就医期间所拥有的且能够行使的权力和应享受的利益。根据国际相应约定及我国有关法律法规，患者的权利主要包括生命健康权、医疗权、受尊重权、知情同意权、隐私保护权、身体所有权、免除一定责任权、诉讼赔偿权、服务选择和监督权、请求回避权等。患者的权利不仅是一个法律概念，更是伦理学概念，患者在伦理层面的道德权利应主要包括以下几方面内容。

1. 平等的医疗保健权　任何患者在医疗中所享有的诊治和护理权利都是平等的，不存在差别。包括两方面的内容：一是患者应得到及时的治疗，任何组织或者个人不得以任何理由拒绝患者的要求，即患者有在医疗保健机构平等享有医疗卫生资源和医疗、护理保健服务的权利。二是任何人享受医疗服务的权利是平等的，不得因年龄、病种、社会地位、经济状况等因素，受到歧视或者其他不公正的待遇。特别是对于特殊患者群体，如给予精神疾患、性病、艾滋病等患者同等的治疗和护理，在护理过程中要同情、关心、体贴患者，尊重并满足患者的正当要求。

2. 自主权　患者对医方及其所提供的诊疗护理决策，有权根据自身疾病和健康状态做出合乎理性的决定，包括自主决定是否接受医疗机构所提供的诊疗活动的权利，也包括自主决定是否拒绝或放弃患者认为无效或不愿接受的诊疗护理活动。护理人员在护理活动中要尊重患者及其家属的自主决定，对那些没有自主行为能力的人，如未成年人或精神病患者，则由其监护人做出决定。同时，患者的自主权利不是绝对的，当患者的自主权与法律、法规、社会公益和社会公德发生矛盾，医务人员可以拒绝患者的自主权，如有权拒绝传染病患者自由行动的权利。

3. 知情同意权　患者享有知晓自己病情和医务人员所要采取的治疗护理措施，并自主选择合适的诊疗护理决策的权利。《民法典》第一千二百一十九条规定：医务人员在诊疗活动中应当向患者说明病情和医疗措施。需要实施手术、特殊检查、特殊治疗的，医务人员应当及时向患者具体说明医疗风险、替代医疗方案等情况，并取得其明确同意；不能或者不宜向患者说明的，应当向患者的近亲属说明，并取得其明确同意。患者的知情同意权是患者自主权的具体表现，是患者的一项基本权利，包括知情权和同意权两个方面，具体表现为患者对自己真实病情的知情权，有权要求医护人员提供真实、准确和充分的疾病诊断、护理方案等方面信息的权利，同时在充分知情的基础上，对治疗及护理方案做出同意或否定的权利。二者相互联系，知情权是同意权的前提和基础，同意权是知情权的价值体现。对于紧急情况下的知情同意，《民法典》第一千二百二十条规定：因抢救生命垂危的患者等紧急情况，不能取得患者或者其近亲属意见的，经医疗机构负责人或者授权的负责人批准，可以立即实施相应的医疗措施。

4. 隐私保密权　指患者享有的私人生活安宁与信息秘密依法受到保护，不被他人非法侵扰、知悉、收集、利用和公开的一种人格权。《民法典》第一千二百二十六条规定：医疗机构及其医务人员应当对患者的隐私和个人信息保密。泄露患者的隐私和个人信息，或者未经患者同意公开其病历资料的，应当承担侵权责任。因此，护理人员应做到：不随意对外宣扬患者的个人生活、生理、心理和病情资料等方面的隐私；不随意在公共场所公开患者的姓名、私人信息等；不随意泄露患者的医疗秘密；在临床护理工作中保护患者隐私权，体现了护理人员对患者权利、人格和尊严的尊重；它是维系良好护患关系的重要条件，是取得患者信任和合作的重要保证。对患者的隐私保密，是有条件限制的：当患者的隐私权危害公共安全时，隐私权必须服从公共安全；如患者患有传染性疾病，医护人员必须如实上报。当隐私权与生命健康权发生矛盾时，生命健康权大于隐私权。

（二）患者的义务

患者义务是指患者在诊疗护理过程中应履行的责任。权利和义务是相对的，患者在享有上述权利的同时，也应承担相应的义务，才能保障权利的真正实现，这是社会向患者提出的道德要求。

1. 配合诊治与护理的义务　疾病的治疗不仅需要医生的正确诊断、治疗和护理人员的精心照顾，还需要患者及家属的密切配合。因此，患者及家属在接受治疗和护理的过程中，有义务如实提供详细、全面、真实的病史；有义务如实告知医护人员治疗护理前后的情况；有义务遵照执行医疗护理计划的嘱咐。传染病患者有义务了解传染病的传播途径和隔离措施，并采取有效措施防止传染病的进一步传播，这是一项特殊的义务。

2. 保持与恢复健康的义务　在医疗护理活动中，医护人员的主要责任是提供医疗护理活动，帮助患者减轻痛苦，促进康复。但现代生活中，许多疾病与人们的生活方式及生活习惯密切相关，需要患者积极配合，才能使其维持最佳的健康状况。因此，患者有义务努力改变不健康、不安全及危险的行为，有责任选择健康的生活方式、养成良好的生活习惯，对自己的健康负责。

3. 缴纳医疗费用的义务　医院对患者的服务是有成本和服务消耗的，患者在接受医疗服务后，不论治疗效果是否满意，均应按照规定支付费用。国家建立社会基本医疗保险，按一定比例为患者支付部分医疗费用，剩余部分由患者自行支付。政府保障的就医权是基础性的，而患者也应履行维护自身健康的义务。在遇到危重患者时，从人道主义出发，允许先抢救后交费，病情缓解后，应及时补缴医疗费用。

4. 遵守医院规章制度的义务　良好的医疗护理环境和秩序有赖于医护人员，更有依赖于患者及其家属的自觉遵守。因此，患者及家属应当遵守就诊及住院制度、卫生制度、探视制度、陪护制度、病房管理制度等，这是每一位患者应尽的义务。遵守医院规章制度既有利于患者自己健康的恢复，也是对其他患者利益的维护。如果患者认为自身权利受到损害，应当按照法定程序依法维护自身合法权益。

5. 支持医学科学发展的义务　医学科学发展的宗旨是更好地维护人类的健康。为此，患者有义务在自己不受伤害或者收益与风险成比例的情况下，经自愿知情同意，配合医护人员开展教学、科研和公益等活动。

二、护理人员的权利与义务

（一）护理人员的权利

护理人员权利是指护理人员在执业活动中应该享有的权力和应获得的利益。

1. 人格尊严和人身安全不受侵犯的权利　《民法典》第一千二百二十八条规定：医疗机构及其医务人员的合法权益受法律保护。干扰医疗秩序，妨碍医务人员工作、生活，侵害医务人员合法权益的，应当依法承担法律责任。护理人员在职业活动过程中，人格尊严、人身安全受到法律保护，任何单位和个人不得侵犯。

2. 享有获得履行职责相关的权利 出于护理的需要，护理人员有权在注册的执业范围内对患者进行护理评估、护理查体、护理诊断及执行护理措施等护理活动；当询问患者的病情时，可能涉及询问与病情相关的隐私等，《护士条例》第十五条规定：护士有获得疾病诊疗、护理相关信息的权利和其他与履行护理职责相关的权利。

3. 在某些特殊情况下享有特殊干涉权 特殊干涉权是指医护人员在特殊情况下限制患者自主权，以维护患者自身、他人或社会的权益。护理人员应审慎行使，以避免与患者的自主权相违背。例如对精神病患者与想要或正在实施自杀的患者，可采取强迫治疗或约束措施控制其行为；对法律规定的某些患者，如麻风病等烈性传染病患者，可依法行使特殊干涉权，对其进行必要的隔离或强迫其接受治疗。但是，医护人员的特殊干涉权不是任意行使的，只有当患者的自主决定损害自己的生命、他人的生命和社会公益时，医护人员才可以使用这种权利。

4. 享有学习和培训的权利 《护士条例》第十四条规定：护士有按照国家有关规定获得与本人业务能力和学术水平相应的专业技术职务、职称的权利；有参加专业培训、从事学术研究和交流、参加行业协会和专业学术团体的权利。护理是伴随着医学的发展而发展的，先进医学科学的发展也需要高层次的护理与之伴行，这就要求护理人员及时更新知识、调整知识结构，不断提高护理伦理修养和业务水平，这既是护理人员的权利，也是护理人员的义务。

（二）护理人员的义务 微课

护理人员义务是指在护理工作中，护理人员对患者及其家属乃至社会应尽的责任。护理人员应把对患者、社会应尽的义务和责任转化为自身的信念和道德观念，在工作中自觉地加以履行。

1. 依法进行临床护理的义务 护理人员作为国家公民，在遵守国家宪法和法律的同时，还必须遵守有关的医疗卫生管理法律、行政法规、医院各项规章制度及技术操作规范（如"三查八对"制度等），这不仅是护理人员从事护理工作的基本义务，也是护理人员执业的最根本准则，即合法性原则。

2. 及时救治的义务 护士在执业活动中，一旦发现患者病情危急，应当立即通知医生进行抢救；在紧急情况下为抢救生命垂危患者时，应当先行实施必要的紧急救护措施，待医生到达后，立即汇报患者情况并积极配合医生实施抢救。

3. 尊重患者生命和人格尊严的义务 在护理工作中，护理人员应当尊重患者的生命、人格、尊严、价值观、宗教信仰及风俗习惯，不应以患者的外貌、社会地位、民族、宗教信仰、政治派别和财富的多少而区别对待。

4. 为患者解除痛苦的义务 护理人员应当发扬人道主义精神，关心、爱护、尊重患者。护理人员解除患者的痛苦包括两个方面：解除患者身体上和精神上的痛苦。特别是对于临终的患者，更要强调解除精神上的痛苦，这样才能使得患者在人生的最后时段安详平和，不带任何遗憾地离开人世。

5. 知情告知的义务 为了更好地维护患者的疾病认知和知情同意权，在医疗活动中，医疗机构及其医务人员应当将患者的病情、诊疗护理措施及医疗风险等情况如实告知患者，并及时解答其咨询。在实施手术、特殊检查及特殊治疗时，应向患者做出必要的解释。因实施保护性医疗不宜向患者说明情况的，护理人员应将有关情况告知患者家属。护理人员履行告知义务是患者实现知情同意权的前提和保障，护理人员应使用通俗易懂的语言，如实地告知患者自身疾病的情况、实施护理的方案具有哪些优点和缺点、可能给患者带来哪些伤害，不要因为自己的主观倾向而选择性地告知信息，这样才能保证患者的真正知情，维护患者的利益。

6. 尊重和保护患者隐私的义务 护士应当尊重、关心、爱护患者，保护患者的隐私。在护理执业活动中，护理人员由于工作的需要而了解到患者不愿告知他人或不愿公开的个人信息，护理人员有责任对这些信息予以保密,不泄露与传播,更不能因为患者的隐私而嘲笑和歧视他们。一旦泄露了患者的隐私,侵犯了患者的权利,患者有权根据情节的严重程度,追究护理人员相应的法律责任。

7. 积极参加公共卫生应急事件救护的义务　当发生严重威胁公众生命健康安全的公共卫生事件、自然灾害等事件时,护士应当服从县级以上人民政府卫生主管部门或者所在医疗卫生机构的安排,参与公共卫生和疾病预防控制工作。

8. 发展护理科学的义务　护理人员需要不断学习,研究新的护理手段与方法,帮助人们解除疾病带来的痛苦,促进人体健康恢复和提升人类健康水平。这是一项艰苦而持久的工作,需要护理人员具有献身科学和求真务实的精神,在临床护理工作中细致观察、认真研究、不断提升。

❓ 想一想

护士小张,参加工作四年。某次疫情期间,由于医务人员短缺,小张瞒着家人,主动申请加入医院组成的医疗队参与救援。请问:小张的做法对吗?

答案解析

三、护患关系伦理规范

1. 热爱专业,恪尽职守　是维护护患关系的重要基础。护理人员的工作范围不仅限于医院,还要扩大到社区乃至全社会,其责任重大,影响广泛。因此,护理工作者要牢固树立为护理事业奉献终生的信念,忠于职守,甘于奉献,珍惜职业声誉,以满腔热情对待患者,给患者更多的关心,用自己熟练的护理操作技术和热情周到的服务赢得患者的尊重和信任。

2. 刻苦学习,精益求精　高质量的护理服务是和谐护患关系的重要前提。随着医学模式的转变和护理科学的发展,护士应从单纯的疾病护理转向对患者的身心整体护理,从对患者的个体护理转向对社会人群的保健护理。因此,护士不仅需要扎实的护理基本知识、理论和技能,还必须掌握一定的心理学、社会学、伦理学、人际沟通等方面的知识,丰富自己的人文学知识,勤奋学习,不断地更新,有所创新,使护理技术精益求精。

3. 举止端正,言语贴切　护理人员的言语和行为是实现护理伦理规范的重要途径。护理人员应举止端庄,得体、大方、彬彬有礼,尊重患者的人格;在语言沟通时,要先做好准备,态度诚恳,密切观察患者的表情变化,多使用安慰和体贴患者的语言,耐心倾听,不轻易打断对方的谈话,使患者产生安全感和依赖感。

4. 尊重患者,一视同仁　尊重和维护患者的合法权益,是和谐护患关系的重要基础,体现了以人为本的护理理念,是护理人员的基本品质。护理人员要尊重患者的生命价值、人格和权利,一视同仁地对待患者,即要求护理人员不论患者的地位、贫富、性别、年龄、相貌、病种、病情、民族等,都要以诚相待,平等施护。

5. 任劳任怨,认真负责　护理工作肩负维护健康、保护生命安全和延长生命的崇高使命。护理人员应具备高度的责任感,对患者的健康、生命和安全高度负责,不计较个人得失,不厌其烦,发扬乐于奉献、任劳任怨的精神。护理工作关系到患者的安危和千家万户的悲欢离合,这就要求护理人员应站在患者的角度,设身处地为患者着想,以严肃的态度、严格的要求和严密的方法,遵守各项规章制度和操作规程,做到耐心细致,使各项护理措施达到及时、准确和有效,避免护理差错事故的发生。

6. 理解家属,耐心解答　护理工作离不开患者家属的配合,患者家属的情绪直接影响患者的心理,甚至对疾病的诊治和护理起到关键作用。因此,护理人员应理解家属并做好其思想工作。对于家属提出的合理要求,应该虚心接受并予以满足;要求合理但由于条件限制难以做到的,应耐心地向家属做好解释工作，以取得对方谅解；对家属提出的不合理要求也要耐心解释，不可急躁，更不能置之不理，应以平等的态度交换意见。

第三节　护际关系伦理

护际关系是指在护理实践过程中形成的护理人员人际关系的总称。在护理实践活动中，护理人员不仅要与患者发生关系，而且也要与其他医务人员发生关系，其中包括护理人员之间、护理人员与医生、护理人员与医技人员之间的合作关系。良好的护际关系是提高护理质量和社会效益的有效保证，也是护理道德对护理人员职业素质的必然要求。

一、护护关系伦理规范

护理工作纷繁复杂，护护关系类别繁多。护士按其职称，可分为护士、护师、主管护师、副主任护师和主任护师五个等级。由于护理人员职责分工、知识水平、工作经验的不同，往往会出现人际交往的各种矛盾及互不协调的现象。护护关系是护理人际关系中的一种基本关系，良好的护护关系不仅有利于护士自身的身心健康，而且有利于促进护士之间的团结协作，为患者提供优质的身心整体护理，起重要作用。

1. 互尊互助，互学互勉　护理人员之间的关系是同事、兄弟姐妹的关系，是平等与合作的关系，共同为患者的治疗、预防及保健服务，同行间要大力提倡谦让、谅解与相互尊重的良好道德风尚。护士长是护际关系的协调者，首先要严于律己，以身作则，对待下级护士要少用权，多用情去感染下属，工作中体现人性化管理。作为普通护士，也要体谅护士长工作的艰辛，尊重领导，服从管理。护士之间要相互尊重、关心、爱护，不同资历护士之间要互帮互学，教学相长，年轻护士要虚心向老护士请教，年长护士要帮助新护士掌握正确的护理方法和技巧，在护理实践中耐心传、帮、带，以形成民主和谐的人际氛围。

2. 相互理解，团结协作　护理工作的唯一目的就是患者的健康，护理工作任务的完成不仅有赖于护士个人良好的综合素质，还需要护士之间团结协作、协调运转。当遇到突发事件或危重患者抢救时，应以患者利益为最高原则主动配合，积极参与救治工作。护士长不仅是病区护理管理工作的组织者和指挥者，也是护士间相互关系的协调者，要充分发挥护士长在协调关系中的枢纽作用。为此，护士长必须了解自己的所有成员，了解每位护士的长处和短处，以及她们的个人情况。护士不仅要乐意接受护士长的安排，还应帮助护士长出谋划策，做护士长的好帮手。

3. 分工明确，各司其职　护理工作是一项精细的工作，任何工作上的失误和疏忽都会给患者和社会带来难以弥补的危害，这就要求护理人员之间既要密切合作，又要分工明确、各司其职。护理人员之间应互相理解与支持，相互配合，分工合作，一切从患者的实际情况出发，共同完成护理任务。护理人员应做好本职工作，当班的工作决不留给下一班，发现别人工作中有失误要积极给予补救，不要事不关己、袖手旁观。彼此间应相互关心、相互爱护、互相监督，不断提高护理服务质量，这是护理工作制度化、规范化、秩序化的重要保证。

二、护医关系伦理规范

护医关系是护理人员在执业工作中与医生形成的分工协作、相互配合的职业关系。护医两者专业相近，工作目标相同，但分工不同，两者相互依存、相互协作、相互制约。医护之间良好的合作关系无疑是患者康复的重要条件。

1. 彼此信任，互相尊重 护医关系在理论上是信任的关系，虽然医生与护士的分工不同，但都有共同的目标，即防病治病、为人类的生命健康服务。因此，医生和护理人员的地位是平等的，没有高低之分，双方应相互信任与尊重。护理人员要尊重医生，主动协助医生，及时向医生汇报患者的病情。医生也要理解、尊重护理人员的辛勤劳动，体会护理工作的重要性，支持护理人员的工作，尊重护理人员的人格和尊严。

2. 团结协作，密切配合 患者的康复离不开医护人员的密切配合。在医疗护理过程中，医生主要负责疾病的诊断并确定治疗方案；护士主要负责及时准确地执行医嘱，并将患者的病情变化积极、主动与医生沟通，虚心听取医生的不同意见。对患者的诊治过程，是一个医护协作的过程，医护双方要充分认识对方的作用，承认对方的独立性和重要性，支持对方工作，密切配合，最大限度地提高治疗效果。

3. 互相制约，彼此监督 医疗护理过程关系到人的生命和健康。为了维护患者的利益，防止医疗差错、事故的发生，医护双方要互相监督和相互制约，对彼此出现的医疗差错应不隐瞒、不包庇，要给予及时纠正，使之不铸成大错；更不能相互责难或互相拆台，乘人之危打击别人，这是不负责任的态度，也是不道德的。

三、护技关系伦理规范

1. 平等协作，团结互助 护理人员与医技人员之间的关系，是平等团结协作的关系，双方应相互尊重、团结互助。为了保证患者能够得到正确的诊断和及时的治疗，医技人员必须为诊断、治疗、护理提供及时准确的依据；作为护理人员，必须了解各医技科室的工作特点和规律，遵循相互支持、相互配合、团结共事的精神，为医技人员提供方便和支持。

2. 以诚相待，互相学习 护理人员与医技科室人员应相互学习，通力合作，互相体谅，减少埋怨。护理人员应协助医技人员把好安全关、质量关，如对一些送检标本要协助核对，督促及时送检；医技人员也要严防发错、出错报告等差错事故。在工作中，双方如果发生了不同意见和矛盾，相互指责不仅不能解决问题，还会因未采取措施及时补漏而延误患者病情，甚至危及患者生命。所以，不管出现任何问题，双方都应以实事求是的态度，以诚相待，协商解决问题。同时，护理人员也要关心、体谅医技人员的辛勤劳动，而医技人员也应关心、理解护理人员的工作，做到相互负责，以诚相待。

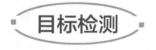

目标检测

答案解析

一、单项选择题

1. 在主动－被动型的护患关系中，护理人员的地位应该是（ ）

    A. 告诉患者做什么   B. 帮助患者做什么

    C. 指导患者做什么   D. 为患者做什么

2. 对（ ）不应守密

    A. 甲类传染病患者   B. 精神病患者

    C. 心理脆弱的老年患者   D. 一般的性病患者

3. （ ）是非技术关系中最重要的内容

    A. 道德关系   B. 利益关系

    C. 价值关系   D. 法律关系

    E. 文化关系

4. 患者的权利不包括（　　）

    A. 享有合理限度的医疗自由　　　　　　　B. 知情同意权

    C. 享有随时要求医生开假条休息的权利　　D. 隐私权

5. 下列不属于对患方告知内容的是（　　）

    A. 患者的病情　　　　　　　　　　　　　B. 医疗处置上的重大改变

    C. 护士家庭住址　　　　　　　　　　　　D. 疾病转归与预后

二、综合问答题

1. 萨斯－荷伦德的护患关系模式的具体内容是什么？

2. 患者的道德权利有哪些？

三、实例解析题

    某医院儿科收治一名高热患儿，经医生初诊"发烧待查，不排除脑炎"。急诊值班护士凭多年经验，对患儿仔细观察，发现精神越来越差，末梢循环不好，伴有谵语，但患儿颈部不强直。于是，护士又详细询问家长，怀疑是中毒性菌痢。经肛门指诊、大便化验，证实为菌痢，值班护士便及时报告给医生。经医护密切配合抢救，患儿得救。

    请对护士的行为进行伦理分析：它符合哪些护理道德？

（王海臣）

书网融合……

    📄重点回顾　　　　　　ⓔ微课　　　　　　📄习题

第四章　临床护理伦理

学习目标

知识目标：
1. **掌握**　门诊护理、急诊护理、手术护理、特殊患者护理的伦理规范。
2. **熟悉**　门诊护理、急诊护理、手术护理、特殊患者的护理特点。
3. **了解**　传染病患者、精神病患者的定义。

技能目标：
能运用临床中常见的护理伦理规范，解决护理实践中的伦理问题。

素质目标：
具有学习和运用护理伦理规范解决实际岗位问题的自觉、主动性意识。

导学情景

情景描述：李某，女，45岁，因受凉后咳嗽、咳痰3天来医院门诊就诊，医生诊断为肺部感染，予以肌注青霉素治疗。李某想起家中有青霉素注射剂，于是自带青霉素到医院找熟人护士小王，要求注射青霉素。小王准备给李某配皮试液时，患者说："皮试太痛了，我怕疼，不用皮试了。我以前注射过青霉素，没事的。"于是小王就直接给李某肌内注射了青霉素，注射完后几分钟，李某就觉得胸闷、气促、头晕，继而呼吸、心跳停止，经抢救无效而死亡。

情景分析：临床上，某些药物的使用可引起不同程度的过敏反应，在使用这些药物时，必须按规程实施药物过敏试验，试验结果阴性方可使用该药物。本案例中，护士小王在给李某使用青霉素时，违反操作程序，未做过敏试验，直接给李某使用药物，致使李某出现严重过敏反应而死亡。

讨论：1. 护士小王违反了哪些护理规范？
　　　　2. 护理人员应从该案例中吸取什么教训？

学前导语：临床护理是护理工作的重要组成部分。在临床护理工作中，护理人员要以患者为中心，遵循基本的道德原则，具有高度的责任感，尽到保护生命、减轻痛苦、增进健康、恢复健康的职责。

第一节　门诊与急诊护理伦理

PPT

　　门诊是医院面向社会的窗口，是医院医疗工作的第一线，是直接为人民群众提供诊断、治疗、预防保健的场所。门诊的护理工作能否给来院就诊的人留下良好的第一印象，会直接影响医院在广大民众心目中的形象。门诊的护理服务水平体现了医院护理工作的整体质量，门诊护理人员良好的职业道德修养，是提高护理服务质量、维护医院声誉的保障，对维护患者的生命安全具有积极的意义。

一、门诊护理特点及其伦理规范

(一) 门诊护理特点

1. 管理任务重 门诊是防治常见病、多发病的窗口。门诊人流量大,是患者就医最集中的地方。大量的患者、家属及其他人员形成了门诊拥挤、嘈杂的环境,这对护理人员的管理工作造成了很大压力。为了满足患者的就诊需求、保证门诊的整体协调环境和有序就诊状态,门诊护理人员承担着繁重的管理任务。

2. 易发生交叉感染 门诊人流量大,对各种急慢性传染病患者及带菌者在就诊前难以及时鉴别和隔离,与其他人混杂在一起,容易导致病原微生物的传播,发生交叉感染,因此,门诊预防交叉感染的难度大。门诊护理人员应具有重视预防交叉感染的意识,认真做好消毒隔离工作,做好传染病患者或疑似传染病患者的管理。

3. 服务性强 门诊护理工作既有技术性服务,如预检分诊、治疗、健康教育等,也有大量的服务性工作,如患者不熟悉医院的环境和就诊程序,需要护理人员做好就诊指导。门诊护理大量的服务性工作,要求护理人员要有耐心、热心和周到的服务。

4. 易产生医患矛盾 来门诊就诊的每一位患者都希望尽快得到诊治,患者候诊时容易出现情绪焦急、烦躁等,对医护人员的语言、态度等比较敏感。此时,如果医护人员语言生硬、态度冷淡、服务不周到,就很容易产生医患矛盾,妨碍正常诊治工作的进行。因此,医护人员应提供耐心、热心和周到的服务,避免发生医患矛盾。

(二) 门诊护理伦理规范

1. 热情接待,高度负责 尽管来门诊就诊的患者病情各不相同,但他们都有一个共同的目的,就是希望尽早解除病痛、恢复健康。因此,门诊护理人员要充分理解、同情患者,应主动、热情地接待患者,介绍门诊的环境和布局、有关规章制度,对需要预约检查和特殊治疗的患者耐心地讲解目的、方法和注意事项,便于患者就诊。

2. 作风严谨,准确无误 门诊患者病种多样,病情变化快,大部分患者是随来随治随走,护理人员观察患者的时间有限,护理工作中的任何疏忽大意都可能给患者带来伤害,甚至危及患者生命安全。在治疗护理中,门诊护士必须实事求是,作风严谨,准确无误,严密观察。如做皮试时,对皮试结果不确定时,要及时向有经验的老师求教,必要时做对照试验,不能轻率做出判断。如果草率判定试验结果为阳性,意味着患者将不能用此药,而轻易否定又可能导致患者出现过敏反应。因此,护理工作要十分谨慎,不能抱侥幸心理,不可有任何粗心大意,坚持治疗护理严谨的科学性是生命安全与康复的基本前提。

3. 尊重患者,保护隐私 对患者的尊重是一切护理活动的出发点。门诊护士要理解、尊重患者,文明礼貌服务,举止端庄、语言文明、态度和蔼,不因患者的民族、职业、体貌、衣着等因素而有所不同,一视同仁地对待每一位患者。理解患者心情,如烧伤患者毁容后的痛苦心情、癌症患者的绝望心情、濒临死亡患者的悲观心情等,护理人员都应予以体恤、安慰。在为患者进行治疗或查体时,应避免过度暴露患者的身体,如需暴露隐私部位时,需关好门窗、拉好窗帘,保护好患者隐私。

4. 环境舒适,秩序良好 门诊环境整洁、安静、舒适,可使患者情绪稳定,提高诊疗护理效果。护理人员应做好门诊环境管理,调节至舒适的温度、湿度,光线明亮,维护就诊秩序,禁止大声喧哗、随地吐痰、吸烟等,做好医院物品和空气消毒,做好传染病患者管理,使门诊环境整洁化、门诊秩序规范化,以利于提高门诊医疗护理质量。

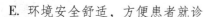 练一练

门诊护理是医院工作的重要组成部分。下列不属于门诊护理伦理规范的是（ ）

A. 热情关怀，高度负责   B. 作风严谨，准确无误

C. 尊重患者，保护隐私   D. 随意就诊，无须管理

E. 环境安全舒适，方便患者就诊

答案解析

二、急诊护理特点及其伦理规范

急诊是医院诊治急症患者的场所，是抢救生命的第一线。急诊护理人员必须具有救死扶伤的高尚道德品质、熟练的急救技术、丰富的临床护理经验，要有"急而不躁""忙而不乱"的工作作风。

（一）急诊护理特点

1. 随机性大 急诊患者病情变化快，就诊时间、人数、病种、病情严重程度难以预料，尤其遇到交通事故、大型灾害事故、集体中毒、传染病流行等，急诊科需在短时间内接收大量患者。所以，急诊工作十分繁忙，要做到常备不懈的状态，包括思想上、业务上、急救设备和抢救药品的保障上，随时准备应付任何情况下的急救需要。

2. 时间性强 急诊患者起病急、病情凶猛，时间性强。有些患者有意识障碍，患者及家属往往不能提供详细病史，只能简要询问、重点检查后立刻投入抢救，一切工作突出一个"急"字。因此，护理人员必须机智、镇静地运用专业知识和经验，密切配合医生，争分夺秒、全力以赴地挽救患者的生命。

3. 病情多变，风险性大 急诊患者病种复杂，病情变化迅速，往往涉及临床各科疾病，医护人员所承担的风险大。在医生到达之前，护士应根据患者病情做出初步判断，并实施紧急处理，如测量血压、吸氧、吸痰、止血、配血、建立静脉通路，进行人工呼吸、胸外心脏按压等，以免贻误救治时机，丧失抢救机会。因此，急诊护士要有丰富的临床经验、准确的鉴别能力，及时通知有关科室的医生进行诊治与抢救。

4. 协作性强 急诊患者病情复杂，常涉及多个器官病变，需要多个学科专业的医务人员协同救治，因此，要有高效能的组织系统和协作制度。在抢救过程中，护士需要密切配合医生，细致观察，及时汇报病情变化，为医生诊治提供依据。

（二）急诊护理伦理规范 🅴微课

1. 时间紧迫 急诊护理人员要树立"时间就是生命"和"抢救就是命令"的观念，做到急患者之所急，想患者之所想，尽量缩短从接诊到抢救的时间，全力以赴地抢救生命，救患者于危急之中。急危重症患者应实行先抢救、后补办手续的原则，做到"五快"：快接、快查、快诊、快治、快收。急诊护理人员的冷静、敏捷、果断的工作状态能给患者和家属带来安全感。

2. 救死扶伤 急诊护士在患者病情危急、医生不在场的情况下，应本着生命至上的救护原则，立即实施必要的紧急救护，对自杀、意外伤害患者不可责怪或埋怨，要以救死扶伤的深厚同情心，沉着、冷静、迅速做出判断，以最佳的抢救护理方案进行救治。

3. 高度责任 急诊护士要熟练掌握各种急救技术，如吸氧、吸痰、洗胃、心肺复苏、止血、输液等，抢救后及时详细地做好抢救记录。遇到意外灾害事件，立即通知相关部门并救治伤员；遇有法律纠纷、刑事伤害、交通事故等事件，尽快通知医院保卫部门或直接与公安部门取得联系，并请家属或陪送者留下；对待意识不清的患者，要有慎独精神，周到服务。

4. 团结协作 急危重症患者的抢救过程，往往需要医生、护士、麻醉师、其他医技人员相互协作，共同完成，因此，所有参加抢救的人员需精诚团结、密切配合、相互理解、相互支持、齐心协力、默契配合，共同担负抢救患者的重任。

？ 想一想

答案解析

医院急诊是抢救患者生命的场所。根据急诊护理伦理规范，对护理人员的首要要求是什么？

PPT

第二节 手术护理伦理

外科手术是外科疾病最主要的治疗手段，是临床工作的重要组成部分。外科手术既是一种治疗手段，同时也是一个创伤过程。患者接受手术治疗要做好充分的心理和身体准备，同时，也需面对手术带来的躯体改变和可能发生的意外。

一、手术护理特点

1. 严格性 手术治疗具有损伤性、危险性的特点，一旦出现失误，会损害患者健康，所以手术室护理人员必须严格遵循各项规章制度。如遵循严格的查对、交接制度和分工职责，严谨的消毒隔离管理、无菌技术操作规范，严格的术前准备、术后观察护理制度等，以确保手术的成功和患者的安全。

2. 协作性 手术的全过程需要护理人员、麻醉师、手术医生、后勤工作人员密切配合、彼此协作，才能顺利完成。在手术全过程中，任一环节出现问题，都可能导致不可挽回的伤害，因此，护理人员需在手术过程中与多方协作，严格把关，临机应变。

3. 衔接性 手术护理包括手术前、手术中和手术后三个阶段，每个阶段的护理都由不同的护理人员担任。为了使患者得到连续的整体护理，各个阶段的护理人员工作需紧密衔接，做好交接班。

4. 时间性 手术治疗要求医护人员具有强烈的时间观念，特别是对急诊、危重患者的抢救性手术，争分夺秒的时间观念是决定手术成功与否和保障手术治疗效果的先决条件。

二、手术护理伦理规范

（一）术前护理伦理规范

1. 心理护理，创造良好环境 手术会给患者带来疼痛和伤害，患者会产生心理紧张不安和焦虑。护士应在术前多与患者沟通，耐心细致地帮助患者了解手术方案，使患者明白手术的必要性，减轻患者的心理负担，使患者能以平静的情绪接受手术治疗。手术是一种侵入性操作，手术环境安全是手术顺利进行的前提条件。护理人员需做好手术室环境管理。如：手术室内环境整洁安静，温度、湿度适宜；做好手术室环境的消毒；制定并遵守手术室更衣（鞋）制度、无菌操作技术规程，并严格监督其他医务人员执行；各种手术器械、仪器性能完好，抢救药品准备齐全，存放位置固定、标签清晰；调试手术台体位支架和灯光等。通过以上措施，为手术患者提供一个安静、整洁、舒适、安全的环境。

2. 知情同意，手续完备 知情同意是患者的权利，告知是医务人员的义务。护士要耐心地向患者告知手术过程以及手术中与医护人员配合的方法，以保证患者能正确配合手术。签署知情同意书时，护士应客观、详细说明，履行告知义务。如医护人员通过术前访视，向患者说明麻醉的情况和操作过程，使患者大致了解麻醉方式和过程，可以减少由于对麻醉不了解而产生的恐惧心理，并积极配合。

3. 做好术前准备 护理人员应为待手术患者做好术前准备工作。如协助患者清洁身体、更换清洁衣裤、手术区皮肤准备、遵医嘱术前用药、必要时肠道准备等。在手术准备的同时，还要关注患者的身心反应，保证患者术前有充足的睡眠，情绪稳定，保证手术顺利进行。

4. 认真查对与交接 患者前往手术室时，护士应认真仔细核对患者的姓名、性别、科室、手术诊断、手术名称、血型、所需物品，避免差错，保障手术安全。工作一旦失误，就会影响患者的治疗、延误手术，甚至危及患者生命安全。例如在接患者手术的核对过程中，患者由于紧张或应用镇静剂，可能不能正确回答问题，容易发生将患者放错手术间的情况；在手术前，体位安置不当可能导致手术部位左右侧混淆的事故；器械、敷料、缝针等手术器具的清点有误，造成再次探查；术中标本保存不当等，给患者带来痛苦甚至危险。预防这些问题的发生，都需要护理人员认真做好每一项查对工作并做好记录，以保障手术顺利进行。

（二）术中护理伦理规范

1. 安全安静，严肃认真 手术过程中，在患者面前不要大声说话，减少不良刺激，不谈论与手术无关的话题，不在手术间大声谈笑或窃窃私语、议论患者的病情或个人隐私，保持手术室的严肃、安静。患者进入手术室后心理紧张进一步加剧，护理人员应该陪伴在患者身边，简单介绍手术室环境，指导患者术中配合方法。

2. 密切配合，操作娴熟 手术是由团队团结协作完成的，护理人员要从患者的利益出发，一切服从手术全局的需要，与手术团队成员间通力合作。因此，护士要与其他医务人员互相尊重、互相支持和密切配合。手术过程中护理人员应熟知手术步骤和护理配合要求，在手术中全神贯注，熟练敏捷地进行各种操作，严格执行各项操作程序，认真执行无菌操作；配合手术，眼明手快、准确无误；认真仔细查对并清点手术器械、器材和敷料；一旦手术中出现事故，当事人要勇于承担责任，及时采取补救措施，尽可能减少对患者的伤害，不能存在侥幸心理，更不能故意隐瞒。

3. 理解家属，耐心答疑 患者进入手术室后，患者家属也在为患者担心，急于了解手术进展和结果。护理人员要充分理解患者家属的焦急心情，态度和蔼，耐心回答他们提出的问题，及时向患者家属通报手术进展。

（三）术后护理伦理规范

1. 严密观察，谨防意外 护理人员应在手术患者回病房前做好迎接患者的各项准备，病房护士需与手术室护士就患者手术过程、生命体征、意识、出血、输血、输液、用药、引流、插管、皮肤等情况进行详细的交接，并及时告知患者和家属结果，满足其心理需要。护士备好麻醉床，监测患者的生命体征，及时准确执行术后医嘱，保持呼吸道通畅，引流通畅，观察手术创口渗血情况及有无休克、内出血等现象，发现异常及时报告医生，协助处理，尽量减少术后可能发生的意外，确保手术成功。

2. 关心体贴，促进康复 手术后的伤口疼痛、身上的各种导管以及活动、饮食受限等给患者造成痛苦，有的患者还会由于因手术失去某些生理功能而产生焦虑、忧郁等心理问题。护理人员应理解患者的心情，给予有效的心理护理，关心体贴患者。对因麻醉引起的恶心、呕吐、腹胀等不适，应给予解释安慰。对于伤口疼痛，护理人员应分散患者注意力，安慰患者，遵医嘱给予镇痛药等。指导手术后患者在病情许可时尽早下床活动、适度锻炼，促使患者早日康复。

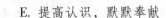

练一练

手术后，护理人员遵医嘱按时给药，并指导患者有效咳嗽、翻身、活动肢体，指导早期活动，体现了手术后护理伦理规范中的（　　）

A. 减轻痛苦，促进康复　　　　B. 严密观察，准确无误

C. 尊重患者，保护隐私　　　　D. 安抚鼓励，换位思考

E. 提高认识，默默奉献

答案解析

PPT

第三节　特殊患者护理伦理

特殊患者的护理是指对各种特殊疾病患者的护理，如对特殊年龄段患者及传染病、妇产科患者等的护理。特殊患者病种众多、症状特殊，致使特殊护理范围广、难度大、道德要求高。针对特殊患者的服务方法与其他护理不同，在护理工作中除应遵循护理道德的基本原则外，还具有一些特殊的伦理规范。

一、精神病患者护理特点及其伦理规范

精神疾病是大脑功能紊乱所致，患者在感觉、记忆、思维、感情、行为等方面表现异常。精神病患者常有不同程度的自制力缺陷，往往对自己的精神症状丧失判断力，否认有病，拒绝治疗及有异常行为等。因此，精神科护理难度大，不但需要较高的护理技巧，而且需要良好的道德修养。

（一）精神病患者护理特点

1. 护理难度大　精神疾病与躯体疾病不同，患者主要表现为心理状态紊乱，难以理解客观事物，自知力差，难以正确诉说病情，他们大多数不承认自己患有精神病，拒绝检查、治疗和护理，给护理工作带来较大的困难。

2. 病房管理任务重　由于精神病患者在发病期间缺乏自知力和自制力，其思想、感情和行为常常超出一般人的行为规范，有些患者受幻觉、妄想的支配，做出一些病态的举动，出现伤人、自残、毁物的情况，还有的患者生活不能自理或没有自我保护意识，这些都给病房管理造成了困难。

3. 治疗效果反复　精神病患者在发病期间主要靠药物控制病情，待症状缓解后逐渐减量并辅以心理治疗。由于精神病发病机制尚不明确，复发率高，有的甚至终身不愈。因此，在治疗和护理上如何增进疗效并避免药物的毒副反应，是摆在医护人员面前的一个难题。

（二）精神病患者护理伦理规范

1. 尊重患者　尊重患者的人格和权利，对护理精神病患者具有特别重要的意义。一个人生病是不幸的，而患了精神病尤其不幸。精神伤残的后果要比躯体伤残更为悲惨，患者不仅无法学习和工作，还会因疾病丧失人格。护理人员要理解精神病患者怪异的思维、无礼的言语、粗暴的行为是精神疾病所致病态表现。对精神病患者表现出的幼稚、愚蠢、粗鲁、怪异行为，护理人员不能嘲笑和愚弄患者、拿患者的病态表现作为谈笑话题。护理人员要尊重精神病患者的人格，理解疾病给患者带来的痛苦，同情、关怀精神病患者。同时，护理人员还应维护患者的权利，正确对待他们提出的问题和要求。对患者合理的要求尽量满足，对不合理的要求耐心解释，而不能认为是"病态"而不予理睬。此外，对患者慎用约束的方法，更不能将约束作为威胁、恐吓患者的手段，要为患者提供最佳的护理与治疗。

2. 保守秘密　由于诊疗护理的需要，常需要详细了解精神病患者的病史、病情、家族史、个人生

活经历等，护理人员对患者的这些资料要保密，不能对外人谈论或随意提供，也不能作为谈话的笑料，否则会侵害患者的隐私权，伤害患者的自尊心，影响治疗效果，甚至引发护患矛盾。另外，医务人员的家庭住址、家庭问题、医务人员间的意见分歧等也要对患者保密，以免引起不必要的麻烦。医护人员为了明确诊疗需要，讨论患者病情则是必要的，不属于保密范围。

3. 恪守慎独　精神病患者思维和情感紊乱，不能正确地反映客观事物，甚至有些患者不能对自己的行为负责，也不能恰当地评价医护人员的行为。这就要求护理人员自觉遵守工作纪律，严格要求自己，恪守慎独要求，无论有无监督，都需具有高度责任感，认真对待每一位患者，认真执行每一项护理操作，在任何情况下，都不得马虎从事、敷衍塞责，要认真履行道德义务，尽职尽责，自觉主动、准确及时完成好护理任务。

4. 正直无私　护士在接触异性患者时，态度要自然、端正、稳重、亲疏适度，不可过分殷勤或有轻浮表现，要时刻保持自重、自尊，防止患者产生"钟情妄想"。对患者的财物要认真清查、保管，并向家属交代清楚，不可利用患者价值观的紊乱，向患者索取财物。护士尽心为患者服务但得不到理解的情况也常发生。如护士好心劝患者吃饭、吃药，患者却认为饭中有毒、药是毒药、护理人员要迫害他，因而发生追打护理人员的行为。面对这些情况，护士要时刻提醒自己，患者的言行是病态的，非正常人所为，要冷静对待，以宽大的胸怀善待患者，体现正直无私的道德境界。

5. 保证安全　患者安全是精神科护理的重要工作之一。对于有自伤、自杀企图及伤人毁物行为的患者，要加强监护，保证病房的安全，定期巡视病房，刀、剪、绳、带以及玻璃制品等危险品不得放在病房。护士要了解患者的病情、心理活动和情绪的变化，密切观察，加强防范，杜绝隐患。同时，护理人员也要有自我防护意识，做好自身正当的职业防护，防止人身侵犯和伤害。

二、传染病患者护理特点及其伦理规范

传染病是一类由病原微生物引起的，通过多种途径在人与人、人与动物之间相互传播的疾病。传染病传播面广，严重危害人民群众的健康。因此，传染病护理对护理人员提出了特殊的伦理要求。

（一）传染科护理特点

1. 消毒隔离要求高　传染科是各类传染病集中的场所，传染病患者不断向周围环境排放病原微生物。为了防止传染病的传播和交叉感染的发生，需要有严格、完善的管理制度，包括物品、环境的消毒，探视、陪护制度，隔离制度、死亡患者的终末消毒等。

2. 心理护理任务重　传染病住院患者由于被隔离，暂时不能与周围人群接触，生活方式及环境被迫改变会诱生被限制感、孤独感和自卑感；担心子女、亲属被传染，产生忧虑感。因此，为使患者处于最佳的心理状态接受治疗和护理，心理护理是护理人员一项重要的护理任务。

3. 社会责任重大　在传染病护理中，护理人员不仅对患者的个体负责，而且要对整个社会人群负责。如护理人员消毒隔离工作不严格，可能造成疾病在医院内传播，甚至引起传染病的暴发流行，引发严重的社会后果。因此，护理人员应树立预防和控制传染病的责任感。

（二）传染科护理伦理规范

1. 尊重科学，高度负责　传染病防治工作不仅是对患者负责，更是对环境和社会负责。护理人员在护理过程中必须以科学的态度对待传染病，针对传染病的传播途径，针对性采取防控措施，对工作高度负责，严格执行消毒制度，严格执行无菌操作技术、隔离技术，从而控制传染病的传播。

2. 尊重患者，注重心理护理　传染病患者的心理压力大，护理人员要设身处地为患者着想，尊重他们的人格和权利，针对不同患者的心理问题做好心理护理。隔离给患者造成孤独感，护理人员应主动接近患者，针对不同患者的心理问题，做好心理护理，用亲切的语言和热情的态度感染患者，消除

患者的被限制感、孤独感等。

3. 群防群治，预防为主　传染病具有传染性、流行性等特点，对社会的危害非常大。在传染病的防治工作中，医护人员有控制传染源、切断传播途径、保护易感人群的责任。应本着既要对患者负责也要对社会负责的精神，发现疫情及时报告，积极采取预防措施，利用各种机会，向社会人群开展预防保健教育，发动广大群众参与传染病的防治过程，发挥群防群治的作用。

💕 **护爱生命**

浙江省德清县舞阳街道上柏村的山坳里，一片黄墙红瓦的平房掩映在葱郁的树木之中。这里是被称为"中国麻风第一村"的浙江省皮肤病防治研究所上柏住院部，收治着不同残疾程度的麻风病休养员。麻风病是一种由麻风杆菌引起的主要侵犯皮肤和周围神经的慢性传染病，容易造成患者眼、手、足等部位的残疾。"麻风病患者的眼睫毛是倒长的，容易损伤眼角膜，帮他们拔除睫毛是我每天的工作之一。"潘美儿边介绍，边让麻风病休养员坐到椅子上。她俯下身，仔细检查他的眼睛，小心翼翼地一根根拔除。潘美儿每天都会给住院部里的 62 位麻风病休养员滴眼药水、拔倒睫毛、温水泡手、去硬皮，帮助其进行功能锻炼，她的动作娴熟而温柔。这样平凡、琐碎的工作一干就是 23 年。由于工作用心、表现出色，2009 年，潘美儿获得了护理界的国际最高荣誉——南丁格尔奖。潘美儿理解、尊重麻风病患者，数十年如一日地陪伴他们，不仅驱赶了他们身体上的病痛，更抚慰了这些患者的心灵。潘美儿的无私奉献是对南丁格尔精神最好的诠释。

三、老年患者护理特点及其伦理规范

随着社会经济的发展和医学的进步，人的平均寿命不断延长，我国已经进入老龄化社会，老年人的医疗保健已成为我国卫生事业发展中的重要议题。老年人的机体结构和生理功能日趋衰退，患病机会增加且恢复慢，同时，老年人情绪和人格特征变化复杂，对老年患者的护理有其特殊性。

（一）老年患者护理特点

1. 护理任务重　进入老年期后，身体各器官自然老化，生理功能日渐减退，自理能力逐渐下降，机体抵抗力差，一旦患病，机体恢复缓慢。

2. 护理难度大　老年人患病的特点是症状和体征表现不典型，病情复杂，常合并多种疾病，病程长、并发症多，确诊难。有些老年人患病后记忆力明显减退，对于自己的身体不适主诉不清，易误诊，有些患病老人性格固执，不愿配合检查、治疗，护理难度大。

3. 心理护理要求高　大多数老年人阅历丰富，经历坎坷，心理活动复杂。当老年患者来院就诊时，经常表现出精神过度紧张、顾虑重重或惊恐不安，觉得拖累子女，或对医务人员治疗持怀疑态度。这些都给老年心理护理提出了更高的要求。

（二）老年患者护理伦理规范

1. 理解与尊重　老年人患病住院以后，外界环境和个人、社会、家庭角色的改变以及面对病房规章制度约束等，往往使老年患者生活不适应，自尊心受到压抑，容易产生孤独、焦虑。因此，护理人员要理解老年患者的心理，做到称呼得体、言行礼貌、态度诚恳，耐心倾听他们对护理工作的意见和要求，对能做到的尽力予以满足，对限于条件做不到的要耐心解释；尊重老年人的人格和生活习惯，使他们产生信任感，尽可能为他们创造一个安全、舒适、有利于康复的身心环境。

2. 耐心与细致　老年疾病具有非典型性、复合性等特点，必须耐心、细致，审慎诊治与护理。老年患者对诊断、治疗疑虑较多，担心预后，记忆力减弱、说话啰嗦，护理人员要耐心对待，切忌急躁、

厌烦。有些老年患者自控能力差，情绪易波动；有些老年患者反应迟钝、听力减退；有些老年患者固执己见，不能很好地配合治疗和护理等。护理人员应宽容对待老年患者，多关心、体贴老年人，耐心倾听，采取老年人乐意接受的方式进行护理，认真细致进行治疗护理前的查对工作，防止发生差错。

3. 疏导与关怀，做好心理护理 患有慢性疾病的老年人由于长期的病痛折磨，住院或卧床给家人带来的负担，会出现自责、内疚的心理；由于劳动能力丧失、收入减少，医疗费用成为老人和家庭极大的经济负担；疾病迁延不愈、疗效不明显的危重老年患者由于身心疲惫、悲观失望，会出现自暴自弃甚至厌世的情绪。这些生理、心理、社会问题会使老人表现为少言寡语、暴躁易怒，使人难以接近。护理人员要注重老年患者的心理护理，细心观察其情绪的变化，针对患者的具体情况和心理问题帮助老人消除顾虑，开导、启发老人，充分调动积极因素，使老人主动配合治疗护理。

👁 **看一看**

人口老龄化形势严峻

第七次人口普查结果显示，2020 年我国 60 周岁及以上人口为 2.64 亿，占总人口的 18.7%，其中 65 周岁及以上人口为 1.9 亿，占总人口的 13.50%。深度老龄化、高龄化、失能化、空巢化正成为发展趋势，老年慢性病患者、残疾老人数量快速增加，我国 65 岁以上老年人群中，慢性疾病的患病率为 64.5%，60 岁以上、65 岁以上和 80 岁以上老年人的残疾率分别为 24.03%、28.87% 和 49.70%。依此计算，我国 65 岁以上老年人中，慢性病患者高达 1.23 亿，残疾患者高达 0.55 亿。老年人的健康养老服务需求急速增长，特别是老年人的慢病管理、失能失智老人的生活照料、长期护理与康复保健等的需求增长迅速，提供有效的、高质量的养老服务成为保障老年人晚年生活质量的重要任务。

四、妇产科患者护理特点及其伦理规范

妇产科是直接为妇女健康服务的一门专科医学。妇女生殖系统的生理、病理变化以及妊娠全过程的各种生理、病理变化是妇产科护理的主要内容，同时涉及服务对象的婚姻、生育、家庭等方面。因此，护理责任重大，涉及面广，必须高度重视职业道德。

（一）妇产科护理特点

1. 服务对象特殊 妇产科的服务对象都是女性。妇女的生理、心理、病理等有其特殊性。护理人员要充分考虑母亲和胎儿或婴儿的利害关系，确保母婴安全。

2. 患者心理特殊 妇产科患者的病变多发生在生殖系统，由于病变部位特殊，患者对自己的病情感到羞涩、压抑等，在就诊时感到难以启齿，或不愿坦率地描述病情，甚至拒绝妇科检查、治疗与护理，给医护工作增加了很大难度。有些患者担心疾病对婚姻、家庭带来不良影响，焦虑、恐惧的心理会影响到疾病的康复。

3. 护理责任重大 妇产科工作涉及母亲与胎儿，关系到家庭的幸福和民族的繁衍。孕妇如果没有得到恰当的保健护理，轻可致孕妇患病、胎儿发育不良，重则可能导致胎儿死亡、流产，给家庭带来沉重打击。在妊娠和分娩过程中，医护人员的工作直接影响产妇和胎儿的生命安全。因此，妇产科护理人员责任重大，直接关系到家庭、民族、社会的利益。

（二）妇产科护理伦理规范

1. 态度诚恳 女性患者往往情绪易波动、忍耐性差、自我感受突出、依赖心理强，护理人员应理解患者，以诚恳的态度取得患者的信任。当患者因涉及隐私而隐瞒病史时，护理人员应当给予患者充分的尊重，并诚恳说明真实病史对诊治的重要性及保密原则，使患者理解、配合。

2. 作风严谨　妇产科护理人员在进行护理操作时，应作风严谨、举止端庄，不得嬉笑，不得有淫思邪念。如需暴露隐私部位时，要注意保护患者的隐私，给予足够的遮挡。异性工作人员在给患者进行隐私部位操作时，应有第三人在场。护理人员对于患者的个人隐私要保守秘密，不得随意向他人透露，更不能作为闲谈的笑料。

3. 敏捷果断　妇产科患者一旦病情突变，危及生命安全时，如妊娠合并心脏病发生心力衰竭，过期妊娠突然胎心异常，前置胎盘和胎盘早剥致大出血，先兆子痫突发抽搐，分娩时羊水栓塞、异位妊娠破裂等，这些都需要护理人员迅速判断病因，镇定有序，要准而快，密切配合医生果断进行处理，把伤害降低到最低程度。

4. 悉心护理　妇产科患者处于特殊生理时期，受体内激素的变化以及疾病的影响，患者会出现忧虑、抑郁等心理变化，如少女月经初潮的神秘、惊恐，更年期的急躁、忧郁等。护理人员应尊重患者、关心、同情患者，耐心沟通，消除患者的顾虑，给予悉心的护理与指导，减轻其身心痛苦，以利于康复。

五、儿科患者护理特点及其伦理规范

儿童是家庭的中心、祖国的希望，儿童的身心健康直接关系到家庭的幸福和国家的未来。儿童的体格、心理和智力都处于不断发展之中，疾病的发生与发展规律有其自身特点，儿科治疗护理中一旦发生医疗纠纷，解决难度大。因此，儿科护理有其特殊性。护理人员必须了解儿科患者特点，遵守儿科护理伦理规范。

（一）儿科护理特点

1. 患儿配合难度大　患儿由于自制能力差，对治疗和护理不理解，加上疾病所致痛苦和与家人分离所产生的焦虑、恐惧心理，常表现出不合作和哭闹。儿童语言表达、理解能力不完善，不能完整诉说疾病症状，也增加了护理的难度。特别是当护理工作进行得不顺利时，家长的紧张情绪会影响对护理工作的支持与配合，使护理工作难度加大。

2. 儿童自我保护能力差　小儿处于生长发育阶段，免疫功能尚不健全，抵抗力差，护理人员必须严格遵守消毒隔离制度，预防感染发生。同时，婴幼儿由于缺乏自我保护意识，好奇心强、好动，易发生意外伤害，护理人员应特别注意患儿的安全。

3. 技术操作要求高　因儿童的生理特点，儿科的一些护理操作如静脉穿刺、皮试、肌注等都比成人困难得多，要求护理人员技高一筹，确保护理顺利进行。

（二）儿科护理伦理规范

1. 关爱患儿，尊重患儿　疾病的痛苦，陌生的医院环境和医护人员，使患儿产生痛苦、紧张、恐惧心理。护士要有慈爱之心，像对自己的孩子一样亲近他们，关心他们，用心呵护他们，使他们感受到家庭般的温暖。对于生理上有缺陷的患儿，要同情尊重他们，不要奚落取笑他们。注意保护患儿的自尊心，更多地给予患儿赞赏和鼓励。

2. 严格管理，保证安全　儿童对事物理解有限，又有好奇、好动、乐于探索的特点，因此，患儿的安全问题成为工作中的重要内容。护理人员不仅要创造一个乐园般的病房环境，更要注意病区安全的管理工作，保证患儿安全。比如床栏固定妥当，以防患儿坠床；病房门户严格管理，避免患儿走失；病区内不放锐利物品，房门设防夹装置，防患儿碰撞、夹伤；桌面不能铺设台布，以防拽脱台布后桌面的物品坠落砸伤患儿；开水房要上锁，病房内不能放置暖水瓶，以防烫伤；治疗室、换药室要严格管理，不能让患儿自行进入。

3. 敏锐观察，细心谨慎　儿科患者不能主诉病情，且病情变化快。因此，在护理儿科患者时，护理人员要仔细观察病情变化，认真分析，做出准确判断后及时报告医生进行处理。因新生儿完全不能用语言表达自己的感受，对新生儿的观察更要谨慎、仔细。

4. 认真负责，有效沟通　儿科护士的服务对象不仅是患儿，还包括患儿家长。患儿家长担心病情变化，顾虑重重。护理人员要理解患儿家长的心情，急家长之所急，耐心地与患儿和家长沟通，以良好的技术和行为赢得家长和患儿的信任与合作。

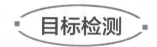

答案解析

一、单项选择题

1. 急诊科送来了一位无家属陪同的患者，患者全身多处受伤并伴有休克。此时，医护人员正确的做法是（　　）
   A. 找到家属并等其来院后再抢救　　　　　B. 待查明受伤原因后再抢救
   C. 等交足了医疗费用后再抢救　　　　　　D. 想办法通知家人
   E. 在仔细分析病情的同时，争分夺秒地抢救

2. 手术成功的保证是（　　）
   A. 争取时间　　　　　　　　　　　　　　B. 严守规章制度
   C. 严防差错事故的发生　　　　　　　　　D. 各类人员齐心协力
   E. 创造良好的治疗环境

3. 一名护理人员发现自己给患者发错了药，不知如何是好，此时她应当（　　）
   A. 通知患者，请求原谅
   B. 不让任何人知道，神不知鬼不觉
   C. 报告护士长，立即调换药品，并向患者致歉
   D. 只报告护士长，不需调换药品
   E. 不报告护士长，调换药品

4. 下列属于老年病科护理工作特点的是（　　）
   A. 护理工作紧迫　　　　　　　　　　　　B. 护理与保健并重
   C. 护理任务重，难度大，心理护理要求高　D. 特殊护患关系
   E. 护理安全问题突出

5. 下列不属于精神科护理工作特点的是（　　）
   A. 患者诊疗、护理困难多　　　　　　　　B. 病房管理难度大
   C. 患者家属的期望值高　　　　　　　　　D. 病情易反复，护理效果难以保证
   E. 安全护理更加突出

二、综合问答题

1. 门诊护理的伦理规范有哪些？
2. 急诊护理的伦理规范有哪些？
3. 精神科护理的伦理规范有哪些？
4. 传染科护理的伦理规范有哪些？

三、实例解析题

患者李先生，35 岁，被诊断患有精神分裂症。李先生住院治疗期间，护士小王值班，为防止李先生自伤、伤人及毁物等意外事件发生，小王使用约束带对李先生进行约束。

请问：小王的做法是否妥当？违背了哪项道德要求？正确的做法是什么？

（邹凤鹏）

书网融合……

 重点回顾   微课   习题

第五章　公共卫生服务护理伦理

学习目标

知识目标：

1. 掌握　突发公共卫生事件应急护理、社区卫生服务护理、家庭病床护理的伦理规范。

2. 熟悉　健康教育、康复护理的伦理规范；突发公共卫生事件应急护理、社区卫生服务护理、家庭病床护理的特点。

3. 了解　突发公共卫生事件、社区卫生服务及家庭病床护理的含义；社区卫生服务中护理人员的角色定位。

技能目标：

能运用突发公共卫生事件应急护理与社区卫生服务护理伦理规范，解决临床护理实践中的伦理问题。

素质目标：

1. 培养自觉遵守公共卫生服务中相关护理伦理规范的意识和伦理道德素质。

2. 培养在护理过程中关爱患者的职业情感。

导学情景

情景描述： 某次传染病疫情的突袭而至，使人民生命安全和身体健康面临严重威胁。党团结带领全国各族人民，坚持人民至上、生命至上，进行了一场惊心动魄的抗疫大战，广大医务人员白衣为甲、逆行出征，争分夺秒，连续作战，承受着身体和心理的极限压力，甚至以身殉职，用血肉之躯筑起阻击病毒的钢铁长城，挽救了一个又一个垂危生命，诠释了医者仁心和大爱无疆。

情景分析： 传染性强的病原会在短时间内造成社会公众健康严重损害，属于重大传染病疫情。面对疫情，广大护理人员牢记救死扶伤的神圣使命，保障了人民的生命安全。

讨论： 本案例中涉及的传染病疫情护理特点、护理人员的责任、应急护理伦理规范有哪些？

学前导语： 随着医学模式的转变及现代护理事业的发展，护理人员与社会的联系越来越紧密。护理工作已经从医院拓展到家庭、社区、社会，职责范围由医疗护理扩大到灾难护理、社区护理、家庭病床护理、康复护理等领域，对护理伦理的要求不断深化和提高。

PPT

第一节　突发公共卫生事件应急护理伦理

突发公共卫生事件具有突发、复杂、危害大等特点，一旦发生，往往影响公众健康及社会稳定，如 2003 年的非典型肺炎（简称"非典"）、2020 年开始的新型冠状病毒肺炎都属于突发公共卫生事件。为了有效预防、及时控制和消除突发公共卫生事件的危害，保障公众身体健康与生命安全，维护正常的社会秩序，2003 年 5 月 9 日国务院令第 376 号公布了《突发公共卫生事件应急条例》（以下简称《条例》），2011 年 1 月 8 日予以修订。《条例》的颁布实施标志着我国突发公共卫生应急处理工作全面进入法制化轨道。

一、突发公共卫生事件概述

(一) 突发公共卫生事件的含义

突发公共卫生事件,是指突然发生,造成或者可能造成社会公众健康严重损害的重大传染病疫情、群体性不明原因疾病、重大食物和职业中毒以及其他严重影响公众健康的事件。

(二) 突发公共卫生事件的分类分级

2006年1月8日国务院颁布的《国家突发公共事件总体应急预案》对突发公共事件进行了分类分级。根据突发公共事件的发生过程、性质和机理,突发公共事件主要分为以下四类。

1. 自然灾害 主要包括水旱灾害、气象灾害、地震灾害、地质灾害、海洋灾害、生物灾害和森林草原火灾等。

2. 事故灾难 主要包括工矿商贸等企业的各类安全事故,交通运输事故,公共设施和设备事故,环境污染和生态破坏事件等。

3. 公共卫生事件 主要包括传染病疫情,群体性不明原因疾病,食品安全和职业危害,动物疫情,以及其他严重影响公众健康和生命安全的事件。

4. 社会安全事件 主要包括恐怖袭击事件、经济安全事件、涉外突发事件等。

突发公共卫生事件根据成因、性质,主要分为:传染病疫情,群体性不明原因疾病,食品安全和职业危害,动物疫情,自然灾害、事故灾难、社会安全事件等引起的人员伤亡及疾病流行。

各类突发公共事件按照其性质、严重程度、可控性和影响范围等因素,一般分为四级:Ⅰ级(特别重大)、Ⅱ级(重大)、Ⅲ级(较大)和Ⅳ级(一般)。

二、突发公共卫生事件应急护理特点

突发公共卫生事件发生后,卫生行政主管部门、医疗机构和医护人员均应承担起保护人民生命健康、治病救人的职责。护理人员应当服从指挥,立即奔赴现场参与救援或到临床一线开展医疗救护,突发公共卫生事件应急护理具有以下特点。

1. 影响广 突发公共卫生事件不仅危害公众身体健康、心理健康,而且给人们日常生活、工作秩序和社会稳定等多方面带来深远的负面影响,波及政治、经济、外交等多个领域。

2. 群体宽 突发公共卫生事件影响事件发生区域的公众健康,发病群体年龄分布宽,健康状况复杂,波及人员数量往往比较多。如传染性疫情发生后,随着疫情的扩散,发病群体可能从一个城市蔓延到一个省甚至全国。

3. 风险高 面对地震、传染病疫情、恐怖袭击等突发公共卫生事件,病因、治疗、传染性、现场安全等都存在安全隐患及不确定性,医护人员像奔赴前线的战士一样,参与现场处置、救护是一件风险非常高的工作,易造成施救者健康的损害,甚至威胁生命。

4. 时间紧 突发公共卫生事件具有突发性的特点。通常,事件发生时人们毫无防备,在事件发生区域内,短时间内群体集中患病,病情复杂,疫情严重,这就要求有关部门、医疗卫生机构等及时快速做出决策,组织人员迅速参与到医疗救护中,护理人员在实际护理工作中要争分夺秒地救护患者。

5. 协作强 处理突发公共卫生事件需要多部门、多人员的参与,从国家到地方要建立联防联控机制,不断加强医疗机构、科研、后勤保障、宣传、公安、消防等部门的协作。应急护理工作既需要护理人员之间的团结协作,也需要护理人员与医生、医技等人员的合作。一个国家发生的突发公共卫生事件很可能对全球经济、政治、文化等方面造成影响与冲击,有效应对危机事件需要国家间的合作和国际组织的参与。

6. 责任重 突发公共卫生事件应急护理瞬息万变，对护理人员提出了更高要求。护理工作任务艰巨，责任重大。护理人员要与其他医护人员一起做好现场及院内危重患者的救护，做好伤、病、疫情的观察，配合各种手术，还要做好基础护理、专科护理、心理护理及健康教育等。

？ 想一想

应对突发公共卫生事件，都需要哪些部门的参与？

答案解析

三、突发公共卫生事件中护理人员的责任

（一）伦理责任

1. 服从指挥，相互协作 医疗卫生机构应当服从突发事件应急处理指挥部的统一指挥，护理人员应当服从县级以上人民政府卫生主管部门或所在医疗卫生机构的安排，在各自职责范围内相互配合、相互协作，开展相关的防控、救护及科学研究等工作。

2. 遵纪守法，开展救护 医疗卫生机构及医护人员应当按照相关法律、法规、卫生标准等的规定，为伤病员提供现场救援和医疗救护，对需要转送的患者，做好转运过程中的护理，转送至接诊的或指定的医疗机构后要做好交接。

3. 预防感染，依法报告 医疗卫生机构应当加强院内感染工作的管理，采取卫生防护措施，防止交叉感染及污染。护理人员应当严格按照操作规程、无菌技术、消毒隔离制度等的要求护理患者。医疗机构收治传染病及疑似传染病患者，要做好医护人员的自身防护及患者之间的防护和隔离，对传染病患者密切接触者应当采取医学观察措施，做好疫情信息的收集，并按流程依法报告。

4. 尊重科学，健康宣教 应对突发公共卫生事件要坚持科学态度，加强对病原体、检测手段、药物、防护设备、疫苗等的研究，针对不同疾病采取科学、有效的护理及预防措施。护理人员应充分发挥职业优势和特点，向患者、家属、居民宣传传染病等疾病的防控知识，提高公众对突发公共卫生事件的正确认识，教育、引导群众采取科学的防治措施，发挥公共卫生的长效机制。

（二）法律责任

《条例》第五十条规定：医疗卫生机构有下列行为之一的，由卫生行政主管部门责令改正、通报批评、给予警告；情节严重的，吊销《医疗机构执业许可证》；对主要负责人、负有责任的主管人员和其他直接责任人员依法给予降级或者撤职的纪律处分；造成传染病传播、流行或者对社会公众健康造成其他严重危害后果，构成犯罪的，依法追究刑事责任：①未依照本条例的规定履行报告职责，隐瞒、缓报或者谎报的；②未依照本条例的规定及时采取控制措施的；③未依照本条例的规定履行突发事件监测职责的；④拒绝接诊病人的；⑤拒不服从突发事件应急处理指挥部调度的。

✎ 练一练

下列医疗卫生机构的行为中，卫生行政主管部门不能做出责令改正、通报批评、给予警告的处罚的是（ ）

A. 未履行报告职责，隐瞒、缓报或者谎报的   B. 未及时采取控制措施的

C. 未履行突发事件监测职责的   D. 对患者态度恶劣的

E. 拒不服从突发事件应急处理指挥部调度的

答案解析

四、突发公共卫生事件应急护理伦理规范 📱微课

1. 奉献精神 突发公共卫生事件发生后，护理人员要牢记救死扶伤的神圣使命，始终把患者和广大人民群众的生命健康放在首位。一旦伤情、灾情、疫情发生，就应奋不顾身地投入到突发事件的紧急救护中。在传染性疫情暴发时，也不能有丝毫的退缩、畏惧。在任何情况下，都敢于担风险、负责任，有勇于自我牺牲的奉献精神。在抗击疫情的斗争中，涌现出无数个不顾个人安危、挺身而出、无私奉献的医务工作者，他们舍小家顾大家，为广大人民群众筑起了一道道血肉长城，有的甚至牺牲了自己的宝贵生命。

2. 科学精神 应对突发公共卫生事件要充分发挥现代科学技术的力量，不断加强对检测手段、防治药物、防护设备、疫苗、病原体等的探索和研究；护理人员要坚持用科学精神、科学态度、科学方法、科学知识来开展护理工作，面对复杂的疫情采取有效的防控措施。要不断修订和完善各种突发公共卫生事件的应急预案，建立健全预警机制，加强疾病预防控制机构和卫生监督检验检测机构的建设，提高检测和科学预测的能力。护理人员要给患者和广大群众开展防治疾病知识的宣传教育，使群众能以科学的态度对待疾病，以科学的方法提高自我保护能力。

3. 协作精神 应对突发公共卫生事件是一项复杂的社会工程，需要政府、社会组织、医疗机构等多个部门的相互配合、协作。应对策略的制定和实施也需要多个部门共同参与和完成。各级护理人员要有高度的责任感，服从统一指挥和调度，各负其责，相互支持，使整个护理工作具有良好的连贯性和协同性，避免出现松懈、怠慢、相互推诿、敷衍了事等不良作风。

4. 民族精神 中华民族经历过很多磨难，从来没有被压垮过，其中少不了伟大民族精神的支撑。应对突发公共卫生事件，要大力弘扬万众一心、众志成城、团结互助、同舟共济、迎难而上、勇于担当、甘于奉献、不怕牺牲的民族精神，不断增强中华民族的凝聚力和战斗力。在抗击疫情的战争中，生命重于泰山，疫情就是命令，防控就是责任，全国上下迅速形成了抗击疫情的强大合力，充分彰显了中华民族的伟大创造精神、伟大奋斗精神、伟大团结精神和伟大梦想精神。

5. 人文精神 积极应对突发公共卫生事件本身就是社会主义人道主义的充分体现。护理人员要尊重护理对象的生命价值和人格尊严，平等对待每一位患者，不断践行"以人为本""为人民服务""人民至上""生命至上"的思想，使人文精神得到进一步发扬。

6. 敬业精神 在突发公共卫生事件的应急处理过程中，护理人员要做到牢记使命、忠于职守，以一种对工作高度负责、任劳任怨、充满爱心、愿意为所从事工作无私奉献的敬业精神投入艰苦、细致、危险的工作。任何违背医护人员崇高职责、贪生怕死、临阵脱逃、遗弃伤员、延误救治的行为都是可耻的、不道德的。

第二节 社区卫生服务护理伦理

PPT

社区是构成社会的基本单位，我国自1997年起出台了一系列的政策文件，鼓励发展社区卫生服务事业，以满足人们日益增长的基本卫生服务需求，合理分配卫生资源，实现"人人享有卫生保健"。社区卫生服务承担着直接为社区居民提供最基本健康保障的重任，是我国医药卫生事业改革的重点领域。社区护士以社区居民为服务对象开展健康卫生服务工作，对护理伦理的要求更加综合、复杂。

一、社区卫生服务的含义、对象与内容以及护理特点

（一）社区卫生服务的含义

1999 年 7 月，卫生部等十部委联合发布《关于发展城市社区卫生服务的若干意见》，明确提出社区卫生服务的概念。

社区卫生服务是指在政府领导、社区参与、上级卫生机构指导下，以基层卫生机构为主体，全科医生为骨干，合理使用社区资源和适宜技术，以人的健康为中心、家庭为单位、社区为范围，以需求为导向，以妇女、儿童、老年人、慢性病患者、残疾人等为重点，以解决社区主要卫生问题、满足基本卫生服务需求为目的，融预防、医疗、保健、康复、健康教育、计划生育技术服务等为一体的，有效、经济、方便、综合、连续的基层卫生服务。

👁 **看一看**

国务院关于发展城市社区卫生服务的指导意见

2006 年 2 月国务院发布的《关于发展城市社区卫生服务的指导意见》中明确提出了发展社区卫生服务的指导思想、基本原则和工作目标，明确指出社区卫生服务具有公益性质，不以营利为目的。要推进社区卫生服务体系建设，不断完善发展社区卫生服务的政策措施，加强对社区卫生服务工作的领导。

（二）社区卫生服务的对象与内容

1. 社区卫生服务的对象 社区卫生服务的对象是社区全体居民，按照健康状况进行分类，主要包括以下六类人群。

（1）**健康人群** 生理、心理、社会适应均处于良好状态的人群，是社区卫生服务的主要对象之一。

（2）**亚健康人群** 没有任何疾病或明显的疾病，人体处于健康和疾病之间的一种状态，不能达到健康的标准，表现为一定时间内的机体活力降低、功能和适应能力减退。社区卫生服务可为亚健康人群筛检健康隐患，促进其恢复。亚健康人群是社区卫生服务的重点对象。

（3）**高危人群** 明显存在某些有害健康因素的人群，这类人群容易被感染或容易患某种特定疾病。例如：吸烟、酗酒、单亲家庭、职业、遗传性家族史等。

（4）**重点保健人群** 由于各种原因需要在社区得到系统保健、重点关注的人群。如：妇女、儿童、老年人、贫困居民等。

（5）**患者群** 患有各种疾病的人群。例如：需要在社区治疗或康复的患者、慢性病患者等。

（6）**残疾人群** 主要包括居家的、后天因损伤和疾病导致残疾的人群，以及先天发育不良者。如：肢体残疾、视力残疾、听力残疾、言语残疾、智力残疾和精神残疾等。

2. 社区卫生服务的内容 社区卫生服务是城市医疗卫生服务体系的基础，也是公共卫生服务的重要组成部分。社区卫生服务的主要内容有：开展健康教育、预防、保健、康复、计划生育技术服务和一般常见病、多发病的诊疗服务，即所谓的"六位一体"。

（三）社区卫生服务的护理特点

1. 群众性与社会性 社区护理的主要目标是促进和维护整个社区人群的健康。社区是构成社会的基本单位，卫生服务使医护人员的工作深入社会基层，直接面向社区群众开展健康教育、预防保健、卫生防疫、妇幼保健、康复治疗、家庭病床、紧急救助等多方面的工作，这些综合、连续的具体工作对社区护士的伦理道德素质和职业道德风貌提出了更高的要求。

2. 自主性与独立性 社区护士工作范围广，有时需深入家庭，独自解决社区居民的健康问题。因此，与医院护士相比，社区护士不仅要有扎实的专业知识，还需要具备高度的自主性和较强的独立工作能力。

3. 长期性与连续性 社区护理人员为社区居民提供的是一种综合、长期、连续的卫生服务工作，不会因个人、家庭或人群的健康问题得到解决而停止服务，尤其是面对慢性病、残疾人、老年人等特殊群体，护理人员要为他们建立健康档案，提供连续、动态的健康服务。

4. 合作性与协调性 护理人员不仅要与社区其他医疗保健人员密切合作，还要与社区的卫生行政部门、福利机构、教育部门、政府机关的相关人员合作，同时，也需要协调利用社区的组织力量如社区管理委员会、家政培训班、老年协会等开展工作。

5. 综合性与实用性 社区护理不但要求护理人员为患者提供基础护理，还承担着预防保健、康复、卫生防疫、现场救护等综合性卫生服务的职责，这就要求社区护理人员成为"全科护士"。资料显示，全世界的患者中，绝大多数属于社区卫生服务的对象，如慢性病无须住院者、骨折恢复期功能锻炼者、化疗给药者、做动态观察的心脑血管病患者等，都需要接受社区护理服务，不具备全科护士的素质就难以胜任上述工作。

二、社区卫生服务中护理人员的角色定位

（一）护理的服务者与初级卫生保健的提供者

为社区居民提供护理服务是社区护士的基本角色任务。社区护士能够利用专业知识和基本护理技能，执行各项护理制度和技术操作规程，为社区不同人群提供基础护理、给药护理、心理护理等护理服务。

社区护理人员工作在一线卫生保健机构，服务方式灵活，通过上门服务、家庭病床服务、临终关怀服务等方式，能够较多地接触社区居民，深入了解社区群众的健康情况，是实施初级卫生保健的最佳人选，能够为社区居民提供最基本的、人人都能得到的、体现社会平等权利的、人民群众和政府都能负担得起的卫生保健服务。社区护理的首要任务就是如何帮助人们远离有害因素、预防疾病，维持及提高人们的健康水平。

（二）健康生活方式的指导者与求医问药的咨询者

健康教育是社区护理工作的一个重要任务。教育与指导贯穿社区护理服务的全过程。因此，社区护理人员以教育和指导者的身份，通过发放健康教育资料、宣传栏、讲座等形式，向健康人群、高危人群、重点人群、患者等宣传疾病相关知识、用药注意事项、儿童保健知识、疫情防控措施、卫生管理法规等，为居民的健康提供支持和保障。

社区护理人员通过热心、细心、耐心的服务，不断拉近与社区居民的距离，同时，能够为社区居民特别是慢性病患者提供医疗咨询服务，为居民解惑答疑，是提高居民养生保健、生活质量和健康水平的重要途径。

（三）社区卫生事业的协调者与公共健康的管理者

社区护理人员要具有良好的人际沟通和协调工作的能力，不仅要协调好护患、医护及护理人员之间的关系，还要协调好与社区居民、团体组织、单位等的关系。社区护理人员要对社区的个人、家庭和社区健康档案实行分类和动态管理，对人群的变化及漏项要及时核实、补充、登记录入，做好健康档案的保管和维护，以便更好地管理社区居民的健康。

（四）社区健康问题的观察者与卫生促进项目的研究者

社区护理人员要有敏锐的观察力，能够及时发现社区健康问题，例如儿童生长发育问题、社会环

境危险因素、群众不良生活方式等，能够及时发现疾病的早期症状、治疗效果、用药反应等。同时，社区护理人员要不断增强科研能力，发现、分析、总结社区居民的健康问题、健康行为及致病因素等，与其他卫生服务人员合作或独立开展社区护理相关项目研究，并通过研究进一步丰富社区护理理论，以推动社区护理学科的发展。

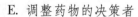 **练一练**

在社区卫生服务中，护理人员的角色定位不包括（　　）

A. 初级卫生保健的提供者　　　　B. 健康生活方式的指导者

C. 公共健康的管理者　　　　　　D. 社区健康问题的观察者

E. 调整药物的决策者

答案解析

三、社区卫生服务护理伦理规范

社区卫生服务护理以预防疾病、促进健康为主要工作目标，在整个社区卫生服务中起着十分重要的作用。社区护理人员在服务社区居民时，应遵循以下护理伦理规范。

1. 热情服务，礼貌待人　社区卫生服务涉及面广、服务内容多，社区居民在文化、年龄、健康状况、道德修养水平上存在差异，对社区卫生服务的认识不同，接受程度也不一样，健康需求复杂多样。从事社区保健的护理人员，要牢固树立以人为本的服务意识，全心全意为社区群众服务，在工作中应尊重每位护理对象应该享有的卫生保健权利，主动帮助解决各种问题和合理需求，服务热情，和蔼可亲，举止文明，对待任何人都应一视同仁。

2. 任劳任怨，无私奉献　社区护理工作量大、涉及面广，以健康教育和预防保健工作为主，预防工作成效存在明显的滞后性，不容易被理解、支持和信任，工作阻力大，有时会遭遇冷言冷语、不配合的情况，是一项长期、艰苦的工作。这就要求社区护理人员在工作中认真踏实地做好每项工作，坚持"预防为主"的方针，体谅并理解患者，用真情、热情的服务打动患者，取得患者的信任，不怕辛苦、不求名利、坚守岗位、默默奉献。

3. 严于律己，强调慎独　社区护理工作的管理层次少，监督作用弱。社区卫生服务中，护理人员要认真执行操作规程和各项规章制度。社区护理工作要求因地制宜、简洁高效，当护理人员单独执行任务时，必须严格要求自己，工作认真负责，要有慎独精神，真正做到对社区居民的健康负责。

4. 服务社会，勤学苦练　社区护理以社区为范围，以社区健康需求为导向，服务内容是多方面和综合性的，服务的层面有生物、心理、社会三个方面，面对的服务对象既包括患者，又包括健康人、残疾人等。社区居民的健康需求多样，患者的病种、病情涉及学科多，要求护理人员成为"全科护士"，既要掌握护理的理论和技能，也要有公共卫生学、心理学、社会学等多学科知识。护理人员要能胜任社区护理工作，就必须勤学苦练，掌握过硬的本领。

四、部分疾病社区护理中的伦理应用

（一）乙型肝炎

1. 护理伦理问题　病毒性肝炎属于国家法定乙类传染病，乙型肝炎属于病毒性肝炎的一种类型。乙型肝炎具有病程长、容易反复等特点，部分患者可能预后不良。护理人员对乙肝患者使用的医疗器械、排泄物、分泌物等都要做好严格消毒，避免发生交叉感染。乙肝患者在治疗和生活工作中面临的问题很多，患者很容易产生不良情绪，这些都给护理工作提出了更高的要求。

2. 护理伦理规范　护理人员应严格执行消毒隔离制度，切断各种传播途径，防止交叉感染。同时，要做好自我防护和职业风险防控。在接触乙肝患者时，不能因其患传染病而表现出躲避、推脱等行为，要一视同仁，维护患者的尊严。要发挥专业特长，结合乙肝常识做好健康教育。护理人员要关注患者的心理动态，鼓励患者正确认识疾病，指导患者保持良好乐观的心态，帮助患者消除不良情绪、积极面对疾病。加强对社区居民的乙型肝炎健康知识普及教育，提高全民的预防保健意识，防止传染病的发生和传播。

💗 **护爱生命**

2010 年 2 月，人力资源和社会保障部、教育部、卫生部联合发布《关于进一步规范入学和就业体检项目维护乙肝表面抗原携带者入学和就业权利的通知》，进一步明确取消入学、就业体检中的乙肝检测项目，维护乙肝表面抗原携带者入学、就业权利，保护乙肝表面抗原携带者隐私权；要加强监督管理，加大执法检查力度；加强乙肝防治知识和维护乙肝表面抗原携带者合法权益的法律、法规、规章的宣传教育。

（二）糖尿病

1. 护理伦理问题　糖尿病是社区常见慢性病之一，其病程长、并发症多，患者的治疗效果与患者的血糖监测、用药、饮食、运动、生活方式、心理等密切相关，提高患者治疗的依从性是社区护理人员面临的主要伦理问题。根据《国家基本公共卫生服务规范》（第三版），社区卫生服务机构应承担辖区内 35 岁及以上常住居民中 2 型糖尿病患者的管理任务，对患者进行筛查、随访评估、分类干预、健康体检。因此，社区护理人员首先要掌握糖尿病的相关理论和护理技能，其次要积极主动地通过筛查、随访、体检等途径及时发现患者的健康问题，有针对性地进行分类干预、健康教育和心理疏导。

2. 护理伦理规范　对社区糖尿病患者的健康促进，是一项长期、复杂、动态、连续的过程。社区护理人员要树立长期健康指导的责任心，工作积极主动，加强跟踪随访，服务热情细致，态度和蔼可亲。要不断学习糖尿病护理的新知识、新技能，积极协助患者制定并实施家庭预防保健策略。重点对糖尿病患者的膳食计划、药物使用、血糖仪的使用、胰岛素自我注射方法、低血糖反应的预防和自救等进行耐心细致的介绍、演示和指导，并加强患者的心理护理。

第三节　预防保健护理伦理

PPT

随着医学模式的转变，人们的健康观念不断增强，预防保健工作日益受到社会重视。预防保健医学是在临床医学、基础医学和社会医学基础上发展起来的，以群体为研究对象，旨在预防、控制及消灭疾病、促进健康、延长寿命及提高生命质量、保护劳动力和促进社会发展的一门综合性学科。其中，健康教育、家庭病床护理、康复护理是预防保健护理的重要内容。

一、健康教育及其伦理规范

（一）健康教育的含义

健康教育是通过有计划、有组织、有系统、有评价的教育活动，促使人们自觉地采取有益于健康的行为和生活方式，消除或者降低影响健康的危险因素，促进健康，预防疾病，提高生活质量。

健康教育的目的是积极教育引导人们树立正确健康观念，具备自我保健的意识和能力，养成良好的健康行为和科学的生活方式，保护和促进个体乃至群体的健康。健康教育不仅要宣传卫生知识，更重要的是行为干预。高质量的健康教育有助于提高患者对治疗的依从性、增强治疗效果、增进护患关系。

《国家基本公共卫生服务规范》对健康教育服务规范进行了明确阐述，为健康教育的开展提供了有效指导。

（二）健康教育的伦理规范

1. 自觉履责，人人参与　护理人员要把增进人类健康作为自己的职责和目标，自觉履行促进人类健康的责任，使每个人的健康权利都能得到保障。坚决贯彻"预防为主"的方针，树立"大卫生观"，把健康教育由医院扩展到社会，由患者扩大到重点人群、特殊人群和健康人群。通过印刷宣传材料、讲座、电视、网络、报纸等多种切实可行的形式，开展有利于广大人民群众身心健康的活动。

2. 尊重科学，积累知识　护理人员要有正确的健康观，要有扎实的理论知识和技能，才能更好地向人们提供健康知识和行为指导。护理人员要不断进行自我完善，要有"活到老，学到老"的韧劲，不断拓宽自己的知识面，加强新理论、新知识及横向知识的学习，特别是人文、社会等科学知识的积累，努力提高自身的素质与能力，坚决与不科学的宣传做斗争。

3. 尊重患者，以人为本　护理人员要树立"以人为本"的理念，平等对待和尊重服务对象，根据服务对象的文化、宗教、年龄、职业、学习能力、心理和健康状况等，充分评估其健康需求和健康问题，开展有针对性的知识宣传和行为指导。

4. 团结协作，服务基层　健康教育需要多部门、多人员的共同参与，通过相互配合、相互协作才能更好地服务广大人民群众。要坚持以基层和农村为重点，护理人员要积极主动参与到基层、农村的初级卫生保健工作中，向广大人民群众普及卫生保健知识，倡导健康的行为和生活方式。

（三）健康教育中的护理伦理应用

健康教育是护理工作的重要组成部分，健康教育的内容主要包括：一般性健康教育，如自我保健、常见病的预防、饮食卫生等；特殊健康教育，如疾病的护理、并发症的防治、儿童保健等；卫生管理法规教育等。比如护理人员在开展合理生活方式健康教育时，应重点进行合理膳食、不吸烟、不酗酒、规律作息等方面的教育，要积极运用社会学、心理学、沟通技巧等知识；宣教时要结合服务对象的特点，态度亲切自然，言语通俗易懂，要运用宣传材料、PPT讲解、海报、宣传短片等丰富多彩的活动形式，激发服务对象学习的主动性和积极性；当被误解、质疑时，应及时调整心态，调整教育方法，以促进人类健康为己任，保持积极开朗的良好状态，用实实在在的教育影响服务对象。

二、家庭病床护理及其伦理规范

（一）家庭病床护理的含义与特点

1. 家庭病床护理的含义　家庭病床是医疗单位为适合在家庭进行治疗、护理和管理的患者就地建立的病床，与医疗单位实行双向转诊。它既是医疗单位的有机组成部分，也是社区卫生服务的重要组成部分。家庭病床的优点体现在把医、护、患、家庭连在一起，融预防、保健、医疗、康复四位于一体。

家庭病床的收治对象主要有：①病情适合在家疗养的老年病、慢性病患者；②病情稳定出院后仍需治疗、康复的患者；③年老、体弱、行动不便，到医院连续就诊有困难的患者；④适合家庭病床治疗的部分妇产科、传染病、职业病、精神病患者；⑤重症晚期需要支持和减轻痛苦的患者。

答案解析

练一练

多项选择题

家庭病床的收治对象有（　　）

A. 肺结核患者　　　　　　　　B. 慢性支气管炎患者

C. 脑血栓恢复期患者　　　　　D. 骨折后石膏固定的患者

E. 老年痴呆患者

2. 家庭病床的护理特点

（1）护理内容广泛　　家庭病床护理与医院病床护理相比，会遇到更多的实际问题，需要对患者做全面的护理工作，既要为患者提供护理服务，又要做好患者的预防、保健、康复、心理、健康教育等健康管理工作，还要与家庭成员沟通交流，及时发现家庭的健康问题，做好疾病相关知识和健康的生活方式的宣传、教育和指导，任务繁重。

（2）护患关系密切　　从原来的患者"登门求医"变为医护人员"送医上门"，患者熟悉的家庭成为治疗护理的场所，使患者及其家属对医务人员倍感亲切，护理人员近距离接触患者的家庭，更能够设身处地为患者和家庭着想，充分展现医护人员救死扶伤的崇高形象，这些都为形成良好的护患关系奠定了基础。良好的护患关系有利于护理工作的开展，也有利于患者的康复。

（3）心理护理要求高　　家庭病床护理的对象多数是慢性病、年老体弱、重症晚期患者，往往长期遭受病痛的折磨，容易情绪低落、悲观，对康复失去信心，对心理护理要求高，家庭病床能为护理人员和患者以及家属促膝谈心提供便利，有利于护理人员更深入地了解患者及家属的心理，从而有的放矢地进行心理护理和心理教育，帮助患者树立战胜疾病的信心。

（4）亲情化服务　　亲情化服务体现了"以人为本，患者至上"的服务理念，家庭病床护理在家庭中进行，更有利于开展亲情化服务，护理人员视患者如亲人，能带给患者一种安全感和依赖感，为其分担、解决痛苦。

（二）家庭病床护理的伦理规范

1. 热情服务，一视同仁　　护理人员在进行家庭病床护理时，面对的是各种各样的患者和家庭，不管患者的职业、社会地位、经济条件、民族、信仰、文化程度、家庭背景如何，都应平等对待、热情服务。

2. 不辞辛苦，定时服务　　护士要根据患者的病情、需求，提前制定好上门服务计划，按预定时间为患者提供服务，不能以天气、交通等理由延误治疗和护理。

3. 勤奋学习，精益求精　　家庭病床护理内容广泛，要求护理人员不仅掌握护理知识和技能，还要学习心理学、社会学、预防医学等学科知识。在工作中，护理人员要勤于思考、刻苦钻研，不断提高护理技术和水平。

4. 言语贴切，保守秘密　　护理人员在与患者、家庭沟通交流时，要做到举止大方得体、言语文明有度，使患者从护理人员的言行中感受到尊重、安全和信任。对患者的家庭状况、经济状况、个人隐私等要保守秘密，以免给患者甚至其家庭带来伤害。

5. 自我约束，做到慎独　　家庭病床独特的护理方式，使得护理人员单独处理问题的机会较多，因此，自律慎独是一项重要的行为原则。护士应自觉遵守各项规章制度和操作规程，树立高度的责任心，坚守自己内心的道德底线，忠于职守，做到慎独，为患者提供优质服务。

（三）家庭病床护理中的伦理应用

家庭病床护理为部分老年病、慢性病、妇产科、传染病、职业病、精神病、重症晚期等患者提供了便利，也给护理人员带来了挑战。家庭病床护理要求护士定时上门、深入患者家庭提供服务，在服务态度、沟通交流、护理技术等方面的要求更高。比如为家庭病床患者进行静脉注射时，在注射前要充分评估患者及其家庭成员的知识水平、配合程度及家庭环境，做好沟通解释，评估患者的血管状况；注射时要尽量做到一针见血，减轻患者的痛苦；注射后要加强病情观察，告知患者及其家庭成员药物的作用、不良反应及注意事项。护理人员在整个操作过程中要严格按照操作规程，自我约束，做到慎独，为患者提供优质、安全的护理。

三、康复护理及其伦理规范

（一）康复护理的含义

康复的定义随着社会的发展而不断变化。1981 年，世界卫生组织康复专家委员会将康复定义为：康复是指应用各种有效的措施，以减轻残疾的影响，使残疾人重返社会。

康复护理是指根据对伤残者总的医疗计划，围绕使残疾人重返社会的目标，通过护理人员与康复医生及有关专业人员的密切配合，以帮助伤残者达到功能恢复或减轻伤残、防止继发伤残为目的的护理活动。

康复医疗工作是卫生健康事业的重要组成部分。2021 年 6 月 8 日，国家卫健委、中国残联等八部门联合印发《关于加快推进康复医疗工作发展的意见》，为增加康复医疗服务供给、提高应对重大突发公共卫生事件的康复医疗服务能力、促进康复医学的发展提供了有力保障。

（二）康复护理的特点

1. 广泛性　康复护理是患者生理、心理、社会的全面康复，护理工作内容广泛，不仅要做必要的基础护理、康复训练，还要对患者进行生活照料和心理疏导，帮助他们树立信心、尽快走向社会，恢复正常的工作和生活。

2. 主动性　患者存在不同程度的功能障碍，影响日常生活和工作能力，要求康复护士充分发挥主观能动性，通过教育、训练和引导等方法，不断调动患者的主动性，开发其功能上的潜力，指导、训练和教会他们新的技能和活动方式，逐步提高其功能独立性和自我照顾的能力，提高生活质量。

3. 协调性　康复治疗范围广、内容多，既包括运动功能康复、语言功能康复，也包括矫形器的运用、康复操、体位训练等，要求康复护士除具有临床护士应具备的理论和技能外，还要掌握康复护理的特殊技能，要协调多学科、多专业共同完成患者的康复治疗，积极发挥桥梁、纽带作用。

4. 长期性　功能障碍的恢复往往需要较长时间，有的甚至终生存在。所以，伤残者的康复是一个慢性、长期性的过程，不能寄希望于住在医院完全达到康复，一般出院后还需继续坚持康复治疗，比如门诊治疗、社区治疗、家庭病床治疗或家庭康复指导等。康复护理已成为一个连续的纵向服务过程。

（三）康复护理的伦理规范

在患者康复过程中，护士承担着重要角色，发挥重要作用，护理质量直接影响患者的康复。因此，护理人员必须以相应的伦理规范约束自己的行为。

1. 理解患者，做到同情尊重　常见的致残原因大致分为两类：一是先天性残疾，如先天性聋哑、智障等；二是后天因疾病、创伤、意外事故等造成的残疾。尤其是后天致残者，不仅遭受躯体痛苦，而且更容易出现焦虑、抑郁等不良情绪。因此，护理人员要充分理解患者，同情他们，尊重其人格、权利，不能怠慢、冷落、嘲笑、歧视患者，要关怀体贴、精心护理，增强他们战胜疾病的信心和勇气，使之能够密切配合治疗护理，尽快达到最大限度的康复。

2. 帮助患者，做到体贴负责　伤残患者大多数生活不能完全自理，有的甚至连穿衣、洗漱、吃饭、大小便等日常生活小事都不能独立完成。因此，护理人员不能怕脏、怕累、怕麻烦、敷衍塞责、粗心大意，应该时刻保持热情、周到、细致、谨慎的服务态度，准确执行医嘱，细心观察患者的病情和心理变化，及时调整康复计划，帮助患者做好日常生活护理、心理护理和社会护理，真诚负责地关爱患者，要根据伤残程度、部位、特点对其进行生活能力训练；要利用患者的特殊才能，鼓励他们为社会做贡献等，使伤残者感到温暖和慰藉，提高其治疗依从性，共同完成康复护理任务。

3. 团结协作，做到持之以恒 康复治疗的多专业性，决定了康复团队组成的复杂性，参与患者康复的人员一般由临床各科医生、康复科医生、物理治疗师、言语治疗师以及护士等组成，且家庭成员在患者康复中的作用不容忽视。康复人员之间应多沟通交流，相互尊重，相互配合，团结协作，共同为患者的康复目标而努力。康复是一个缓慢、长期、复杂的过程，康复训练不可操之过急，要循序渐进。护理人员要不断学习专业知识及相关学科知识，不断提高康复护理水平，持之以恒地为患者重返社会而服务。

总之，随着康复医学的发展，康复护理的重要性也日益凸显。康复护理人员应该在努力提升康复护理技能的同时，切实提高康复护理的职业道德规范，更好地服务广大患者。

（四）部分疾病康复护理中的伦理应用

1. 脑卒中及后遗症

（1）康复护理伦理问题 患者由于肢体、语言等功能障碍，部分或全部生活自理能力丧失，病程长，影响正常工作，并给家庭带来巨大负担，患者的心理、情绪波动大，有时会表现出对护理工作不配合、不友好的态度，甚至有时故意找茬、发脾气、哭闹等，影响康复护理效果。

（2）护理伦理规范 护士要做到同情尊重患者、帮助患者、关爱患者。要善于观察、沟通，及时发现患者的健康问题和心理问题，进行疾病护理和心理疏导，帮助患者消除恐惧、紧张、焦虑等不良情绪，树立战胜疾病的信心。护理人员要实时肯定、表扬患者的进步，鼓励患者参与康复计划的制定，提高其康复训练的积极性和依从性。

2. 智力残障

（1）康复护理伦理问题 智力残障者的智力明显低于一般人的水平，并显示适应行为障碍。他们的认知、记忆、思维等能力差，往往合并行为障碍，康复训练难度大，显效缓慢。康复训练内容广，不仅包括运动、语言、生活自理、社会适应能力训练，还要进行认知和简单劳动技能等方面的训练。

（2）护理伦理规范 护理人员应当关爱患者，做到耐心周到，加强理论知识和康复技能的学习，加强患者的生活护理，进行康复训练要循序渐进，不可产生急躁或信心不足的情绪。

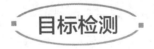

答案解析

一、单项选择题

1. 社区卫生服务的对象不包括（ ）

    A. 健康人群   B. 高危人群   C. 重点保健人群 D. 残疾人群   E. 危重患者

2. 关于家庭病床护理伦理规范，不准确的是（ ）

    A. 平等对待每位患者   B. 因天气、交通等延误治疗和护理

    C. 保守患者秘密   D. 严格遵守操作规程

    E. 刻苦钻研业务

3. 社区卫生服务的护理特点不包括（ ）

    A. 潜在性　　　B. 综合性　　　C. 连续性　　　D. 群众性　　　E. 独立性

4. 下列不属于康复护理特点的是（ ）

    A. 广泛性　　　B. 主动性　　　C. 协调性　　　D. 长期性　　　E. 风险性

5. 下列不属于突发公共事件的是（ ）

    A. 地震灾害　　B. 生态破坏事件　C. 新冠肺炎疫情　D. 恐怖袭击事件　E. 小型车祸

6. 社区卫生服务的内容为（ ）

    A. 预防与保健　B. 健康教育　　C. 医疗与康复　　D. 计划生育指导　E. 以上都是

7. 下列符合健康教育的伦理规范的是（ ）

    A. 信誉至上，上门服务　　　　　　　　　　B. 自律慎独，保守秘密

    C. 恪守规程，心理疏导　　　　　　　　　　D. 团结协作，服务基层

    E. 不辞辛苦，定时服务

8. 社区卫生服务护理的伦理规范是（ ）

    A. 热情服务，礼貌待人　　　　　　　　　　B. 任劳任怨，无私奉献

    C. 严于律己，强调慎独　　　　　　　　　　D. 服务社会，勤学苦练

    E. 以上都是

9. 突发公共卫生事件应急护理的特点不包括（ ）

    A. 协作性强　　B. 群体宽　　　C. 风险高　　　D. 时间紧　　　E. 独立性强

10. 突发公共卫生事件应急护理伦理规范不包括（ ）

    A. 无私奉献　　B. 尊重科学　　C. 团结协作　　D. 以人为本　　E. 遗弃伤员

二、综合问答题

1. 突发公共卫生事件应急护理伦理规范有哪些？

2. 家庭病床护理伦理规范有哪些？

三、实例解析题

社区居民张某，男，45 岁，因"乏力，咳嗽 5 天"首次到社区卫生服务站就诊，除进行本次相关疾病的检查治疗外，社区还为患者进行了血糖测定，结果显示随机血糖达 13.6mmol/L。患者平素身体健康，吸烟史 10 年，每日饮酒，通过进一步检查，被确诊为 2 型糖尿病，纳入社区管理，社区卫生服务站为患者制定药物、饮食、运动等治疗方案，并指导患者用药。

请思考：社区卫生服务机构应承担张某的哪些管理任务？作为一名社区护理人员，在护理 2 型糖尿病患者张某时，应遵循哪些护理伦理规范？

（孟令霞）

书网融合……

🗒 重点回顾　　　　　📱 微课　　　　　🗒 习题

第六章　重症与临终关怀护理伦理

学习目标

知识目标：
1. 掌握　重症护理、临终护理、尸体料理的伦理规范；安乐死的伦理争论要点。
2. 熟悉　临终患者的心理特点；实施临终关怀、死亡教育的伦理意义。
3. 了解　临终关怀、安乐死的含义；脑死亡的诊断标准。

技能目标：
能运用重症与临终关怀护理伦理规范，解决临床护理实践中的相关问题。

素质目标：
1. 培养爱伤意识，能够理解、尊重、关爱和帮助患者。
2. 具有为患者负责、自觉为患者维权的意识。

导学情景

情景描述：患者王某，女，32岁，外出旅行时发生车祸，被就近送到某医院救治。王某的头部由于在事故中受到重创，尽管医护全力救治，但奇迹还是没有发生。虽然王某在医疗设备的帮助下仍有呼吸，但经过专家组的多次判定，患者王某已经脑死亡。当患者家属赶到医院了解病情后，家属出现意见的不统一。患者的父母说："只要患者心跳没有停止，就要尽一切可能给予抢救和护理，说不定哪天就能醒过来。"但是患者的丈夫说："患者已经死亡，再继续做积极抢救也是无意义的，也是对患者的不尊重和对家人的折磨。"所以要求放弃对患者的继续抢救。

情景分析：本案例中，患者已经发生了脑死亡，即意味着患者已经死亡，但家属在获得这一信息后出现了意见的不统一，存在"情""理"难两全的问题。虽然对脑死亡患者的继续抢救是对医疗资源的浪费，也是对家属情感、时间的浪费，会给患者家庭带来沉重的经济负担，更是对死者遗体的不尊重，但医护人员从情感上也要理解患者的死亡对其父母造成的巨大精神打击。

讨论：针对家属的不同意见和态度，此时医护人员应该如何进行决策？

学前导语：什么是死亡？如何确诊死亡？怎样的死亡标准才是更科学和具有更高伦理价值的？怎样对待临终患者？随着社会的发展和医学科学技术的进步，这些问题在临床实践和人们现实生活中已经越来越不可回避。因此，科学地阐释死亡，关怀临终患者，既是现代医学和护理伦理学的重要课题，又具有重要的社会现实意义。

第一节　重症患者护理伦理

PPT

重症患者是指病情危重，随时有可能发生生命危险的各种患者。应针对重症患者护理及护患关系的特点，对护理人员提出相应的伦理要求。

一、重症患者的心理需求与护理特点

（一）重症患者的心理需求

重症患者并发症多，病因复杂，病程长短各异，医疗环境使患者与家属隔离；同时病情变化快，生命随时处于死亡威胁之下，心理反应与一般患者有所不同，其心理因素对整个疾病的发生、发展和转归起重要作用，主要表现为严重的负性情绪反应：急躁情绪、紧张恐惧、焦虑不安、孤独忧郁、愤怒情绪、角色强化、动机冲突。虽然其心理需求具有因人而异的独特性，但也有共性规律可循，归纳起来，常见的共同心理需求包括以下三个方面。

1. 被接纳和被尊重的需要　重症患者通常被安置在监护室里，几个护理人员同时护理十几个甚至几十个患者，患者怕被冷落，为赢得更多尊重，都会尽力协调与周围病友的关系，特别是努力改善与医务人员的关系，希望获得医务人员更多的重视，从而得到更多的关怀和更好的治疗，有利于疾病好转。

2. 适当活动和刺激的需要　重症患者住院后，多数患者生活限于一个狭小的范围内，个人感兴趣的事情都不同程度地减少。由于疾病的影响和对预后的担忧，患者感到无事可干、度日如年。

3. 信息和疾病康复的需要　重症患者不仅需要知道医院的各种规章制度、治疗设备及治疗水平等情况，更急于知道疾病的诊断、治疗、预后等信息；有些患者对院外的有关信息也急于获知，如家庭、工作单位的某些情况以及医疗费用的支付问题等。为尽早康复出院，恢复正常生活和工作，每一个患者都把安全感视为主要需求，这也是患者求医的最终目的。

（二）重症患者的护理特点

1. 病情重，护理难度大　重症患者主要为各系统危重症或多脏器功能衰竭的患者。由于患者病情危重，极不稳定，随时都可能发生变化，危及生命。这就需要护理人员严密观察病情，保持清醒的头脑，及时发现病情变化的蛛丝马迹，迅速采取相应措施，确保护理工作的针对性、准确性，使患者得到及时救治。为赢得患者抢救时间，护理人员要有时间观念，不断提高急救意识，建立快速反应的抢救机制。同时，护理人员不能单纯被动执行医嘱，而应有预见性地提醒医生，预见病情的发展变化。重症护理工作不仅涉及多个年龄阶段，而且涉及多个专业学科，要求护理人员把握重症工作特点，掌握多学科知识，坚持以人为本，以患者为中心，加强主动服务意识，使重症护理工作迈向一个新的台阶。

2. 治疗多，护理任务重　重症患者往往病情危重，抵抗力差，常存在循环衰竭、呼吸衰竭甚至多器官脏器衰竭，所以仪器设备使用频率高，侵入性操作较多。同时，大量应用广谱抗生素，加之患者家属及医护人员的频繁进出，患者随时处于发生感染的危险之中，而感染则会加重原发病，使病情恶化，给治疗及护理工作带来极大的困难。护理人员应掌握各种急重症疾病的症状、体征、急救技能，做好病情观察的同时，注意做好患者的护理。

3. 矛盾深，伦理难题多　对于无论医护人员怎么努力都难以扭转病情恶化的患者，医护人员在选择如何抢救他们时，往往面临着两难的伦理选择。医护人员既要尊重患者及其家属的意见，又要遵守生命神圣、生命质量、生命价值的统一。除此之外，重症患者抢救护理工作经常会遇到如下伦理难题：履行人道主义与医院经济效益的矛盾；知情同意与保护患者利益的矛盾；患者拒绝治疗与保护患者生命的矛盾；安乐死与现行法律的矛盾等。重症患者护理伦理难题多，需要护理人员综合考虑。

二、重症患者护理伦理规范

重症患者护理是医疗护理工作中一项重要而严肃的任务，是一场争分夺秒的战斗。因此，护理人员要从思想上、物质上、组织上做好充分准备，常备不懈。遇有重症患者要密切观察，及时采取紧急措施，积极进行抢救。具体的道德要求包括以下四方面。

（一）举止端庄，技术精湛

对重症患者，及时了解病情、治疗进展，只要有百分之一的救治希望，就应做到百分之百的努力，绝不轻易放弃。在护理过程中，护理人员应具有高度的责任心和使命感，要做到勤巡视、勤观察，对重点患者病情做到心中有数，发现情况及时通知医师并冷静地投入抢救行动，以使患者转危为安。每一位患者都希望到一个医疗水平高的医院，找一个医术高的医生救治，对护士的要求也是如此。这就要求护理人员有良好的职业素质，言谈举止大方得体，仪表整洁端庄，首先在心理上给患者一个良好的印象，再加上扎实的基本功、一丝不苟的抢救程序、准确无误的抢救操作，更会让患者看到自己康复的希望，很快进入被救治的最佳状态，提高抢救成功率。

（二）良好沟通，任劳任怨

在尽力终止患者不断加剧的疾病痛苦的基础上，再配以适当的语言安慰，能够取得较好的治疗效果。重症患者由于起病急、病情重，病势凶险，患者对疾病缺乏认识，心理适应能力不足，经常表现出紧张、焦虑、恐惧、悲观、失望等情绪，常常心理不平衡，拒绝各种操作等。有时患者或家属可能对护理人员无端指责，甚至无理取闹。这就要求护理人员采取克制的态度，体恤患者及家属的心情，谅解他们的行为。应设法稳定患者及家属的情绪，使其主动积极配合救治，提高抢救成功率。抢救结束后，护理人员要沉着冷静，加强信息沟通，主动关心患者，给患者安全感，使其树立战胜疾病的信心。同时也要做好家属及清醒患者的解释工作，取得患者及家属的配合。避免不良刺激增加患者的思想负担。

（三）尊重患者，谨记慎独

护理人员必须具有"慎独"的品德修养，在单独面对失去监督能力的重症患者时，也绝不忘记尊重患者权利，不降低护理标准。重症患者大多是意识不清的，因为病情危重，需要随时抢救，往往未经患者许可脱去患者衣裤；为了防止躁动患者自伤，会对患者进行约束；导尿、术前备皮等，护理人员会不注意给患者遮挡。这些都侵犯了患者的权利。护理人员要尊重患者的自主权、知情同意权、隐私权等，做好患者的代言人，热心为患者服务。

（四）互相尊重，团结协作

危重患者病情复杂，抢救工作常常不是一个人甚至一个科室所能完成的，而是要靠多名医护人员甚至多科室的共同努力。这就要求参加抢救的所有医务人员树立团结协作的精神，各科室内医务人员及科室之间要搞好团结，互相支持，互相尊重，主动协调，密切合作，顾全大局，结成一个团结战斗的集体，为抢救患者的生命而竭尽全力。而面对需要协作抢救的危重患者，护理人员借口拒绝支援或在抢救中相互推诿、互不负责，以致丧失抢救良机、危害患者生命的做法，都是违背护理伦理要求的。

PPT

第二节　临终护理伦理

近些年发展起来的临终护理使传统的护理内容逐渐丰富，护理的范围有所扩大。它突出了以人的健康为中心的护理特点，而不只是以患者为中心。通过对临终患者的各种关怀、照顾和护理，人道主义能够更加科学化地得以实现，标志着人类文明在临终护理领域的进步。

一、临终患者的心理特点与需求

（一）临终与临终患者的含义

1. 临终 又称濒死，指由于各种疾病或损伤导致人体主要器官生理功能趋于衰竭，无生存希望，各种生命迹象显示生命活动趋于终结的状态。

2. 临终患者 目前，世界上不同的国家对临终的时限尚未有统一的标准。我国将预计能存活 2~3 个月的患者视为临终患者；而美国把预计能存活 6 个月以内的患者称为临终患者；英国把预计能存活 1 年以内的患者称为临终患者；日本则把预计能存活 2~6 个月的患者称为临终患者。在实际生活中，临终的过程可以很短，也可能超出原有的存活时间预期。判断患者的存活时间，需要医生运用医学知识对患者的情况做出一种推测和判断。这种判断受到医生个人因素和现代医学技术的影响，有可能会出现失误。比如由于医疗水平有限、医生的经验不足，难以对患者的存活时间做出准确的判断。由于现代医学技术的发展，有些器官功能衰竭的患者通过机器的维持可以存活很长时间。因此，临终时间的界定需要医生具备渊博的医学知识、丰富的临床经验、准确的判断能力，还要排除先进医疗技术的影响。

（二）临终患者的心理特点 📱微课

临终意味着即将走向死亡。在这即将告别亲人的最后人生旅程中，患者不仅在生理、病理上发生很大变化，而且在心理和行为上也反应复杂。临终关怀心理学的创始人——美国精神病学者库伯勒·罗斯（Kubler Ross）经过多年的临床观察提出，患者从获知病情到整个临终阶段的心理反应过程可分为否认期、愤怒期、协议期、抑郁期和接受期等阶段。

1. 否认期 当患者得知自己的疾病已进入晚期时，表现出震惊与否认，不承认自己病情的严重，听不进对病情的任何解释。患者的典型反应是"不，这绝对不可能，不可能是我，肯定是弄错了"。

2. 愤怒期 当诊断被证实后，患者情感上仍难以接受现实，会出现烦躁、愤怒、怨恨的情绪，表现为常怨恨命运对自己不公，易采取攻击态度，甚至将怒气转移到医务人员和亲友身上，拒绝配合治疗。患者的典型反应是"为什么是我，而不是别人，这太不公平了"。

3. 协议期 患者经过了愤怒期，知道抱怨是没有用的，开始承认并接受痛苦的现实，但是还是希望有奇迹的发生。为了尽量延长生命，他们会做出许多承诺，积极配合治疗护理。患者的典型反应是"如果让我好起来，我再也不……"。

4. 抑郁期 尽管采取多方努力，但病情日益恶化，患者已知自己生命垂危，情绪反应极度低落，主要表现为对任何事物都不感兴趣，有时沉默不语，有时却会绝望哭泣，甚至会出现自杀的念头。此时患者可能急于安排后事，留下遗言。患者的典型反应是"好吧，那就是我"。

5. 接受期 如果患者得到亲人、朋友和医务人员的情感支持，顺利渡过了抑郁期，他将进入一个崭新的心理发展阶段，即接受期。患者会感到自己已经竭尽全力，没有什么悲哀和痛苦了，于是开始接受即将面临死亡的现实，会表现出更坦然的一面，他们不再抱怨命运，开始平静地接受死亡的来临。患者的典型反应是"好吧，既然是我，那就去面对吧"。

值得注意的是，在临床上，临终患者的心理发展十分复杂，并且个体差异很大，并不是每个临终患者都经历这五个阶段，有的患者即使这五种心理表现都存在，但也不一定是按顺序发生和发展，且每个阶段所持续的时间长短也不同，甚至有的临终患者的心理发展会停留在某一阶段直到生命的终点。因此，在实际的临床医疗工作中，医护人员要因人而异，做到有效的治疗和护理。

答案解析

❓ **想一想**

根据临终患者的心理特点，作为护理人员，我们能为其做些什么呢？

（三）临终患者的需求

临终患者在未进入昏迷状态之前，大多对自己的情况能做出较为实际的判断及推测，会对医护人员提出一些要求，包括以下三方面。

1. 生理方面的需求 希望生活环境舒适一些，有一定的支持治疗措施，主要有三个方面的需求。①控制疼痛：护理人员应观察患者疼痛的原因、部位、时间、性质等，根据患者疼痛的特点，提供相应的止痛方法，以减轻或解除疼痛。②做好生活护理：包括保持身体清洁、保证营养供应、预防压疮的发生、保持大小便通畅、防范坠床的发生等。③创造舒适的生活环境：调查发现，环境的需要排在临终患者需要的前几位，临终患者希望周围环境安静、整洁、舒适、温馨。

2. 心理方面的需求 临终患者在精神和身体方面都是最脆弱的，也因此更需要同情关怀和设身处地的照顾和尊重；希望尊重和保留一些生活习惯；希望参加治疗和护理方案的制定；希望有否定、拒绝治疗和选择死亡方式的权利；同时，希望医护人员掌握医学、护理知识和技能，能最大限度地减轻患者的痛苦；希望自己不被家人和医护人员所放弃。

3. 社会方面的需求 临终患者经受着心理和生理上的痛苦与折磨，他们希望体验到家庭的温暖，希望家人能够时刻陪伴守护在自己的身旁。尽管亲人、朋友的守护和探望并不能像医护人员那样解除患者身体上的痛苦，却能使患者感受到人间的亲情、友情和真挚的爱。此外，高昂的医疗费用也是沉重的负担，他们希望能够得到多方的帮助，比如政府给予报销、单位给予补贴、社会给予捐助等。

👁 **看一看**

临终关怀的发展

1967 年 7 月，桑德斯在英国伦敦创办了世界上第一所临终关怀机构——圣克里斯多弗临终关怀院，点燃了临终关怀运动的灯塔。其在研究、训练及奉献上的成功，极大地推动了世界各国临终关怀服务的发展。此后，世界上许多国家和地区开展了临终关怀服务的实践和理论研究。20 世纪 70 年代后期，临终关怀传入美国，80 年代后期，临终关怀被引入中国。1988 年 7 月，天津医学院成立了中国第一所"临终关怀研究中心"，"临终关怀"一词正式应用。同年，上海诞生了临终关怀医院，随后全国各地纷纷开办临终关怀医院或病房。

二、临终关怀及其伦理意义

（一）临终关怀的含义

临终关怀是指由社会各层次人员（医生、护士、社会工作者、宗教人士、志愿者以及政府和慈善团体人员等）组成的团队向临终患者及其家属所提供的一种包括医疗、护理、心理、伦理和社会等全方位的照护，让临终患者的生命得到尊重，症状得到控制，生命质量得到提高，家属的身心健康得到维护和增强，让患者在舒适和安宁中有尊严地走完人生的最后旅程。

（二）临终关怀的伦理意义

1. 体现人道主义的精神 临终关怀的主要目的不是治疗或治愈疾病，而是在全社会的参与下，主要满足临终患者在生理、心理、伦理和社会等方面的需要，减轻患者的身心痛苦、控制症状，让患者在温馨舒适的环境中温暖、安详、有尊严地离开人世。同时，临终关怀还包括对患者家属进行慰藉、关怀和帮助等内容。因此，临终关怀更完善、更完美地诠释了医学人道主义的内涵。

2. 体现生命神圣、质量和价值的统一　当个体的生命即将结束的时候，能够得到社会和人们的尊重、关心和照顾，就拥有了较高的生命质量，能够对自己的人生历程表示满足，并且有尊严地离开人世，则生命价值也得以肯定。临终关怀即是以此为服务内容与目标，体现出生命的神圣、质量和价值的统一。

3. 彰显人类文明的进步　临终关怀把医务工作者与红十字会、工会及民政部门等社会工作者联合起来，共同为临终患者及其家属提供全方位的服务，这种立体化、社会化的服务正是社会进步的表现。

4. 有利于卫生保健体系的进一步完善　临终关怀的发展有助于"预防 - 治疗 - 康复 - 临终关怀"卫生保健体系的形成和完善，并使"无病则防，有病则治，治不了则临终关怀"的卫生保健服务成为可行。

三、临终护理伦理规范

做好临终患者的护理是护理人员应尽的道德义务，这种义务与一般的慈善和怜悯之心不同，不是对患者的恩赐与施舍，而是对生命的热爱、对事业的责任感。

（一）提供全面照护，满足患者生理需要

临终意味着面向死亡，不管临终阶段时间长短，均给患者带来不同程度的肉体和精神上的双重折磨。而医务人员的辛勤付出，很可能改变不了患者死亡的命运。这时，患者比任何时候都更需要护理人员，照料比治疗显得更重要。护理人员应学习并掌握临终患者的生理特点，为临终患者创造良好的休养环境和氛围，提供全面的照护，解除身体痛苦，坚持以控制症状、减轻痛苦为主要任务，适当治疗。如果患者尚能自理时，尽量帮助他实现自我护理以增加生活的乐趣，至死保持人的尊严。总之，护理人员要像对待其他可治愈的患者一样，平等地对待临终患者。

（二）消除紧张恐惧，满足患者心理需要

护理人员除尽力帮助患者解除其肉体上的痛苦、提高生存质量外，还应在认识临终患者不同心理阶段的基础上，积极主动地为患者提供相应的心理护理。如对于处于否认期的患者，护理人员要尊重患者的心理反应，不要急于拆穿患者的防御心理，要采取理解、共情的态度，认真倾听他们的感受，坦诚温和地回答患者对病情的询问，同时也要注意非言语交流技巧的使用，尽量满足患者心理需求，让患者感受到护理人员给予的关怀和温暖。而当患者因死亡恐惧或疼痛折磨而情绪反常、言辞过火时，护理人员应宽容谅解，为患者提供宣泄内心不快的机会，并给予安抚劝慰。

（三）尊重生命价值，保护患者权利

即便是处于临终期的患者，仍然拥有其个人利益和权利，应受到尊重和保护。如允许患者保留自己的生活方式，保护隐私，参与医疗护理方案的制定，选择死亡方式等权利。此外，还应尊重临终患者的知情权。当临终患者要求获悉病情真相时，医护人员必须以保持一致的态度，选择恰当的方式和语言，告知实情，并将不良刺激和不良后果降到最低限度，避免意外发生；如果患者没有获悉病情的意愿，则不可主动告知，更不能随心所欲地乱讲。

（四）关心理解家属，做好家属心理护理

在临终关怀中，临终患者的家属同样需要关爱与照顾。家属除了要照顾患者之外，还要负担对其他家庭成员的责任，会因长时间陪护而出现精力和体力透支，还会因将要失去至亲而产生沮丧、抑郁

和悲伤等情绪困扰。对此，护理人员要能够设身处地给予家属理解、关心，疏解其哀伤情绪，帮助他们接受事实。如护理人员及时告知家属患者的病情，告知患者受到了良好的照顾，鼓励家属参与患者的日常照顾，关心和支持家属，协助家属处理后事，帮助家属解决实际困难等。

练一练

下列符合临终关怀伦理的做法是（　　）

A. 想方设法延长患者的生命，以使其获得更长的寿命

B. 研制更加安全可靠的药物，帮助患者安详辞世

C. 由于临终患者生命质量都比较低，没有幸福可言，应及早放弃治疗

D. 努力减轻临终患者的身体疼痛和心理不适，提高其生命质量

E. 缩短临终患者的痛苦的生命时限

答案解析

PPT

第三节　死亡与安乐死的伦理问题

一、死亡及其伦理意义

（一）死亡的含义

死亡是一种生物学现象，是生命活动和新陈代谢的终止，是生命发展的必然结果，是不可抗拒的自然规律。医学家们从生物学的角度将死亡定义为"生命活动的终止，也就是机体完整性的解体"，并把死亡分为三期，即濒死期、临床死亡期和生物学死亡期。

（二）死亡的标准

1. 传统心肺死亡标准　心肺功能的停止，简称"心肺标准"。但是，心跳和呼吸的停止并非死亡的本质特征。随着现代医学的发展，种种维持生命的技术（如心肺复苏术）、仪器（如心脏起搏器、除颤器、呼吸机）、药物得以应用，使得很多呼吸、心跳停止的患者又重新恢复了生命；而现代心脏手术中，使用体外循环装置人为地阻断、取代人体的心肺循环也已屡见不鲜。这些让人们逐渐认识到，心肺功能的丧失并不一定意味着死亡，而传统的死亡标准已不符合现代医学的发展，必须寻找一种更科学的死亡标准。

2. 现代脑死亡标准　也称"哈佛标准"。在1968年召开的世界第22届医学大会上，美国哈佛医学院提出将"脑功能不可逆性丧失"作为新的死亡标准，即脑死亡标准，并提出了以下四条诊断标准。①不可逆的深度昏迷：即患者完全丧失了对外部刺激和身体内部需要的所有感受能力。②自主呼吸停止：即人工通气停止3分钟仍无自主呼吸恢复的迹象，即为不可逆的呼吸停止。③脑干反射消失：瞳孔对光反射、角膜反射、眼运动反射、吞咽反射、喷嚏反射、发音反射等一律消失。④脑电波平直。以上4条标准在24小时内反复测试结果无变化，并且排除体温过低（低于32℃）或刚服用过巴比妥类及其他中枢神经系统抑制剂等因素的影响，即可宣布其死亡，即著名的"哈佛标准"。

关于脑死亡的标准，目前尚有争议。在临床实践中，有些脑电波平直的患者又得到复苏，这给脑死亡提出了挑战。对于在现有的条件下如何判断死亡，很多国家选择接受哈佛标准，采取两个死亡标准共存。我国也采用两种标准共存的方式来确定死亡，即：呼吸、心跳停止；瞳孔放大固定；所有反射消失，整个身体处于松懈状态；脑电图显示脑电波平直。

👁 看一看

我国脑死亡标准的发展

2013～2014年，国家卫生和计划生育委员会脑损伤质控评价中心（以下简称中心）制定了《脑死亡判定标准与技术规范（成人质控版）》，在此基础上于2014年又制定了《脑死亡判定标准与技术规范（儿童质控版）》，从此中国有了自己的行业标准。为了相关工作更加科学、严谨，更加具有可操作性和安全性，中心以5年临床实践为基础，以病例质控分析结果为依据，以专家委员会、技术委员会和咨询委员会意见为参考，于2018～2019年修改完善并推出新版标准。

（三）脑死亡标准的伦理意义

1. 有利于科学判定死亡 一方面，能科学地鉴别真死与假死，避免用"心死＝人死"的标准误判假死状态的患者为死亡的现象，如服毒、溺水、触电、冻死等，避免因此放弃或延误抢救时机。另一方面，脑死亡之后，人的生命本质特征将会立即消失。众所周知，人与其他动物的根本区别在于人的社会性，即人的自我意识和社会角色，而人的大脑是人的意识产生的物质基础。脑死亡后，即使心跳和呼吸仍然存在，但作为人的本质特征——意识和自我意识则完全丧失，相当于这个人就不复存在了。脑死亡标准的确立更能说明人的生命的完全终结，因而更具科学性。

2. 有利于卫生资源分配更趋合理 随着科学技术的发展，使得进入脑死亡状态的人维持其呼吸、心跳已是不难做到的事情。但利用现代生命支持技术维持大脑不可逆转的、无意识的"植物人"的生命，是无价值的或者是负价值的，并且花费巨大。在我国卫生资源有限的情况下，浪费大量的人力、物力、财力去维持这种"植物人"的生命，是对有限卫生资源不合理、不公正分配的现象。执行脑死亡标准为终止徒劳、无效的抢救提供了科学依据，从而节省了有限而宝贵的卫生资源，有利于社会资源合理分配和有效利用，减轻家庭和社会负担。

3. 有利于开展器官移植 器官移植需要从死者身上摘取活的器官，摘取越早，新鲜度越高，移植后成功率越高。但若按照传统的心肺死亡标准，在实际临床工作中收集这种器官受到限制。供体器官的严重短缺，使得许多通过器官移植可以康复的患者失去了得救的机会。而若依照脑死亡标准对供体做出死亡诊断，则可以及时摘取有用器官或组织，应用于器官移植，从而更有利于器官移植的开展。这既对器官受体有益，又对器官供体（死者）有益。

4. 有利于社会精神文明建设 现行法律以心肺功能停止作为死亡判断标准，造成一些案件处理中出现合法但不科学的情况。脑死亡标准的确立，为法律处理相关问题提供了科学依据，有助于防止和正确处理此类医疗纠纷，正确实施法律。同时，脑死亡标准的确立有利于帮助人们摒弃消极、落后的传统观念，树立科学、务实的死亡观念，从而促进社会文明的进步。

二、安乐死及其伦理争论

（一）安乐死的含义

安乐死（euthanasia）一词源于古希腊文，本义是无痛苦的、幸福的死亡。现代护理伦理学认为，安乐死是指不治之症的患者在濒死状态下，由于其精神和躯体的极端痛苦，在患者本人和其家属的强烈要求下，经过一系列的法律、道德和科学程序，由医生鉴定及有关部门认可而采用医学的方法，让患者在无痛苦的状态下度过死亡阶段而终结生命的全过程。

（二）安乐死的发展现状

现代的安乐死开始于17世纪的西方国家，这个时期人们所讲的安乐死是指医生采取措施让患者死亡，甚至加速患者的死亡。从19世纪开始，安乐死作为一种减轻死者痛苦的特殊医护措施在临床实践中应用。进入20世纪30年代，欧美各国都大力地提倡安乐死，精神分析学派创始人——弗洛伊德就是以自愿安乐死的方式结束了自己的生命。随后，安乐死得到了越来越多人的拥护，他们成立了各种安乐死组织，并发起了各种关于安乐死的运动。20世纪20年代，英国率先开展安乐死大讨论，1935年又率先成立了自愿安乐死协会，并于1936年向其上院提出了关于安乐死的法案。1937年，瑞典出台了可以帮助自愿安乐死者的法律规定。1938年，美国成立了无痛苦致死协会。1944年，澳大利亚和南非也成立了类似的组织。安乐死在蓬勃发展的同时，却被纳粹德国当作杀人的工具，残杀了20多万无辜者。从此，安乐死声名狼藉，随后的几十年中，关于安乐死的讨论销声匿迹。

20世纪70年代，关于安乐死的运动重新兴起。1967年，美国成立了安乐死教育协会；1969年英国国会再度对自愿安乐死法案进行讨论；1972年，美国《生活》杂志就临终患者是否有权拒绝延长生命进行民意测验；1973年，荷兰成立自愿安乐死团体；1976年，日本、德国也成立了安乐死团体。20世纪70年代以来，关于安乐死的立法问题也受到了各国的重视。1976年，美国加利福尼亚州颁布了人类历史上第一个有关安乐死的法案——《自然死亡法》。1987年，荷兰就安乐死问题通过了有严格限制的法律条文，允许医生为身患绝症且主动提出要求的患者实行安乐死。2001年3月，荷兰上院通过了《安乐死法案》，荷兰成为世界上第一个使安乐死完全合法化的国家。随后，一些国家也出台了相关的法律，使安乐死合法化。

在我国，安乐死发展较晚，20世纪中叶才从其他国家传入我国。我国传统文化认为，生死是命中注定的，谁也没有权利去干涉别人的生死，因此，安乐死传入我国以后一直没受到广泛关注。直到1986年，我国首例安乐死案件（汉中案件）发生，才引发人们对安乐死的关注。1988年，我国在上海举行了首次"安乐死学术讨论会"，讨论安乐死在我国实行的可能性和可行性。1992年，33位人大代表联名提案，要求对安乐死立法。随后，又有代表多次提案对安乐死立法，但得到的答复都是时机不成熟。甚至到2019年，第十三届全国人大常委会第十次会议上，还有多位人大代表建议将安乐死写入《民法典》人格权编。近年来，随着社会的进步、受教育水平的提高，人们的观念也在发生着改变，对于安乐死的认知度和赞同度越来越高，减少死亡的痛苦、维护生命末期的尊严成为人们的期盼，越来越多的人希望安乐死在我国合法化。

（三）安乐死的类别

根据划分方法的不同，可将安乐死分为不同的类型。

1. 主动和被动的安乐死 即根据安乐死执行方式的不同进行分类。①主动安乐死：又称积极安乐死，是指对治愈无望、在肉体和精神上遭受极端痛苦的患者采用药物或其他主动的手段促进患者生命的结束，让其安然死去。此种行为在法律上被认为是有意的、有计划的蓄意谋杀。护理人员绝对不能参与这样的行为，即使是在医师的指示下进行，也同样会构成故意杀人罪。②被动安乐死：又称消极安乐死，是指医务人员应患者或家属请求，不再给予积极治疗，而仅仅给予减轻痛苦的适当维持治疗，听任患者自然死亡。

2. 自愿和非自愿的安乐死 即根据患者同意方式的不同进行分类。①自愿安乐死：患者本人要求安乐死，或者有过或表达过同意安乐死的愿望。②非自愿安乐死：对那些无行为能力的患者，如婴儿、脑死亡者、植物人等，本人无法表示自己的意愿，而由家属或其他有关人员提出实施安乐死的建议。

（四）安乐死的伦理争论

在世界各国的法律中，除了荷兰和比利时宣布安乐死为合法之外，其他国家都将安乐死视为非法。

从法律角度看，安乐死的执行在大多数国家是不被许可的。但是，这在道德上是否合理呢？作为一种人为结束他人生命的行为，安乐死从来都备受争议，主要有以下三方面的观点。

1. 赞成安乐死的观点

（1）符合患者利益　安乐死的对象仅限于濒临死亡且痛苦不堪的患者，其死亡已不可避免，其生命质量和价值已经失去，实施安乐死可解除其肉体和精神上的痛苦，让其安详且有尊严地离世，符合人道主义原则。

（2）避免社会资源的浪费　安乐死不仅可以减轻患者亲属的精神和经济负担，把其从无意义的经济和身心消耗中解脱出来，还可以将有限的卫生资源用于可救治的患者和卫生保健，充分发挥资源的效率和效益。

（3）尊重患者对于死亡方式的自主权　自主自愿的安乐死亡应该成为有意识的成年人的权利之一，这种自主权应得到社会和法律的保护。

2. 反对安乐死的观点

（1）不符合医务人员的职责　救死扶伤是医务人员的天职，而给予人以死亡与医务人员的职责不相符合。积极安乐死接近于故意杀人，这显然违背了人道主义原则，易使医务人员在医疗实践中产生角色混淆。

（2）妨碍医学科学的发展　医学科学是不断发展的，没有永远根治不了的疾病，现在的不治之症可能成为将来的可治之症。认为绝症不可救治就不治，在一定程度上将不利于医学科学的进步。

（3）容易引发社会问题　安乐死为某些不法之徒提供了拒绝履行赡养义务或谋取遗产的机会，这将导致严重犯罪，扰乱社会秩序。它的实施还可能导致重病患者和老人产生消极的人生态度，成为家庭和社会的不安定因素。此外，其容易让患者或家属对医务人员产生草率以及不负责任的忧虑，削弱医患间信任合作的基础。

3. 有条件赞成安乐死的观点　安乐死涉及医学、哲学、社会舆论，关系到患者、家属、医务人员及整个社会，实行安乐死应该规定严格的条件。

（1）有利条件　安乐死的实施必须对患者有利，符合患者的最佳利益，这是最基本的条件。安乐死的对象只能是那些身患不治之症，且濒临死亡，肉体和精神饱受巨大痛苦，生命质量和生命价值已经丧失的患者。而安乐死的目的只能是帮助患者平稳、安详和无痛苦地走向人生的终点，而非其他目的。

（2）自主条件　安乐死必须是由患者本人在神志清醒时反复多次要求，并以书面的形式提出自愿死亡，且患者在提出书面申请时，除了应得到家属同意签字外，还应邀请律师作为见证人或者邀请公证人员现场公证。

（3）恰当条件　医院应成立专门的伦理委员会，对患者给出"不治之症"和"临近死亡"的讨论结果，以便把错误降到最低；安乐死的实施者必须是获得国家专门授权的医生；只能采取被动安乐死的方式等。

三、死亡教育伦理

（一）死亡教育的含义

死亡教育是指帮助人们在面对（他人和自己）的死亡时寻求良好的心理支持，其实质是帮助人们认清生命的本质，让人们接受生命的自然规律，能够正确、科学地认识死亡，树立正确的生死价值观。

（二）死亡教育的伦理意义

1. 有利于人们正视死亡、尊重死亡　死亡教育能使人们从观念上接受死亡，认识到死亡是每一个个体存在的终止，是每个人都无法逃避的现实，从而对死亡有所准备，以科学的态度正视它，珍爱生命，提高生活质量。死亡教育在表面上是在谈论死亡，但实质上是在探讨人生、阐述生命的意义。生命是神圣的，生命过程是对人生价值和意义的深刻体验。

2. 有利于克服恐惧心理，坦然面对死亡　死亡教育是揭开死亡的神秘面纱，增进人们对死亡现象与本质的认知，打破对死亡话题的禁忌，能直言不讳地谈论有关死亡的问题，引导人们坦然地接受自我或至亲的离世，以减轻或消除失落、悲伤、恐惧等不良情绪。死亡教育一方面有利于患者真实表达内心感受，并得到家属的支持，认识到自己的价值意义，保持平衡的状态及健全的人格；另一方面给予家属以慰藉、关怀和悲痛疏导，帮助死者亲属的心理得以平衡，坦然接受亲人死亡的事实。

3. 有利于提高临终关怀的服务能力　护士与临终患者及家属接触最多，是直接面对死亡、处理死亡的人，死亡教育能使护士具有科学的死亡观，进而帮助临终患者及其亲属，有利于提高临终关怀的服务质量。

4. 有助于解决安乐死等伦理难题　植物人、脑死亡、器官移植、安乐死等问题之所以成为目前医学伦理学上的争议，是因为它涉及人们对生死的态度、价值观等相关问题。因此，死亡教育能够促进科学的生死观与生命价值观的养成，有助于达成社会共识，以解决伦理难题。

四、尸体料理伦理

（一）尸体料理的含义

尸体料理是指患者死亡后，护理人员对死者尸体进行的料理，其目的是保持尸体清洁无味、五官安详、肢体舒展、位置良好、易于鉴别。尸体料理是对临终患者实施整体护理的最后步骤，也是临终关怀中的一项重要内容。护理人员对死者进行良好的尸体料理，不仅体现了医务人员对死者的负责与尊敬，也是对亲属的极大安慰。

♥ 护爱生命

各医学院校将自愿捐赠的遗体尊称为"大体老师"，目的是告诉学生，这些"大体老师"不是可以随意"宰割"的冷冰冰的尸体，而是有血有肉的"先生"，学生应该像尊重其他老师一样尊敬他们。值得注意的是，学校花费巨资，采用国际上最先进的遗体处理方式，令死者保持原有容貌，就是为了让学生觉得这些"大体老师"只是处于麻醉状态而已，操刀时需手下留情。当一名自愿捐赠遗体的捐赠者去世后，学校会将捐赠者个人的生平事迹和生活照片张贴到解剖台及解剖室外的走廊上，让学生们缅怀和瞻仰，这很好地体现了学校的医学人文精神，即尊重生命、关爱生命。

（二）尸体料理的伦理规范

1. 严肃认真，一丝不苟　在尸体料理中，护理人员应始终保持对死者尊重的态度，严肃认真地按操作规程进行护理，务必做到严肃、认真、及时、细致，整个操作过程应动作敏捷果断，不拖延时间，以防尸体僵硬造成护理上的困难。在做完尸体护理后，不能随便摆弄或暴露尸体，更不能麻木不仁、熟视无睹，甚至在尸体旁谈笑风生、嬉笑打闹。

2. 隐蔽护理，避免影响　在尸体护理中，护理人员除对死者负责外，还应对他人、对社会负道德责任。在条件允许的情况下，患者临终前应移至单间病房，既可以更好地进行临终关怀和尸体料理，也可避免惊扰其他患者和减少对整个病房的恶性刺激；如果病房紧张，则应设置屏风遮挡，以减轻同病房患者的紧张情绪。遇到传染病患者死亡，其尸体护理必须按照消毒隔离常规进行，病房及死者用物应给予彻底消毒，以防止传染病的传播。

3. 妥善处理，做好交接　护理人员应具有法制观念，并抱着对死者及其家人负责的态度，妥善保管和处理遗嘱、遗物。对遗嘱的内容要慎言，为患者保密是护理人员的责任，包括患者死后。对死者的遗物认真进行清点后再交给家属，若家属不在，应由 2 名护士进行清点、登记后交专人保管，然后通知家属认领。

4. 劝慰家属，真诚安抚　面对死者家属悲痛欲绝的哭，我们应理解他们此时此刻的心情，并给他们适当的机会，让他们发泄心中的悲痛。适时、耐心、真诚地进行劝慰，让他们尽早从悲痛中解脱。也可鼓励死者家属参与尸体料理，让其有机会亲手为亲人做好最后一件事，了无遗憾地送走自己的亲人，从而尽早地从悲痛中解脱。

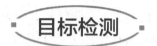

答案解析

一、单项选择题

1. 临终关怀的伦理意义不包括（　　）

　　A. 体现人道主义精神　　　　　　　　　　B. 体现生命神圣、质量和价值的统一

　　C. 缩短患者生存时间，节约卫生资源　　　D. 彰显人类文明的进步

　　E. 有利于卫生保健体系的进一步完善

2. 下列符合临终护理伦理规范的做法是（　　）

　　A. 优先考虑临终患者家属的权益　　　　　B. 尽力满足临终患者的生活需求

　　C. 帮助临终患者抗拒死亡　　　　　　　　D. 满足临终患者结束生命的要求

　　E. 建议临终患者选择安乐死

3. 临终患者经历的心理过程不包括（　　）

　　A. 否认期　　　B. 协议期　　　　C. 愤怒期　　　　D. 抑郁期　　　　E. 绝望期

4. 临终患者否认期的心理反应为（　　）

　　A. 患者忧郁、悲哀，甚至有自杀念头

　　B. 极度疲乏、表情淡漠、嗜睡

　　C. 患者心理不好，对医护人员发脾气

　　D. 患者不承认自己的病情，认为"不可能"

　　E. 患者配合治疗，想尽一切办法延长自己的寿命

5. 在不同的安乐死实施方式中，最容易产生争议的是（　　）

　　A. 被动自愿安乐死的实施　　　　　　　　B. 主动自愿安乐死的实施

　　C. 被动非自愿安乐死的实施　　　　　　　D. 主动非自愿安乐死的实施

　　E. 任何一种安乐死的实施

6. 对患有不治之症且濒临死亡而又极度痛苦的患者，停止采用人工干预方式抢救而缩短患者痛苦的死亡过程称为（　　）

　　A. 医生助死　　B. 主动安乐死　　C. 被动安乐死　　D. 自愿安乐死　　E. 非自愿安乐死

7. 下列不属于死亡教育伦理意义的是（　　）

　　A. 有利于人们树立正确的人生观　　　　　B. 有利于人们树立正确的价值观

　　C. 有利于临终患者克服恐惧　　　　　　　D. 有利于患者的康复

　　E. 有利于提高临终关怀的服务能力

8. 首先提出脑死亡标准的国家是 （ ）

    A. 美国   B. 澳大利亚   C. 英国   D. 法国   E. 荷兰

二、综合问答题

1. 重症患者护理伦理规范是什么？

2. 尸体料理的伦理规范是什么？

三、实例解析题

患者，刘某，男，44 岁，消化科护士。因胃癌术后复发住院。患者 3 个月前因胃癌住院手术，术中发现有淋巴转移，故行根治手术，手术顺利。现又因腹部肿块第二次住院手术，术中发现腹腔内癌瘤广泛转移，癌块与腹主动脉粘连，无法切除而关腹。不久，患者出现血便、血尿，而且少食、呕吐，疼痛难忍。患者要求身为同事和朋友的主管医生张某给予其安乐死，而患者唯一的女儿则表示，父亲一生帮助了许许多多的患者，要不惜一切代价抢救。

请问：对此，主管医生张某应如何决策？

（李明芳）

书网融合……

重点回顾

微课

习题

第七章　护理伦理教育、修养与评价

学习目标

知识目标：

1. **掌握**　护理伦理修养的培养；护理伦理评价的方式。
2. **熟悉**　护理伦理教育的特征；护理伦理评价的标准和依据
3. **了解**　护理伦理教育、修养与评价的含义；护理伦理评价的作用。

技能目标：

能正确运用合理的途径和方法提升护理伦理修养，处理护理实践中的伦理问题。

素质目标：

将提升护理技能与提高护理伦理道德素质相结合，并贯彻护理实践，提升护理质量。

📖 导学情景

情景描述： 在疫情防控持久战中，我们不止一次听到这样的报道：某年某月，某地一名护士已怀孕 9 个月，却始终坚守在抗疫一线。媒体在报道这些事迹时，用的多是"感动""巾帼不让须眉"这样的称赞，但也引发了网友的热议。有网友认为"是要照顾患者没错，但这不意味着要牺牲医护人员"；还有网友提出疑问：大肆宣扬一个怀孕 9 个月的孕妇，是不是一种对所有孕妇与医务人员的道德绑架呢？

情景分析： 此案例中，护士在抗疫中将自己的身体健康置之度外，心系患者，为早日战胜疫情贡献自己的力量，表现出较高的职业道德修养。

讨论： 1. 请结合上述抗疫战士的事迹，谈谈护理伦理修养的重要性。

　　　　2. 请结合此案例中网友们的不同观点，分析护理伦理评价的方式。

　　　　3. 请谈谈护理伦理修养的境界。

学前导语： 护理工作是医疗卫生工作的重要组成部分，而护理工作质量在很大程度上取决于护理人员的专业技术水平和职业道德水平。护理伦理教育、修养与评价对护理人员的专业技能和职业道德水平的提升有着至关重要的作用。在护理伦理教育、护理伦理修养提升、护理道德评价三方面的共同作用下，我们将会提升护理队伍整体质量，构建和谐的护患关系，推进健康中国建设。

第一节　护理伦理教育

PPT

一、护理伦理教育的含义与特征

（一）护理伦理教育的含义

护理伦理教育是运用系统严格的护理职业伦理知识，根据护理伦理理论、原则和规范的要求，对护理人员进行教育、磨炼和陶冶的过程，是有组织、有目的、有计划、有步骤地对护理人员进行系统的道德灌输、施加道德影响的活动。

医学伦理的核心理念与职业道德规范密切相关，且能体现医护单方面德性价值。护理伦理教育属于为实现护理职业规范的德性升华而开展的思想政治工作范畴。护理伦理教育的本质在于通过教育灌输，促使外在的护理道德规范内化成为护理人员的职业信念和行为习惯，提升其职业道德品质。

（二）护理伦理教育的特征

护理伦理教育属于职业道德教育的一种，除了具有职业道德教育的一般特征外，还有其自身独特的特点。

1. 护理伦理教育的理论性和实践性　护理伦理教育既不局限于护理专业学生在校期间单纯的护理伦理理论层面的教育，也不局限于实习期间或工作期间单纯的实践技能层面的教育，而是属于理论与实践相结合的综合素养教育。因此，护理伦理教育是理论联系实际的过程，护理伦理教育与护理实际工作不可分割。一方面，不同科室的护理职业生活，会由于护理对象、护理手段的差异，而有其特殊的道德要求；另一方面，护理人员从事护理工作时的各种具体表现都是内心世界和职业道德品质的表现，如：言谈是否文雅有致，举止是否端庄大方，态度是否热情竭诚等。从细微之处见精神，透过这些职业生活中的具体表现，恰当、有分寸地进行护理伦理教育，点滴入心田，能收到"积善成德"的功效。

2. 护理伦理教育的显性和隐性　高尚护理职业道德品质的形成，不是仅靠单一的途径和某一种形式就能够生效的，而必须注重护理伦理教育的显性教育和隐性影响相结合，既要重视课程教学直接外显的显性教育，也不能忽略护理人员学习的各个阶段间接内隐的隐性教育。通过各种途径、各种形式，进行多侧面的护理伦理教育，才能提高广大护理人员的职业道德水平。例如，通过卫生管理、美化环境，营造干净整洁的工作氛围；通过业务检查、评先表彰等，激励争先创优，增强医护人员的责任心；开展"为患者做好事""说好第一句话"等活动，改善医护人员与患者的关系。护理伦理教育渗透在医护行业的各个领域中，既包括传授医德知识，也包括陶冶情感、训练行为习惯、锻炼意志等。

3. 护理伦理教育的长期性和渐进性　树立正确的护理道德认识、陶冶高尚护理道德情操、锻炼坚强的护理道德意志，绝不是临时措施，而是一项长期持久的工作。护理人员的职业素质的形成有着自身的规律，职业道德情感和道德信念有一个不断积累、增强的过程，护理道德认识的树立也是由浅入深、由片面到全面的过程。护理职业道德习惯也是在护理实践中逐渐养成的。所有的护理人员都是在护理实践过程中通过客观上的引导和主观上的努力，使医护道德品质逐渐形成和完善的。因此，护理伦理教育是一项长期的战略任务，必须持久、分阶段、循序渐进地进行。

二、护理伦理教育的原则和方法

（一）护理伦理教育的原则

护理伦理教育的原则主要指护理伦理教育过程中应遵循的准则，即组织实施护理伦理教育的基本要求。

1. 理论与实践相结合的原则　护理伦理教育中的理论和实践相结合的原则是指教育过程中要把护理伦理观念和道德规范的教育与参加社会生活的实际锻炼结合起来，把提高受教育者的思想认识与培养伦理道德行为习惯结合起来，使他们言行一致。护理伦理教育要做到在提高受教育道德认知的同时，注意与培养道德行为和习惯相结合。因此，护理伦理教育既要系统灌输护理伦理学的基础理论和基本知识，培养护理人员的道德意识，又要注意运用护理伦理学的基本理论去分析和解决护理实践中的伦理问题，做到理论与实践相统一。

2. 因人施教原则　在护理伦理教育过程中，应从受教育者的实际情况出发，依据个体差异，有的放矢地进行施教。①护理伦理教育的内容要适合护理人员的知识层次和接受能力。要打破千篇一律的"样板化"教育管理模式，根据测试和考核的结果来分层次制定教育目标，对不同类别的护理人员"量身定做"教育内容。②必须考虑每个护理人员的个性特征，保持教育的针对性。若把教育作为一种活动来理解，其价值主要展现为受教育者身心发展需要的满足。每个人的性格、修养、气度等情况都不尽相同，其身心发展需要也不同。因此，护理伦理教育只有采取个性化的伦理道德教育，才能收到良好的效果，体现更大的价值。

3. 正面引导原则　正面引导就是要坚持用正确的理论、事实和榜样等来影响受教育者，疏通其思想障碍，引导其通过自己的思考、体验和实践等不断进步。要贯彻好这一原则，应注意以下几方面：①在护理伦理教育过程中，教育者应坚持以正面教育为主，注意与受教育者进行心理沟通。②应循循善诱、以理服人、以情动人、启发自觉，将护理伦理道德原则、规范转化为实际行动。③以真诚、信任的态度帮助护士调动其自身的积极因素，为其护理品质的形成指明方向，且对其正确的思想行为给予肯定及赞赏。

4. 情理相融、法德共济原则　情即动之以情，其基本要求是尊重、理解、爱护、关心；理即事物的发展规律及人应遵循的行为准则。情和理是相对的，又是相融的，通情才能达理。

护理伦理教育既要运用卫生法律法规对护士进行教育，又要运用道德原则和规范对护士进行教育，重视情感教育的作用。①在护理伦理教育中，教育者要宣传、讲解法律法规的相关知识，增强护士的法律意识，以便在护理实践中维护护患双方权益，有效防范医疗事故的发生，提高护理质量。②宣讲护理伦理道德原则和规范，增强护士的伦理意识和责任感，使之自觉履行道德义务，全心全意为患者服务。③处理好知识、情感以及法律三者之间的关系，将法律的约束力渗透到日常教育和护理工作实践之中，潜移默化地影响受教育者的言行。

练一练

多项选择题

下列符合护理伦理教育原则的行为是（　　）

A. 某医院定期组织宣讲护理相关法律法规知识

B. 儿科护士小王工作时过于急躁，护士长周末邀请她逛街顺便谈心交流，耐心引导其改进工作

C. 某医学院校经常组织护理专业学生前往周边养老院开展志愿服务活动，在相关部门的允许下带领学生为老年人提供测量血压等基础检查

答案解析

D. 某医院鼓励护士业余时间自编自导自演以和谐护患关系为主题的话剧节目

E. 护士李某性格开朗，喜欢与患者谈笑聊天，逗患者开心，科室认为此行为严重影响工作纪律，对其进行通报批评

（二）护理伦理教育的方法

1. 理论教育　培养和塑造护理人员优良的道德品质，必须正面灌输系统的护理伦理学知识，讲清道理、以理服人、启发自觉。医护人员通过对医德准则、规范的长期学习、认识和体验，才能形成与其相适应的德性、和谐、价值三位一体的现代思想道德核心观念，在内心逐步形成鉴别善良与丑恶、光荣与耻辱等是非的标准。在护理伦理理论教育过程中，教育者要积极做疏通引导工作，沟通感情、以情动人、循循善诱，发扬民主，尊重、信任受教育者，与之达到思想一致、产生共鸣，使受教育者能从内心深处接受正确的道理。理论教育可给护理人员提供高尚的精神支撑，使其在护理实践中随时

主动地调整自己的行为，其职业活动就处于一种道德的约束与自律之中，这样，在与患者及同行的接触交往中，才能够抵制不良社会风气的干扰，全心全意地为患者服务。

2. 榜样示范 榜样或先进典型集中体现着一定时代的道德要求和社会所要求的道德水准。榜样具有说服力、感染力和号召力，医护类道德榜样是医疗卫生行业的先进典型，在推动医德建设中有很强的示范、激励、推动和导向作用。在构建和谐护患关系中，树立护理人员道德榜样是一个非常有效的途径。教育者要善于利用古今中外护理道德先进典型，并挖掘受教育者周围的模范人物的优秀事迹，以多样化的形式宣传医护道德榜样，使护理人员受到感染和熏陶，产生共鸣，激发其仿效之情。在制度层面上，对接健康中国战略，充分调动各方力量，为医护类道德榜样作用的发挥保驾护航。此外，在教育过程中，教育者要以身作则，言传身教，发挥表率作用。

3. 多学科渗透 这主要是针对护理专业高校学生的护理伦理教育过程中的方法运用问题。首先，思想政治理论课、心理健康教育等课程与护理伦理课联系紧密，尤其要注意把护理伦理教育的相关内容有侧重地寓于思想政治理论课教学之中。例如，围绕理想信念、中国精神等内容的教学，有意识地渗入"护士的品格""护士的道德理想"相关内容，增强了教学的针对性和受教育者的角色意识。其次，要将护理伦理的重要理论和基本原则渗透到其他专业课程的理论和实践教学中，并通过考核的形式加以强化。内、外、妇、儿科护理学等护理学主干课程内容与护理伦理学课程有很多相互渗透的内容，如心理护理与护理伦理学有密切关系。关爱是护理伦理的核心概念，护士如果没有关爱之心，对待患者的痛苦无法感同身受，那么心理护理就很难做好。

4. 环境熏陶 环境可以改变人、影响人、塑造人。良好的环境氛围是一种外在的精神力量，能够促进护理人员控制和调节自己的行为。应构建别具特色的文化环境，处处彰显医护文化所具有的特色和魅力。医学类高校以及医疗机构等都可营造被深厚医学文化包围的环境氛围，在硬件建设方面突显医学文化特色，如：建南丁格尔、白求恩、李时珍、孙思邈等医学名人塑像，建医学名人文化长廊，介绍历史上的及现代的医学、护理巨匠，以此进行医学文化熏陶。在学生的第二课堂以及医院护理人员的实践活动中融入护理职业道德精神，充分发挥文化育人的重要作用，通过学术交流、文娱活动等方式延伸护理伦理教育。一个好的集体环境的熏陶，能激发出受教育者对护理职业的神圣感，增强护理伦理素养培育效果。

三、护理伦理教育的意义

（一）有利于培养全面、合格的护理人才

一名合格的护士，既要具备扎实的护理理论知识和精湛的护理技术，也要有高尚的护理道德品质。系统、专业的护理伦理教育，能为护士的全面发展和成长提供可靠的路径。护理人员在职业生涯中，如果没有高尚的职业道德品质，则难以通过最基本的考验，很难做到全心全意为患者服务，甚至可能给患者和社会带来极大的危害。但护理道德品质不是先天就有的，是护理人员在学习和工作中，通过接受护理伦理教育以及个人的学习、修养逐步形成的。因此，护理伦理教育是培养合格护理人才的必要手段。开展护理伦理教育，能指导护理专业学生认识并掌握护理职业基本道德规范，并能够以此对自我行为进行衡量和批判，提升自身的专业能力和职业素养。

（二）有利于改善医患关系

护理服务与患者的接触具有连续性、直接性、具体性，通过优质的护理服务可以与患者搭起相互理解、相互信任的桥梁，在构建医患关系中起着重要作用。护理活动实施得好，医患关系表现得相对更为和谐。因此，加强护理人员的伦理教育，树立护理人员正确的思想道德观，对改善医患关系有着十分积极的作用。如：通过护理伦理教育，培养护理人员整体护理理念和娴熟的护理技能，从而提供

细致优质的护理服务，给患者带来亲切感、安全感，能增强患者的信任感。

（三）有利于提升医疗服务质量

由于医务工作的对象是患者，且人是有思想的、感性的，若想成为一名优秀的护理人员，不仅要具备熟练的护理技能水平，同时还要具备友善的人文关怀和高尚的道德情操。护理伦理教育的开展，有助于护理人员责任感的加强，有利于促进其道德情感的养成，从而将专业技能和职业道德有机结合，培养较好的职业素养。这样，护理人员才能做出正确的医疗决策，维护医疗职业道德规范的严肃性和权威性，实现医疗质量的提升。护理专业的大学生在校学习期间，不仅能够深入而全面地了解专业知识，同时有着良好的契机能养成职业素养，专业理论知识的学习和职业道德教育同样重要。

（四）有利于促进医疗卫生事业的改革和发展

医护道德观念的更新和发展是医疗卫生事业改革的重要组成部分，新的医护道德观念一旦形成，会能动地反作用于社会。随着医学技术的飞速发展，护理领域也发生了突破性的变革，特别是医学新技术的发展给护理工作带来了新的机遇和挑战。对护理人员加强护理伦理教育，有助于破除不合时代要求的医护道德观念，培养和传播新的医护道德观念，为卫生事业改革的顺利进行提供有力的思想支持。持之以恒的护理伦理教育，能培养护理人员坚强的毅力、顽强的意志、团队精神和为护理科学发展而奋斗的决心和勇气，提高为人类健康服务的责任感，增强发展护理科学的动力，不断提高护理科学发展水平。

第二节　护理伦理修养

PPT

自古以来，我国非常重视个人修养，强调通过提升自我修养达到一定的道德境界，追求人格完善。良好的护理伦理修养，是从事护理工作最基本的职业要求，也是满足患者健康需求、提高护理质量、防范工作失误最基本的条件。

♥ 护爱生命

5 月 12 日为国际护士节，是为了纪念近代护理的创始人——英国护士弗洛伦斯·南丁格尔而设立的。世界各地每年举行国际护士节纪念活动，铭记南丁格尔在护理事业发展中的业绩和贡献，倡导和弘扬无私奉献、救死扶伤的人道主义精神，激励广大护士秉承光荣传统，为促进患者康复、减轻痛苦，为增进人类健康，尽心尽力、尽职尽责，以"爱心、耐心、细心、责任心"对待每一位患者。南丁格尔曾说过："护理工作是平凡的工作，然而护理人员却用真诚的爱去抚平患者心灵的创伤，用火样的热情去点燃患者战胜疾病的勇气。"护士面对的是有思想、有感情的患者，要带着最大的职业涵养去理解患者的痛苦。从事护理工作不仅需要精湛的技术，更需要护士有高尚的道德情操，只有将护理技术与护理伦理修养结合统一，才能做到动作敏捷、头脑冷静、思维清晰、紧张而有秩序地工作，才能提高操作和救治效果，进而减轻患者的痛苦，提高护理工作质量。

一、护理伦理修养的含义与特点

（一）护理伦理修养的含义

修养指人的综合素质，体现在日常生活中的待人处事、言行举止上，包括科学文化知识、艺术、思想等方面所达到的一定水平，也指高尚的品质和正确的待人处世的态度。修养不仅是展示给别人的一种气质，更是人的一种内在涵养。

护理伦理修养是护理人员在长期的护理工作中，按照护理伦理原则和规范要求，经过学习、自我教育、磨炼、涵养和陶冶，为提高自己的护理实践能力，在各方面进行自我教育和自我塑造，逐渐提升护理道德品质的过程。护理伦理修养是护理人员实现自我完善的必由之路。

（二）护理伦理修养的特点

1. 自觉性　无论是护理伦理理论修养、意识修养，还是行为修养，主要是护理人员个人的活动，依靠的是个体的高度自觉性。同时，修养的过程存在着善与恶两种伦理道德观的斗争，需要发挥个体的主观能动性，自觉地趋善避恶、扬善抑恶。自觉性决定护理人员道德水平的高低，是护理伦理修养是否成功的关键。

2. 实践性　护理伦理问题产生于护理实践，需要在实践中加以鉴别和处理。只有在护理实践中，在同患者、其他医务人员、社会实际的关系中，才能发现行为的善恶，从而做出护理伦理判断。所以，只有在护理实践中通过锻炼和修养，才能形成高尚的道德品质。

3. 艰巨性　护理伦理修养是一个长期的、曲折的过程，是艰苦磨炼的过程，是思想上除旧布新的过程，因此绝不会一帆风顺，会遇到阻碍，也会出现反复。修养没有终点，任务艰巨，护理人员必须活到老、学到老。

二、护理伦理修养的境界

境界是指事物的水平高低或程度深浅，而护理伦理修养的境界是指一个护理人员经过医护道德修养所达到的护理道德水平状况或高低，体现的是护理人员的伦理修养所达到的程度和水平。护理伦理修养的境界属于道德境界范畴，有着不同的层次和等级，大体上可划分为极端自私自利的境界、追求个人正当利益的境界、先公后私的境界以及大公无私的境界。

（一）极端自私自利的境界

这是不道德的境界。这种境界的护理人员把满足私利作为一切行为的出发点，在处理工作时，唯利是图，没有奉献精神，只做对自己有利的事情，甚至为一己私利而做出损人利己的行为；责任心不强，对患者态度恶劣，不关心患者的情况。处于这种以医谋私境界的人虽然为数很少，但是影响恶劣。道德是一种向善的规范，是人的社会本质的必然体现，彻底的、极端的利己主义肯定是为道德修养所唾弃的。

（二）追求个人正当利益的境界

这是一种初始道德境界，在护理伦理修养目标中，属于低层次的护理道德境界。这种境界的护理人员单纯将护理职业作为谋生的手段，处理工作时先考虑个人利益，但不做损人行为，不是极端自私。这类人员虽遵纪守法，但是责任心在总体上也不够强，且思想不稳定，当集体利益与个人利益发生冲突时，常是以个人利益为先。因此，这种伦理修养境界也被称作先私后公的境界，这类人群需加以引导，帮助其向更高的层次迈进。

（三）先公后私的境界

这是一种基本道德境界。这种境界的护理人员能够为己利他，在处理工作时先公后私、先人后己，注意自己的一言一行。这类人群能正确处理个人与医院、社会的关系，把患者利益、社会利益放在自己利益的前面，工作中认真负责、关爱患者，并懂得顾全大局，不斤斤计较，愿意多做贡献。这种境界是符合护理工作需要和社会发展需求的，有利于良好护患关系的形成，也是护理伦理修养的基本要求。目前，大部分护理人员都具备了这种修养境界，先公后私已构成我国护理队伍的主体精神。

（四）大公无私的境界

这是护理伦理修养境界的最高层次。这种境界的护理人员具有高尚的道德品质和良好的道德修养，他们能够为了患者利益、社会利益无私奉献，能够急患者之所急、痛患者之所痛，工作中不怕脏、不怕苦，不计个人得失，为了患者甘愿承担风险，是一种忘我、无私、不计回报的高尚境界。这类人群占护理队伍中的少数，但都是精英，是推动医护事业发展的重要力量。古今中外很多著名的医护前辈都达到了这种境界，如白求恩、孙思邈、南丁格尔等。再如，奋战在抗疫一线的最美逆行者们，也具备极高的护理伦理修养，从他们身上可以看到医疗卫生事业的未来和希望，是广大医务工作者垂范效仿的榜样，是社会所倡导和弘扬的崇高医德典范。

👁 **看一看**

杏林春暖

扶贫济困、施医赠药是我国历代名医的优良传统。三国时名医董奉，籍福建，侨居庐山，是一位医术精湛、医德高尚的民间医生，他为人治病不收诊金。凡重病患者，治愈后，在其房前屋后种植杏树5株，轻病者种1株，作为酬谢。数年之后，种杏10余万株，郁然成林。杏熟易谷，用以救济贫苦患者。后世以"杏林春暖""誉满杏林"为医林佳话。

三、护理伦理修养的培养

修养不是与生俱来的，而是从后天的教育、生活中汲取的，良好的护理伦理修养要从护理专业学生入校时就开始培养。崇高的护理伦理修养境界，离不开长期、系统的护理伦理修养的培养。

（一）加强学习

学习是提升护理伦理修养的前提。要提升护理伦理修养，必须要自觉加强学习。

1. 学习思想道德理论知识 学习思想政治理论知识，掌握党和国家关于医疗卫生事业的规章制度、方针政策等，树立崇高的职业理想信念，树立正确的世界观、人生观和价值观，依照护理伦理的原则和规范来做人做事；学习护理道德思想和先进事迹，获得对医德理论、原则、准则的感知、理解并接受，从不自觉到自觉，从不系统到系统懂得护理伦理的基本原则和内容，懂得护理道德修养的高尚与自身的缺陷，培养职业情感，从而增强履行护理人员职业道德义务的自觉性。

2. 学习科学文化知识 要想成为一名合格的护理人员，达到崇高的护理伦理境界，让患者信任和满意，自然离不开扎实的专业知识和高超的护理工作技能。要将书本知识转化为自己的思想，进而指导自己的行为，成为知荣辱、识大体、懂道理的护理人员。

（二）坚持实践

护理道德实践是提升护理伦理修养的根本途径。护理伦理修养水平的高低要通过具体的实际行为来体现。首先，将丰富的护理专业基础理论知识付诸实践、服务患者，是提升护理质量的基础和必要条件，也是减少操作失误、提升业务能力水平所必需的过程。其次，正确的护理伦理道德观念的形成需要在临床实践中反复强化。通过各种实践，才能达到护理道德修养的理论与实践相统一、护理人员言与行相一致的目的。投身实践，方能感悟生命、感悟生活、感悟社会，以提升判断是非的能力和解决问题的能力，从而将护理伦理原则贯穿整个护理临床过程。

（三）自我约束

护理人员的自我约束，就是对自己的言行有意识地进行控制和管束，使之符合护士职业道德的要求。自我约束包括思想、情绪、言语各方面，其中，思想上的自我约束决定着其他方面的自我约束。古人云："吾日三省吾身"。护理人员在繁忙之余，要重视自省、善于自省，严格自律，按照法律、法规的要求约束和规范自己的行为。①认真贯彻国家的基本路线及方针政策，不做有悖护士职业道德的事。②在守法、护法的同时，要有理、有利、有节，既要防止浅尝辄止应付差事，又要防止过犹不及，影响工作的实际效果。③应该具有强烈的责任感和事业心，工作态度端正，严格遵守护士职业道德规范，认真执行各项护理制度和技术操作规程，准确及时完成各项护理工作，避免差错事故和法律纠纷的发生。④要能够平等待人，善于听取不同意见，同时告诫自己保持振奋向上的精神状态，努力把本职工作做得更好。

👁 **看一看**

慎独

慎独：在独处中谨慎不苟。语出《礼记·大学》："此谓诚于中，形于外，故君子必慎其独也。"三国时期魏国曹植《卞太后诔》："祇畏神明，敬惟慎独。"宋代彭乘《续墨客挥犀·陶穀使江南》："熙载使歌姬秦蒻兰衣弊衣为驿卒女，穀见之而喜，遂犯慎独之戒。"《官场现形记》第二十回："我们讲理学的人，最讲究的是慎独工夫，总要能够衾影无愧，屋漏不惭。"李劼人《大波》第一部第一章："在这种不开通、不文明的地方，身当人师的人，那敢不慎独？"

（四）注重慎独

慎独是加强护理伦理修养的传统方法。古人云："君子慎其独也""古之成大器者，无不慎独"。《礼记·中庸》中有"道也者，不可须臾离也，可离非道也。是故君子戒慎乎其所不睹，恐惧乎其所不闻。莫见乎隐，莫显乎微，故君子慎其独也。"这种修养方法强调，人在独立工作、无人监督的环境下，不仅不能放松，而且还要注意坚持自己的道德信念，谨慎小心，依据一定的道德原则行事，不做任何对国家、对社会、对他人不道德的事情。慎独，既是一种伦理修养方法，又是一种很高的道德境界。慎独的最基本特征是以高度自觉性为前提，要求护理人员随时随处注意防微杜渐，始终保持自己纯洁高尚的道德品质，从而达到更加高尚的护理伦理境界。

✍ **练一练**

某私立医院规定：在上班时间，护士的手机一律放入护士站墙上的手机袋中，非紧急特殊情况，上班时间不允许使用手机。该医院患者不多，工作也相对比较轻松，且护士站工作经常无人监督，因此，某些护士在闲暇之时会拿出手机玩乐。而护士小王在无人监督时，仍然严格遵守医院规章制度，上班时间从来不碰手机，手头的护理服务工作安排妥当后，她坚持到各病房走动，随时关注患者的情况和需求，从来不让自己闲着。

请问：小王的行为体现了护理伦理修养培养方式中的（　　）

A. 自我约束　　　B. 加强学习　　　C. 坚持实践　　　D. 注重慎独

答案解析

PPT

第三节　护理伦理评价

一、护理伦理评价的含义与作用 📱微课

（一）护理伦理评价的含义

护理伦理评价是指人们依据相应的护理伦理原则、标准以及护理道德规范，在系统收集各方面信息和资料的基础上，借助一定的方法和手段，对护理人员在护理工作中的护理行为及表现出的道德情

操等进行考察判断。

根据评价主体的不同，可将护理伦理评价分为两种类型。一是社会评价，即客观评价，指的是社会公众对护理人员的行为和道德表现进行评价，包括除被评价的护理人员本人以外的其他任何人所做出的评价。二是自我评价，即主观评价，指护理人员对自身的行为表现所做出的伦理评价。

（二）护理伦理评价的作用

护理伦理评价影响着护理人员对待护理活动的态度和看法，对护理人员的职业行为和思想起着诊断、约束、导向以及激励的作用，对护理人员职业道德素养的形成和促进医疗事业健康发展至关重要。

1. 诊断作用 对护理人员个人而言，护理伦理评价有利于护理人员发现自身存在的问题，进而促使其进行反思，找到自己与优秀护理人员之间的差距，从而明确自身要改进的地方以及未来努力的方向。对医疗机构而言，通过护理人员个体职业行为的评价，可以大致评估出护理队伍的整体道德状况，进而有利于及时发现问题，然后采取措施来提高护理队伍的质量。

2. 约束作用 作为护理伦理评价的主要依据，护理职业道德规范涉及不同方面的内容，比如护理人员对患者的关爱程度、对工作的热爱程度等。这些内容主要通过一些禁止性和倡导性术语的方式表达出来，从而使护理人员清楚地意识到哪些是应该做的，哪些是违反规定而坚决不能做的，这对约束护理人员的职业行为具有重要的作用。

3. 导向作用 护理伦理评价通过对正义、高尚的护理道德行为进行赞赏、表彰，对自私自利、卑鄙的护理道德行为进行否定、斥责，这在一定程度上意味着客观公正的护理伦理评价将发挥导向和引领的作用，促使护理人员按照一定的伦理原则和规范去调整自己的职业行为。这种导向和引领的作用主要表现为：一方面可以优化护理人员的道德和人格形象，进而使护理人员保持内心世界的平衡；另一方面可以提升护理人员的道德精神境界，使他们意识到其职业的崇高与伟大，进而更加坚定自己的职业理念和信心。

4. 激励作用 在心理学上，激励通常也被称为强化，而强化又可以分为正强化和负强化。通过护理伦理评价，对表现比较优秀的护理人员，我们可以给予相应的褒扬，从而使他们继续保持和发扬这些优秀的思想行为，并影响周围更多的同行；通过评价，使那些护理伦理修养境界不高的人员深刻意识到自己的不足，激发起荣辱意识，进而做出积极的调整，使自己的不良思想或行为得到矫正。

二、护理伦理评价的标准与依据

（一）护理伦理评价的标准

伦理评价往往以善与恶作为评价的标准，护理伦理评价标准是这一标准在护理职业中的具体化，是衡量护理人员行为的善恶及社会效应好坏的尺度及依据，主要包括疗效标准、社会标准、科学标准。

1. 疗效标准 是指护理行为是否有利于患者疾病的缓解、痊愈和保障生命安全。这是评价和衡量护理人员护理行为是否符合道德及道德水平高低的重要标准。护理行为的首要任务是促进患者的健康、减轻患者的病痛，同时对患者的病情发展中可能出现的问题进行预防，以保证生理疗效和心理疗效。护理人员在工作实践中不心系患者的病情缓解、不考虑护理行为对患者现状的作用，或者明知某些护理举措不利于患者的康复却仍然采用，这些都是不道德的。

2. 社会标准 是指护理行为是否有利于人类生存环境的保护和改善，是否有利于人群健康水平的提高和社会进步，这是护理伦理评价的重要标准。随着生活水平的提高以及社会的发展进步，护理工作不仅是为了解决患者病情现状的问题，更是要做好预防保健工作，做到有利于人群的健康及身体素质的提高。解决人类健康问题是一个系统的工程，应树立良好的可持续发展的战略思想，在从事医护工作的过程中，要特别关注生存环境的保护和改善，推进健康中国建设以及人类卫生健康共同体的构建。因此，对护理人员的护理行为和道德进行评价，要看其是否适应社会发展的需求，是否重视公众的卫生保健工作。

3. 科学标准 是指护理行为是否有利于促进护理与医学科学的发展和社会的进步。科技发展日新月异，高新技术日益影响着我们，医护科学的发展使得人们的健康水平不断提高。医护科学的发展动力在于医学的科研，而在科研中发挥重要作用的是医护职业道德。护理伦理修养水平高的人员，有相对高尚的职业道德情操，能够刻苦钻研，努力克服困难，关注及研究专业领域的前沿问题，推动护理学的科学发展。

❓ 想一想

医护人员非常繁忙，工作任务很重，因此，护理人员应以护理服务工作为主，脚踏实地做好临床护理，不能在科研上浪费时间。这种说法是否正确？为什么？

答案解析

（二）护理伦理评价的依据

1. 动机和效果 动机是引起人们行为的主观意愿，效果则是人们行为产生的后果。在护理伦理评价中，动机和效果是辩证统一的关系，两者相互联系、相互对立并且相互转化。护理行为是从动机到效果的过程。在护理伦理评价中，没有效果的判断是没有意义的；同样，离开动机会产生结果的片面性。因此，我们需要把动机与效果统一于客观实践中，对具体情况做出具体分析。

2. 目的和手段 目的是经过努力希望达到的目标，手段则是为实现目标采取的方法和途径。目的和手段是对立统一的。所使用的手段由行为目的所决定，并且服从于目的；目的的达到离不开手段。因此，在进行护理伦理评价时，需从目的和手段两方面进行评价。从医德出发，为了更好地采取护理措施，护理人员在选择自己的行为方式时须遵守四个原则。一是有效原则，即采用的护理措施应当是经过实践检验的并行之有效的；二是最佳原则，即选用当时的技术和设备条件所允许的、能将负面效果降至最低、能将疗效提至最高的护理措施；三是一致原则，即从实际出发，采取与患者的病情现状程度及治疗目的相一致的护理措施；四是社会原则，即在采取护理措施时应当考虑社会整体效果，科学平衡患者利益与社会整体利益。

三、护理伦理评价的方式

（一）护理伦理评价的方法来源

1. 社会舆论 是指公众对社会现象和事件的看法及态度。这种方式的护理伦理评价就是社会公众依据护理伦理观念对护理行为和现象进行评价，是护理伦理评价中最普遍、最重要的方式，制造一种无形的道德气氛，可有意无意地影响护理人员的行为举止。社会舆论有三个特点：指导功能、约束性、传播广泛。我们在护理伦理评价中，应正确利用社会舆论来规范护理道德，使其符合时代的道德标准，形成高尚的道德风尚。

2. 内心信念 是指人们依照自己已经形成的道德观念，对自己的行为进行自觉的肯定或否定，是一种内在的、自觉的道德评价行为。在护理伦理评价中，这是护理人员个人走向更高护理伦理境界的内在推动力。护理人员的内心信念来自护理伦理修养的培养，是其发自内心的对护理伦理原则、规范或崇高护理伦理境界的深刻理解、认可和信仰，以及由此产生的不可动摇的责任感。护理人员进行职业道德选择的动机和品质的基本要素就是内心信念。内心信念强的护士可以自觉控制自己的行为，正确对待社会的评价和监督，遵循护理道德要求，严格要求自己。

3. 传统习俗　是指长期社会生活中逐步形成的稳定的社会心理特征和行为倾向。关于护理伦理的传统习俗，是护理工作的行为准则，也是医德规范的重要补充。用"合俗"与"不合俗"来评价护理人员的行为，对护理人员的行为有重要的约束作用。传统习俗有三个特征：持久性、稳定性和群众性。但是，传统习俗的形成有一定的时代特征，必然会有新旧的对立和冲突。因此，在对传统习俗进行分析时，应充分考虑当下时代背景，摒弃不符合医学发展和人类健康的不良习俗。

（二）护理伦理评价的实施

1. 定性评价　从评价主体来看，定性评价包括三个方面。

（1）**患者评价**　患者是最具权威的评价者，因为他们亲身感受到护理人员的护理行为表现。但是，受医疗条件、医务人员职业水平限制和患者要求过高等因素的影响，少数患者评价可能存在片面性。因此，在实施评价中，应听取意见，进行综合分析判断，排除失实评价，做出客观合理的结果。

（2）**同行评价**　同行利用相同的工作环境和专业背景，真实可靠地反映护理道德状况，从专业视角分析护理人员的行为是否符合护理道德要求。但是，采取该方法时应注意上下级、不同年龄段人员之间的差异，防止掺入个人成见和情感因素，排除片面性。

（3）**自我评价**　护理人员根据护理道德考评内容和标准，结合自身实际对自己进行评价，将职业道德标准具体化，按照护理伦理标准思考和行动，可排除外界干扰和影响。护理人员能否对自己做出正确的评价，取决于其内心信念、职业良心，这是自我评价的基础和前提。

2. 定量评价　是指用数字量化所达到的标准和层次，用数字体现护理伦理评价的内容。定量评价主要包括以下三个方面。

（1）**四要素评价**　通过对"德、能、勤、绩"重点要素进行定量评价，做出全面、客观、公正的评价。将四个要素分成若干的二级指标和三级指标进行打分。对各级指标进行权重处理，通过计算综合得分得到量化结果，并加以文字说明。

（2）**百分比评价**　这是护理伦理评价中最为直观的考评方法。对考评内容的每一项都应列出评分标准，并制定相应的奖惩标准。在考评标准中，可以适当加入分值，让参与评价人员拉开档次，分出优劣。

（3）**综合评价**　利用模糊数学，从定性和定量上对被考评者进行综合考评。先将各要素抽象出来进行模糊判断，再按要素作用大小确定权数，最后将权数和判断结果结合起来，做出清晰的评价。

 练一练

多项选择题

某医院在进行医德医风考核时，开展护士互评活动，列出相应的评分标准，让每位护士对本科室人员的"德、能、勤、绩"等方面进行评价。这种方式实施的是（　　）

A. 定量评价　　B. 定性评价　　C. 同行评价　　D. 患者评价　　E. 自我评价

答案解析

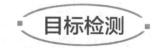 **目标检测**

答案解析

一、选择题

（一）单项选择题

1. 下列不属于护理伦理评价作用的是（　　）

　　A. 诊断作用　　　　B. 约束作用　　　　C. 记录作用　　　　D. 激励作用

2. 护理伦理修养境界的最高层次是（　　）

　　A. 遵纪守法　　　　B. 大公无私　　　　C. 追求个人正当利益　D. 患者至上

3. 儿科护士小李，经过一天的繁忙工作，感到非常疲惫，病房一名5岁小孩因顽皮突然将未喝完的饮料故意洒向小李的工作服上，小李非常生气，打算责骂，但她在抬头的瞬间看见病房墙上贴的卡通笑脸图案以及护士行为规范的标语，调整情绪、收回怒气，对小男孩付诸一笑并耐心教导其不要乱扔东西。小李的行为体现了护理伦理评价的（　　）作用

　　A. 诊断　　　　　　B. 约束　　　　　　C. 导向　　　　　　D. 激励

（二）多项选择题

1. 下列属于护理伦理教育方法的是（　　）

　　A. 理论教育　　　B. 多学科渗透　　　C. 榜样示范　　　　D. 环境熏陶

2. 护理伦理评价的标准有（　　）

　　A. 疗效标准　　　B. 社会标准　　　　C. 科学标准　　　　D. 家庭标准

二、综合问答题

1. 护理伦理教育的特征有哪些？

2. 如何提升护理伦理修养？

三、实例解析题

　　医院床位紧张，患者李某办了住院手续，但医院告知其暂时没有床位，待有人出院立即安排李某住院。次日早晨，因有患者出院，空出一个床位，护士小郭正要打电话通知李某，但突遇老同学小丽前来询问床位情况，并央求小郭帮忙安排插队。小郭考虑到小丽是某机关单位领导，偶尔在工作上能为其提供便利，于是安排小丽插队住院，让李某继续等待。

　　请问：这种做法错在哪里？假如你遇到此种情况，将采取什么态度？

（冯友满）

书网融合……

　　📖重点回顾　　　　📱微课　　　　　　⏱习题

第八章　医学新技术临床应用伦理

<table>
<tr><td rowspan="9">学习目标</td><td>知识目标：</td></tr>
<tr><td>1. 掌握　护理科研、人体试验、医学新技术的基本概念。</td></tr>
<tr><td>2. 熟悉　护理科研的特点；基本医学伦理原则。</td></tr>
<tr><td>3. 了解　医学伦理案例；医学新技术种类。</td></tr>
<tr><td>技能目标：</td></tr>
<tr><td>能运用护理科研伦理、医学新技术伦理，分析护理实践中的伦理问题。</td></tr>
<tr><td>素质目标：</td></tr>
<tr><td>1. 培养护理科研、医学新技术应用领域伦理道德素质。</td></tr>
<tr><td>2. 端正护理科研伦理价值追求。</td></tr>
</table>

导学情景

情景描述：1998 年 1 月 14 日，意大利都灵圣安娜医院为一位妇女剖腹接生了一个小男孩，他的父母给他取名为加百列。令人遗憾的是，由于先天的缺陷，这个孩子的脑袋根本没有发育，俗称无脑儿。这一结果在他出生前医生和其父母早已知道，但这个母亲还是将孩子生出来。因为她有个心愿：要把这个孩子其他有用的器官捐献给那些需要器官移植的孩子，让这个孩子的生命能够以另一种形式得以延续！

情景分析：该案例之后的二十年间，其他国家也有类似的案例发生。父母做出的决定，既是自己的选择，也帮孩子选择了短暂的生命，选择了器官捐献。

讨论：1. 作为父母，你会怎样选择？作为医护人员，你会给予哪些建议？

2. 我国器官移植的相关规定是什么？

3. 本案例涉及哪些伦理规范？

学前导语：人体试验和医学新技术应用都是护理科研的重要途径，两者都是以一定的伦理准则为研究的基础。护理科研伦理为护理科研工作提供伦理依据和人文保障。

第一节　护理科研伦理

PPT

《赫尔辛基宣言》中说：医学研究的主要目的是产生新的知识。科学研究作为学科发展的重要推动力量，在学科体系中具有十分重要的地位。护理科研同样具有科研共性，它是现代护理学科体系的重要组成部分，也对医学科研起到积极的促进作用。可以说，护理科研在推动护理学科发展、提高护理质量和效果方面具有重大意义。

一、护理科研的含义及特点

（一）护理科研的含义

护理科研是本着生命至上的原则，用科学的方法对护理学领域的问题进行反复的探索、系统的观察、有目的的资料收集、严谨的科学分析的一种认知活动。

（二）护理科研的特点

1. 时代性　时代在发展，科技日新月异。医学科研领域，尤其是生物医学领域发展突飞猛进。随着医学科研领域研究的深入，大量医学新理念、治疗新手段及新技术设备涌现，促使人类对健康的定义不断更新。随之而来的，是对护理需求的增加以及护理技能的提升。护理工作者需要根据时代变化，更新护理观念，提升护理职业素养，既投身于一线护理岗位，又要在护理科研领域不断深耕，无论是业务水平还是护理科研能力都做到与时俱进。

2. 广泛性　护理学科是一门专业性很强的学科，随着医学领域的不断拓展，护理学科研究不但向纵深发展，在外延上也是不断拓展到许多领域，形成了如护理美学、护理保健、护理管理、护理伦理等与医学、社会学、心理学、教育学相关的交叉学科。护理科研不再局限于医学、护理学领域，更关注前沿研究领域、交叉学科领域、新医学技术应用领域等。现代护理学研究已经步入全面发展阶段：从传统意义上的院内临床护理转向院外社区人群护理；从临床疾病观察转向预防护理、防病结合；从生理性护理转向整体性护理等。

3. 复杂性　护理科研是以人作为研究对象的。人的特殊性决定了护理科研的复杂性。首先，人的差异性客观存在。同一类型疾病，每个个体由于心理、生理、病理差异，其临床反应不尽相同。同样，个体的临床护理经验未必具有普遍意义而能推广到群体之中。这就导致护理科研工作周期长，研究过程严谨、细致，研究对象选择慎重，研究成果推广审慎。另外，对于人的生命、健康和疾病的研究，不能单纯运用生物医学模式、规律和方法，还要运用心理学、社会学、伦理学等人文学科的知识进行综合研究。

此外，护理科研还涉及保密性、科学性、严谨性、实用性等一般科研特点。

二、护理科研伦理的作用

护理科研伦理并非可有可无，它的意义应该被更加充分地重视。康德曾说：世界上唯有两样东西能让我们的心灵深深地感到震撼，一是我们头顶美丽的星空，一是我们内心崇高的道德律。因此，他将哲学分为自然哲学和道德哲学两部分。自然哲学探究自然规律，即"是什么"的问题；道德哲学探究价值判断，即"怎么做"的问题。护理科研探究的是客观事实，即规律。这种探索不是没有界限、无止境的，伦理道德恰恰是起到这样的作用。伦理道德探究的是事物之间的关系，为不同事物圈定适度的界限，而这种界限恰到好处地维持世界的平衡。进行护理科研同样要对伦理道德心存敬畏，不能越界。

（一）丰富护理工作者的科研伦理知识

护理科研伦理的作用是把握哪些护理科研是善的，是有益于维护和增进人类健康的，因而护理科研工作总是直接或间接地接受伦理道德的检测。医学科研伦理审查制度自20世纪80年代引入我国。自那以后，我国在护理科研伦理领域的研究和培训逐渐加大力度。然而，从效果上看却不尽如人意。根据程金莲、韩世范等学者在2019年7月发表的题为《护理人员科研伦理实施过程中存在的问题及对策研究》的调查报告，在被调查的东北、华北、华东等7个区域14家医院的1158名护理工作者中，仅12.4%的护理工作者能够全部答对科研伦理相关知识，多数护理工作者科研伦理知识薄弱。

因此，补充必要的护理伦理学科知识，增强对伦理道德重要性的认识，可以更好地帮助护理工作者构建多层次的、更具人文关怀的认知结构，完善知识体系，从而为进一步形成护理科研伦理意识做好知识储备。

（二）增强护理工作者的科研伦理意识

在我国，对于科研伦理的研究还较少。许多开展护理科研的工作者并不清楚自身研究是否应该接受伦理审查，已经开展的护理科研工作未经正当的流程，甚至连最起码的受试者知情同意书都没有签订。这些现实状况说明了护理工作者科研伦理意识淡薄。

随着人文环境的不断改善、法律法规的健全，医学伦理审查制度日益成熟，伦理学在护理科研领域的影响力加强，护理工作者伦理知识不断丰富，护理工作者的科研伦理意识也一定会潜移默化地形成。

（三）树立正确的护理科研价值取向

爱因斯坦说：在一个崇高目的的支持下，不停地工作。医学是以"除人类之病痛，助健康之完美"为自身目标和价值追求的。护理科研伦理帮助护理科研人员把握科研方向，坚守职业道德底线。例如在护理科研选题时应当注意遵循有利和不伤害原则，不能把不成熟的护理干预措施应用到患者身上等。正确的价值取向不但体现了护理工作者的初心，也是科研工作的出发点和落脚点。正如世界医学大会《赫尔辛基宣言》中的精神主旨：生命高于科学。

👁 看一看

《赫尔辛基宣言》

《赫尔辛基宣言》公布于 1964 年，全称为《世界医学协会赫尔辛基宣言》。该宣言制定了涉及人体对象医学研究的道德原则，它规定了以人作为受试对象的生物医学研究的伦理原则和限制条件，也是关于人体试验的第二个国际文件。

三、护理科研伦理原则

1953 年，国际护士协会制定了《国际护士伦理规范》，用 14 条内容简单清晰地界定了护理工作的必要性和护士基本规范。2008 年，中华护理协会在借鉴国内外经验及广泛征求意见的基础上，制定了《护士守则》，其中的内容也成为国内各级医疗机构在护理教学、护理科研及护士执业过程中制定伦理规范的基本依据。

（一）尊重生命的伦理原则

"爱人利物之谓仁"，这也是我们从事护理科研工作的根本准则。谨记生命至上，护理科研工作者才能不忘初心，牢记护理科研造福人类的使命，护理科研工作才能在正确的轨道上进行，才能平等地对待每一个受试者，面对受试者权益和科研利益时才能避免利欲熏心、不择手段的伤害，这样的科研成果才能够坦然地推广，造福人类社会而不被诟病。

（二）加强学习，献身医学的伦理原则

不断学习、献身医学是护理科研工作者职业道德的最高境界，是对科研工作、护理学事业最大的尊重。护理科研是一种探索发现性活动，新环境、新患者、新病种、新病因都需要护理科研工作者满怀激情地不断探索，这个过程是漫长而孤独的，需要付出巨大的精力和毅力。同时要抵制住各种诱惑，淡泊名利、甘于平凡，要以医学、护理学前辈为偶像，抱定矢志不渝的态度，同时又要通过脚踏实地的努力，才能在护理科研领域有所作为。

◉ 看一看

中国肝胆外科之父

吴孟超（1922～2021），福建闽清人，著名肝胆外科专家，中国科学院院士，中国肝脏外科的开拓者和主要创始人之一，被誉为"中国肝胆外科之父"。吴孟超最先提出中国人肝脏解剖"五叶四段"的新见解，在国内首创常温下间歇肝门阻断切肝法，率先突破人体中肝叶手术禁区，建立了完整的肝脏海绵状血管瘤和小肝癌的早期诊治体系。他主持建立了肝胆外科疾病治疗及研究专科中心，先后获国家、军队和上海市科技进步奖 24 项，出版《腹部外科手术学图谱》《肝脏外科学》等医学专著 19 部，发表论文 220 余篇。吴老将一生奉献给了医疗事业，96 岁高龄依然战斗在一线。他曾说："我最大的幸福就是倒在手术台上。"

（三）团结协作的伦理原则

科研成果的取得，离不开个人的努力，但同时也离不开集体的支持配合。现代医学涵盖内容丰富，领域涉及广泛，这使科研工作变得复杂、棘手。在开展护理科研工作时，往往需要团队作战。既有护士之间的配合，也有医护之间的帮扶；既有科室内的合作，也有科室间的协调。护理科研前要充分沟通，通过沟通明确科研方向，达成共识。科研过程中应相互帮衬提示、资源共享。团结协作、同心同向是护理科研工作的保证。

✍ 练一练

多项选择题

护理科研的特点包括（　）

A. 时代性　　B. 保密性　　C. 广泛性　　D. 复杂性　　E. 营利性

答案解析

第二节　人体试验伦理

PPT

一、人体试验概述

（一）人体试验的界定

护理科研离不开人体试验。人体试验是直接以人体作为受试对象，用科学的方法，有控制地对受试者进行观察和研究，以判断假说真理性的生物医学研究过程。这里的受试对象，包括尸体、活体、患者、正常人、个体和群体各种情形。由于试验对象的特殊性，人体试验不仅涉及医学研究，更牵涉伦理道德问题。进行人体试验的底线绝不仅仅是法律层面，更应从人伦道德层面考量。

（二）人体试验的必要性 📱微课

《史记·补三皇本纪》记载："神农氏尝百草，始有医药。"可见，人类早期的医学活动就是离不开人体试验的。近代医学的发展，无一不是建立在人体试验成果基础上。

1993 年，世界卫生组织和国际医学科学组织理事会联合发表了《伦理学与人体研究国际指南》和《人体研究国际伦理学指南》，特别说明了：如果人体试验研究能使一些缺乏有效预防治疗措施的疾病患者受益，而且是唯一受益的途径，就不应剥夺如艾滋病、恶性肿瘤等严重疾病患者或危险人群可能通过参与人体试验受益的机会。

《民法典》第一千零八条规定：为研制新药、医疗器械或者发展新的预防和治疗方法，需要进行临床试验的，应当依法经相关主管部门批准并经伦理委员会审查同意，向受试者或者受试者的监护人告知试验目的、用途和可能产生的风险等详细情况，并经其书面同意。进行临床试验的，不得向受试者收取试验费用。第一千零九条规定：从事与人体基因、人体胚胎等有关的医学和科研活动，应当遵守法律、行政法规和国家有关规定，不得危害人体健康，不得违背伦理道德，不得损害公共利益。虽然立法者对于人体试验进行了严格的限制和行政审查要求，但同时在法律层面承认了人体试验行为的必要性和正当性。

人体试验的必要性主要涉及以下两点。

1. 动物实验的局限性　医学研究在很大程度上依赖于动物实验研究，动物实验中广泛应用的实验对象就是小白鼠。然而小白鼠属于啮齿类动物，人类属于灵长类动物，二者在代谢类型和生理病理方面差异甚大。可将非人类的灵长类动物作为实验对象，例如日本科学家培育成功的南美绒猴，其代谢类型、生理病理以及基因组甚至细胞相似性都非常接近人类。即便如此，灵长类动物实验依然无法替代人体试验。

👁️ **看一看**

从动物实验到人体试验

2006 年 3 月 13 日，在伦敦 Northwick Park 医院，8 名健康志愿者接受了一种拟应用于类风湿关节炎和多发性硬化等疾病及白血病的治疗药 TGN1412 的 I 期临床试验。在此之前，该药物曾被应用于无菌环境下饲养的猕猴并且未观察到不良反应。6 名接受药物注射志愿者的临床试验剂量为猕猴实验剂量的 1/500，然而志愿者们在药物注射后 90 分钟内都出现了严重的全身反应，在接受药物注射 24 小时内，志愿者们出现了意想不到的淋巴细胞和单核细胞耗竭。经抢救，6 名志愿者无一死亡。但最严重的 Ryan Wilson，在 ICU 住院治疗 3 个多月后，因药物不良反应导致脚趾和手指缺血坏死而接受全部足趾切除术和 3 个手指部分切除术。安慰剂注射组的两人无任何不良反应。经查，造成该后果的原因在于猕猴与人体的免疫系统有差异。

2. 人体试验是临床应用前的必经环节　医学基础研究和动物实验研究之后，便是人体试验研究。人体试验是临床应用前必需的环节。以美国食品药品管理局（FDA）药物人体临床试验为例，新药的研发要在经历细胞实验、动物实验确定安全性、有效性后，方可进入人体试验环节。通常经历三期人体临床试验，每一期受试者由少到多，每一期试验持续时间延长，每一期试验目的略有不同，但共通的一点就是随时关注药物的安全性和有效性。只有经过较长时间的人体测试试验，使药物的副作用控制在合理限度内，才可以向 FDA 申请上市，而只有获得了批准的药物才能在临床普及。

二、人体试验的伦理准则

人体试验不同于一般医疗行为，医疗行为的目的是直接促进人的健康，是比较成熟的治疗行为。而人体试验则是研究与医疗行为同时进行，其未知性和风险性不可避免。此外，人体试验的成功往往会带来巨大的经济效益和社会效益，研究者极可能会为了追名逐利而罔顾受试者的权益。

👁️ **看一看**

韩国科学家学术造假被判刑

韩国生物学家黄禹锡，在 1987 年之后的十几年间成功克隆出了牛、猪、狗。从 2001 年起，黄禹锡的研究重点从动物转向了人类胚胎干细胞。2004 年 2 月他在《科学》杂志上发表论文，宣布在世界上率先用卵子成功培育出人类胚胎干细胞。韩国政府授予其"韩国最高科学家"荣誉；韩国政府向其研究小组提供数百亿韩元资金用于研究。2005年年底，黄被曝在研究过程中"取用研究员的卵子"的丑闻。随后，他的论文及干细胞研究成果被证实造假。韩国检察部门于2006年5月对黄禹锡提起诉讼，指控涉及黄诈骗、侵吞研究经费和非法买卖人体卵子等。最终，韩国首尔中央地方法院以侵吞政府研究经费和非法买卖卵子罪，判处黄有期徒刑2年，缓期3年执行。

（一）受试者知情同意、自愿原则

受试者的知情同意是人体试验的保障。知情同意原则不仅仅是一项伦理道德准则，也是受试者一项基本权利而被加以立法保护。原国家卫生和计划生育委员会颁布的《涉及人的生物医学研究伦理审查办法》第十八条规定：涉及人的生物医学研究应当符合知情同意原则。尊重和保障受试者是否参加研究的自主决定权，严格履行知情同意程序，防止使用欺骗、利诱、胁迫等手段使受试者同意参加研究，允许受试者在任何阶段无条件退出研究。第三十三条规定：项目研究者开展研究，应当获得受试者自愿签署的知情同意书。第三十五条规定：知情同意书应当含有必要、完整的信息，并以受试者能够理解的语言文字表达。第三十七条规定：在知情同意获取过程中，项目研究者应当按照知情同意书内容向受试者逐项说明，其中包括：受试者所参加的研究项目的目的、意义和预期效果，可能遇到的风险和不适，以及可能带来的益处或者影响；有无对受试者有益的其他措施或者治疗方案；保密范围和措施；补偿情况以及发生损害的赔偿和免费治疗；自愿参加并可以随时退出的权利，以及发生问题时的联系人和联系方式等。作为人体试验的受试者，不但要知情，而且要详细知情；不但要考虑，而且应充分考虑；做出同意决定不应是任何外力干预的结果，要充分尊重受试者的意愿。

（二）维护受试者利益原则

这是进行人体试验的前提。在人体试验中，受试者与研究者是对立的双方，如果不对研究者的行为加以约束，受试者的健康权甚至生命权无法得到保障。对此，世界医学会的《日内瓦宣言》中强调"患者的健康将是我的首要考虑"，《国际医学伦理准则》中强调"医生应从患者的最佳利益出发提供医疗照护"，《赫尔辛基宣言》中说"尽管医学研究的主要目的是产生新的知识，但这一目的永远不能超越个体研究受试者的权益"。受试者权益包括受试者的知情权、决定权、生命健康权、人格权及经济利益等。对于特殊群体，如儿童、孕妇、智力低下者、精神障碍患者等，应当予以特别保护。目前，国内通过知情同意、信息公开、经济补偿、伦理审查制度的建立，维护受试者权益。

（三）医学目的原则

医学目的是人体试验的最高宗旨。人体试验是医学产生和发展的基础，又是医学研究不可缺少的手段。因此，人体试验的目的是促进医学科学的进步。而医学进步的目的又是反哺人类，这也是为何人体试验风险如此之大，人类却仍然要通过这一途径开展研究工作的初衷。归根结底，人体试验为了医学，医学为了人类。医学是神圣的，医学目的是纯粹的。古今中外，无论医学技术手段如何发展，"治病救人，解除痛苦，促进健康，延年益寿"的普遍共识没有改变。对于人体试验的医学目的，应进行严格审查。任何打着所谓"医学"的幌子，披着科研外衣，出于政治、军事、经济目的或个人目的的人体试验都应严格禁止。

👁 **看一看**

德国纳粹人体试验

第二次世界大战期间，德国医生和医学家在纳粹集中营中进行以战俘为试验对象、非人道的人体试验。试验内容包括双胞胎实验，绝育实验，骨骼、肌肉和神经移植实验，结核实验，低温实验，毒药实验，燃烧弹实验等。人体试验造成无数伤亡，仅绝育实验一项，就有40万人被强制绝育。

三、我国人体试验伦理审查机制

伦理审查是开展医学人体试验的前提，这是包括我国在内的世界各国医学界的普遍共识。近些年来，我国的医学人体试验伦理审查制度不断完善。根据《中华人民共和国执业医师法》第二十六条、第三十七条规定，医师进行实验性临床医疗，应当经医院批准并征得患者本人或者其家属同意。未经患者或者其家属同意，对患者进行实验性临床医疗的，将会面临行政处罚甚至被追究刑事责任。《中华人民共和国精神卫生法》第四十一条规定：对精神障碍患者使用药物，应当以诊断和治疗为目的，使用安全、有效的药物，不得为诊断或者治疗以外的目的使用药物。第四十二条规定，禁止对住院治疗的精神障碍患者实施以治疗精神障碍为目的的外科手术。第四十三条规定，与精神障碍治疗有关的实验性临床医疗，应当向患者或者其监护人告知医疗风险、替代医疗方案等情况，并取得患者的书面同意；无法取得患者意见的，应当取得其监护人的书面同意，并经本医疗机构伦理委员会批准。

此外，国家药监局、国家卫生健康委颁布的《药物临床试验质量管理规范》、原国家卫生计生委颁布的《涉及人的生物医学研究伦理审查办法》、国家中医药管理局颁布的《中医药临床研究伦理审查管理规范》等文件都对人体试验医学伦理审查做出了更加具体的规定。

练一练

进行人体试验的伦理准则不包括（　　）

A. 知情同意原则　　　　　　　　B. 维护受试者利益原则

C. 医学目的原则　　　　　　　　D. 无伤性原则

答案解析

PPT

第三节　医学新技术临床应用中的护理伦理

科学技术的飞速发展，推动医学技术的巨大进步。随着医学新技术在临床中的广泛应用，许多新的社会、法律问题更引发了人们对生命伦理道德的反思。

一、器官移植护理伦理

（一）器官移植概述

器官移植被誉为 20 世纪最伟大的医学成就之一。一般意义上的器官移植包括心脏、肾脏、肝脏、肺等实质器官移植，广义上讲的移植还包括骨髓、角膜和胰腺、甲状旁腺等组织、细胞移植。随着现代医学技术的发展，器官移植被越来越广泛地应用于临床医疗实践。以肾脏为例，自 2007 年国务院颁布《人体器官移植条例》以来，我国每年肾移植数量已列全球第二位，年施行肾移植超过 8000 例，器官移植手术日趋成熟。

1. 概念　器官移植是指通过积极手术治疗的方法，用健康的器官置换受体体内损伤的或功能衰竭的器官，使受体生命得以延续的医学新技术。提供器官的身体称为供体，接受器官的身体称为受体。《人体器官移植条例》中所讲的器官移植仅指实质器官移植。

2. 分类　根据供受双方的遗传关系，器官移植可分为自体移植、同系移植、同种异体移植和异种移植。①自体移植：是指器官来自受体自身。②同质移植：是指有着完全相同遗传素质（同卵双生子）的人与人之间的器官移植。③同种异体移植：是指人与人之间的器官移植。④异种移植：是指不同物种之间的移植。

（二）器官移植中的伦理问题

由于器官移植涉及患者以外的他人器官，会对健康供体造成创伤，手术风险较大，所以一直存在争议。

1. 活体器官移植的伦理问题 活体器官移植对供体、受体双方都存在着极大的风险，供体不仅会因此失去健康器官，还会导致健康供体生存质量下降。因此，活体器官移植是被严格限制的。《人体器官移植条例》中明确规定：任何组织或者个人不得摘取未满18周岁公民的活体器官用于移植。活体器官的接受人限于活体器官捐献人的配偶、直系血亲或者三代以内旁系血亲，或者有证据证明与活体器官捐献人存在因帮扶等形成亲情关系的人员。这种活体器官移植被严格限制，尽管供体事先知情并同意，但用健康器官替代衰竭坏损器官的做法真的无可厚非吗？各种伦理问题尚待解决。

2. 终止妊娠的胎儿器官移植的伦理问题 从法律角度而言，这个问题的焦点在于确定胎儿作为民事主体的起始时间。根据我国法律规定，自然人主体权利能力始于出生。出生的时间以医学出生证明的时间为准。那么，胎儿在此之前都只是医学上讲的胎儿，而不具有民事主体资格。以此认定的话，胎儿的器官在终止妊娠后就可以随意移植。然而，一旦如此认定，必然会被不法分子利用法律漏洞，为了获利而进行有目的的妊娠，待胎儿器官发育成熟后终止妊娠，摘除器官进行买卖。

3. 异种器官移植的伦理问题 异种器官移植由于供体、受体不是同种，首要关注的问题就是安全性。另外，任何与生殖有关的器官移植都应被严格禁止。

4. 器官分配上的伦理问题 受传统观念和认识局限影响，我国器官捐献的数量十分有限，与等待器官移植的患者不成比例。在器官分配上，谁有分配的权利，怎样做到公平公正，这些都是非常现实的问题。

（三）器官移植的护理伦理准则

器官移植应当遵循自愿、无偿原则，任何组织或者个人不得强迫、欺骗或者利诱他人捐献人体器官。捐献人体器官的公民应当具有完全民事行为能力。公民捐献其人体器官应当有书面形式的捐献意愿，对已经表示捐献其人体器官的意愿，有权予以撤销。此外，作为护理人员，在器官移植领域应遵循以下护理伦理准则。

1. 以人为本，细致服务 器官移植是创伤性治疗手段，供体和受体双方都会承受巨大的心理压力。这就需要护理工作者在手术前做好政策解读，及时做好心理疏导。护理人员应在术后经常深入病房，细致观察术后反应并做好记录，多与患者交流，及时察觉患者的心理变化，做好随访回访。

2. 尊重患者，公平公正 无论是对于供体还是受体，护理工作者都要尊重其隐私；对于未成年人，尤其要秉承基本职业操守，做好保密工作。不以患者的年龄、身份、社会地位、经济状况等因素歧视患者，护理工作要做到一视同仁。

3. 任劳任怨，真诚奉献 器官移植手术难度大，伤口恢复周期长，可能会出现感染、排异反应甚至病情恶化，还可能会面临各种潜在的风险。此外，患者心理波动大，情绪不稳定。这些都需要护理工作者付出极大的热情，用踏实的工作和真诚的服务，减轻患者病痛，赢得患者的尊重。

✖ **练一练**

多项选择题

器官移植包括（　　）的移植

A. 角膜　　　　B. 心脏　　　　C. 骨髓　　　　D. 干细胞　　　　E. 肾脏

答案解析

二、辅助生殖技术护理伦理

（一）辅助生殖技术概述

2021年5月31日，中共中央政治局审议了《关于优化生育政策促进人口长期均衡发展的决定》，会议决定依法组织实施三孩生育政策。当前，我国不孕不育比例高达每6~8对夫妇中就有一对。强烈的需求进一步刺激了辅助生殖技术领域的研究。统计显示，目前我国每年试管婴儿数量逾20万例，成为名副其实的世界辅助生殖技术治疗第一大国。

❤ 护爱生命 ——

1978年7月25日，被誉为"生命奇迹"的女婴路易·斯布朗（Louise Joy Brown）在英国出生，体重2.6kg。她是世界上第一例借助体外受精技术诞生的"试管婴儿"，她的降生被誉为继心脏移植成功后20世纪医学界的又一奇迹，激发了全球许多国家研究这一高新技术的热潮。1988年3月10日，中国大陆首例试管婴儿在北京大学第三医院诞生，开创了国内辅助生殖技术实践领域的先河。辅助生殖技术发展至今，给很多不孕不育家庭带来了福音，然而也由此产生了许多伦理争议。

——

1. **概念** 辅助生殖技术是人类辅助生殖技术的简称，是指运用医学技术和方法对配子、合子、胚胎进行人工操作，以达到受孕目的的技术。该技术分为人工授精和体外受精－胚胎移植技术及其各种衍生技术。

2. **分类** 辅助生殖技术的分类有以下两个方面。

（1）**人工授精（AI）** 人工授精是指用人工方式将精液注入女性体内以取代性交途径使其妊娠的一种方法。按照其精子的来源，人工授精可分为来自丈夫精子的夫精人工授精（AIH）和来自第三方精子的供精人工授精（AID）。人工授精主要用于解决男性不育问题。

（2）**体外受精－胚胎移植（IVF－ET）** 体外受精是指从女性体内取出卵子，在器皿内培养后，加入经技术处理的精子，待卵子受精后，继续培养，到形成早期胚胎时，再转移到子宫内着床，发育成胎儿直至分娩的技术。由于胚胎最初2天在试管内发育，所以又称试管婴儿技术。将胚胎移植到提供卵母细胞的母体子宫发育，称自体移孕；将胚胎移植到另一个妇女的子宫发育，称异体移孕，即代孕。体外受精可以帮助不孕女性生育。

（二）辅助生殖技术的伦理问题

辅助生殖技术揭示了人类生育过程的某些奥秘，是人类生殖医学史上的一次革命，改变了人类只能依靠自然生殖方式（有性生殖）繁衍后代的做法，为无数不孕夫妇带来了福音，也为成千上万的不育家庭带去希望。然而，科技永远是把双刃剑。辅助生殖技术颠覆了传统伦理观念，迫使各国法律相应做出调整，甚至它的滥用还可能给人类造成灾难。

1. **卵子、精子、胚胎库带来的问题** 在传统家庭结构里，婚姻形成夫妻关系，夫妻通过自然受孕孕育下一代，夫妻是子女的遗传学父母，父母与子女关系简单。卵子、精子、胚胎库的建立，意味着医生可以随意选择生殖细胞和胚胎。这一方面可能造成男女性别比例失衡、孕母多胎的情况，另一方面可能被人为利用而牟取利益。另外，用同一供精者的精样次数过多，分娩的后代是同父异母的兄弟姐妹，这大大增加了兄弟姐妹间进行"血亲婚配"的概率。随着人类胚胎冷冻技术的提高，新的法律问题出现：由于胚胎不同于单独存在的精子和卵子，也不同于胎儿，胚胎具有何种法律地位、有无继承权以及胚胎在夫妻离异或夫妻去世后能否被继承等问题相继被提出。

2. **传统家庭结构变化的问题** 传统家庭结构相对单一，血亲关系相对纯粹。辅助生殖技术打破了这一血缘关系，导致家庭成员关系复杂。以人工授精为例，我国法律对人工授精子女的地位是认可和保护的。然而，依然要根据精源的不同，对人工授精子女加以区分。在夫精人工授精的情况下，子女是夫妻的，自然血亲没有争议，双方的法律关系明确，权利义务清晰。如果是供精人工授精的情况，就意味着该子女与母亲是自然血亲，而与父亲没有血缘关系。这种情况下，就需要具体分析夫妻两人就人工授精手术意见是否达成一致。如果女方在隐瞒男方的情况下实施手术，那么一旦发生分歧，法律也无法强行要求男方履行抚养义务。

3. 代孕的问题　代孕母亲出现在 20 世纪 70 年代末，是指有生育能力的女性借助现代医疗技术，为他人妊娠、分娩的行为，属于十分特殊的辅助生殖手段。各国对此态度不一。代孕合法的国家，如俄罗斯；只允许非商业性质的代孕行为的，如澳大利亚；明令禁止代孕行为的，如法国、德国、奥地利；还有些国家既没有允许也没有禁止代孕行为。我国卫生部于 2001 年颁布的《人类辅助生殖技术管理办法》中明确规定：医疗机构和医务人员不得实施任何形式的代孕技术。纵观全球，绝大多数国家对代孕行为都持否定态度，因为代孕会引起诸多伦理、道德、法律问题。例如：商业性质的代孕意味着代孕母亲的子宫等同于工厂，代孕子女相当于商品；代孕不可避免导致性别选择；代孕后弃养的情况时有发生；代孕的过程中及分娩时，孕母随时会出现生命危险；选择代孕母亲本身也是对女性的歧视和不尊重；有些母亲替女儿代孕，造成家庭伦理关系混乱等。

❓ 想一想

为什么代孕在我国是严格禁止的行为？

答案解析

4. 人类性伦理关系的问题　自古以来，人类繁衍后代都是以男女两性为基础的，生育与婚姻、家庭关系紧密相连，这样的生育被视为是最合法的以及符合道德的。辅助生殖技术的运用，使生育与婚姻、家庭分割开来，无性生殖替代了有性生殖，也就意味着完全改变了人类两性的生育方式，使人口的繁衍与两性生活脱节，从而破坏男女之间的情感，也就改变了人类的基本性伦理关系。

（三）辅助生殖技术的护理伦理原则

1. 知情同意原则　2001 年卫生部颁布的《人类辅助生殖技术管理办法》第十四条规定：实施人类辅助生殖技术应当遵循知情同意原则，并签署知情同意书。涉及伦理问题的，应当提交医学伦理委员会讨论。同年卫生部颁布的《人类精子库管理办法》第十七条规定：人类精子库工作人员应当向供精者说明精子的用途、保存方式以及可能带来的社会伦理等问题。人类精子库应当和供精者签署知情同意书。2006 年《卫生部关于印发人类辅助生殖技术与人类精子库校验实施细则的通知》第六项规定，应当在赠卵者对所赠卵子的用途、自身权利和义务完全知情同意的基础上进行。由此可见，辅助生殖技术无论是对于供体一方，还是对于受体及家庭，医护人员都应在事前充分与之沟通，系统解释相关法律规定和可能涉及的伦理问题，对各类手术的程序、可能存在的风险及整个疗程的费用等问题，尽到告知义务。供受双方在充分知情的情况下，自愿签署知情同意书。

2. 互盲和保密原则　凡使用供精实施的人类辅助生殖技术，供方与受方夫妇应保持互盲、供方与实施人类辅助生殖技术的医务人员应保持互盲、供方与后代保持互盲。另外，生育涉及患者的个人隐私，尤其对于寻求辅助生殖技术孕育下一代的患者而言。为患者及子女保密，有利于维护一个家庭关系的稳定，同时也是给下一代成长留有不被打扰的空间。《人类精子库管理办法》第二十一条规定：人类精子库应当为供精者和受精者保密，未经供精者和受精者同意不得泄露有关信息。《人类辅助生殖技术管理办法》第十六条规定：实施人类辅助生殖技术的医疗机构应当为当事人保密，不得泄漏有关信息。因此，医护人员应严格保守秘密，这也是护理工作起码的职业操守。

3. 维护供受双方和后代利益的原则 辅助生殖技术，意在为不孕不育家庭提供合理限度的帮助，供体提供精子、卵子也是自愿和人道主义的考虑。因此，无论开展何种生殖技术，都应本着维护供受双方利益、后代利益及社会利益的考虑。

依据《人类精子库管理办法》《卫生部关于印发人类辅助生殖技术与人类精子库校验实施细则的通知》等相关文件精神，程序上规定，人类精子库的设置必须经卫生部批准，并且必须设置在具备相应资质的医疗机构内。任何单位和个人不得以营利为目的进行精子的采集与提供活动。由医护工作者在事前对供体权利、捐赠用途、数量、处理等进行充分说明。从供体角度规定，男性供精者应当是年龄在 22 到 45 周岁之间的健康男性，供精者只能在一个人类精子库中供精，且其捐赠的精子最多只能提供给 5 名妇女受孕。女性赠卵者仅限于接受人类辅助生殖治疗周期中取卵的妇女；为保障赠卵者的切身利益，应当在其每周期取成熟卵子 20 个以上并保留 15 个以上的基础上进行赠卵。

通过一系列法律法规，可在保障供受双方利益、后代利益和社会利益的同时，也加强对医疗机构及辅助生殖技术应用的管理。

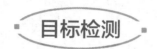

答案解析

一、单项选择题

1. 护理科研的特点不包括 （ ）

    A. 时代性　　　　　　　　　　　　　　　B. 保密性

    C. 广泛性　　　　　　　　　　　　　　　D. 复杂性

    E. 营利性

2. 进行人体试验的最高宗旨是 （ ）

    A. 知情同意　　　　　　　　　　　　　　B. 维护受试者利益

    C. 医学目的　　　　　　　　　　　　　　D. 保密

    E. 无伤性原则

3. 人工授精代替了自然生殖过程中的某个步骤，该步骤是 （ ）

    A. 植入子宫　　B. 性交　　　　　C. 输卵管受精　　D. 子宫内妊娠　　E. 分娩

4. 下列不属于辅助生殖技术带来的伦理问题的是 （ ）

    A. 生育和婚姻分离带来的伦理问题　　　　B. 对传统家庭模式的冲击

    C. 对重症的新生儿实施安乐死　　　　　　D. 代孕母亲的伦理问题

    E. 血亲婚配的风险

5. 器官移植的来源不包括 （ ）

    A. 活体器官移植　　　　　　　　　　　　B. 器官买卖

    C. 公民去世后捐献器官　　　　　　　　　D. 异种器官移植

    E. 自体移植

6. 器官移植不包括 （ ）

    A. 角膜　　　　B. 心脏　　　　　C. 肾脏　　　　D. 肝脏　　　　E. 肺

7. 下列关于活体器官移植的说法中，错误的是（　　）

 A. 供体需具有完全行为能力   B. 活体器官移植应本着自愿原则

 C. 活体器官移植应保证供体利益   D. 无血缘关系者不能进行器官移植

 E. 进行器官移植应将创伤降到最低

8. 人体试验的伦理原则不包括（　　）

 A. 受试者知情同意原则   B. 维护受试者权益原则

 C. 利益最大化原则   D. 医学目的原则

 E. 受试者自愿原则

9. 人体试验应坚持（　　）

 A. 受试者的病痛及时治疗   B. 受试者获得经济利益

 C. 受试者绝对安全   D. 受试者知情同意

 E. 受试者没有不适

10. 下列符合护理科研伦理目的的是（　　）

 A. 提升护理工作者业务水平   B. 丰富护理学理论体系

 C. 促进临床护理工作   D. 直接转化成护理实践成果

 E. 培养护理工作者伦理意识

二、综合问答题

1. 器官移植的种类有哪些？

2. 辅助生殖技术面临的伦理问题有哪些？

三、实例解析题

 2008 年 3 月，湖南省某县一所小学的部分学生参与了题为"植物中类胡萝卜素在儿童体内转化成为维生素 A 的效率研究"的课题。试验对象为 80 名儿童，随机分为 3 组，其中一组 25 名儿童于 6 月 2 日随午餐每人食用了 60g "黄金大米" 米饭，其余时间和其他组儿童均食用当地采购的食品。所谓"黄金大米"，就是转基因水稻。2012 年 8 月，一篇题为"金大米中的 β – 胡萝卜素对儿童维生素 A 补充和强化食用油一样有效"的文章引起巨大争议。有人认为这是在拿中国儿童当"小白鼠"做试验。事后，衡阳市政府对此的回应是：在对孩子做试验前，学校两次召开家长会签订了告知通知书。据调查，在家长知情通报会现场未发放完整的知情同意书，仅发放了知情同意书的最后一页，而该页上没有提及"黄金大米"，更未告知食用的是"转基因水稻"。项目负责人未按规定申请伦理审查。

 请从人体试验伦理准则、审查机制的角度，谈谈你对上述事件的看法。

（赵小雪）

书网融合……

重点回顾   微课   习题

2 下篇
护理法律法规篇

第九章 卫生法律法规基本理论

导学情景

情景描述: 张某,因右腿骨下端粉碎性骨折,到甲医院接受治疗。甲医院对其进行了钢板内固定术治疗。张某出院后感到不适,到乙医院复查。乙医院 X 线摄片报告诊断为右股骨下端骨折、固定术后断钉移位。张某在乙医院住院治疗花去医疗费 2 万元。张某认为,甲医院在医疗活动中使用不合格的钢钉和钢板,给自己造成重大损失,遂向当地人民法院提起诉讼,请求判决甲医院赔偿其医疗费、误工费、住院伙食补助费、精神损害抚慰金等。在诉讼过程中,人民法院委托有关机构对甲医院安装在张某体内的钢板及配套钢钉质量进行鉴定,结论为:钢板、钢钉质量均不合格。法医鉴定中心受人民法院委托对张某的伤情进行了鉴定,结论为张某股骨下端粉碎性骨折,右膝关节功能大部分受限,右下肢缩短 2cm。

情景分析: 结合本案中张某的具体病情和诉讼过程中人民法院委托鉴定的相关结论,可以认定甲医院侵害了张某的生命健康权。据此,张某和甲医院之间构成了卫生法律关系。主体间的权利与义务以及具体侵害的客体分类也可确定,所需承担卫生法律责任的对象也很明晰。

讨论: 1. 本案涉及卫生法律法规调整对象中的哪些关系?

2. 本案涉及的卫生法律关系有哪些?主体、客体分别是什么?

3. 本案涉及的法律责任有哪些?

学前导语: 卫生法律关系是卫生法律法规的基本范畴之一,是卫生法律法规调整范围与调整方式的具体化,是在调整人们行为的过程中形成的法律上的权利与义务关系。卫生法律责任是促进人们守法、维护社会正义的一种有效的强制手段与工具,对于掌握卫生法律关系和卫生法律责任具有较强的现实意义。

第一节 概 述

PPT

随着我国民主法制建设进程的不断推进,人们的法制意识也在不断增强。由于医学职业具有较高的法律风险性，为了能在今后的工作中更好地依法执业，降低法律风险，医学生必须学习与自己将来工作息息相关的卫生法律法规知识，掌握一定的法律知识和用法技能。

卫生法律法规旨在调整保护人体的生命健康，并规范与人体生命健康相关的活动中形成的各种社会关系的法律规范总和。卫生法律法规的首要宗旨是保护公民生命健康权，它是通过规范与人体生命健康相关的各种活动和行为来实现的。本节主要从卫生法律法规的概念、调整对象与特征、基本原则几个方面进行阐述。

一、卫生法律法规的概念和调整对象

卫生法律法规是卫生与法律法规的有机结合。它作为法律规范的一种，为国家加强对卫生领域的管理、促进卫生事业健康发展、维护公民生命健康权益提供了重要的法律依据。

（一）卫生法律法规的概念

卫生法律法规是指由国家制定或认可，以保护人体生命健康为目的，以权利义务为调整机制，并通过国家强制力保证实施的调整卫生社会关系的一系列法律规范的总和。我们通常说的卫生法就是指卫生法律法规，它不仅包括宪法、刑法、民法和行政法律中用于调整卫生领域的法律规范，也包括卫生法律、卫生行政法规、地方性卫生法规以及卫生规章、卫生决定与卫生办法等。

👁 **看一看**

法律体系

法律体系（legal system）通常是指一个国家全部现行法律规范分类组合为不同的法律部门而形成的有机联系的统一整体。简单地说，法律体系就是部门法体系。部门法，又称法律部门，是根据一定标准、原则所制定的同类规范的总称。当代中国的法律体系通常包括下列部门：宪法、刑法、行政法、民法、商法、经济法、劳动法与社会保障法、自然资源与环境保护法、诉讼法。

（二）卫生法律法规的调整对象

卫生法律法规调整的对象是指各种卫生法律法规所调整的社会关系，是国家卫生行政机关、医疗卫生组织、企事业单位、公民个人和国际组织及其内部，因预防和治疗疾病，改善人们生产、工作、学习和生活环境及卫生状况，保护和增进公民健康而形成的各种社会关系。这种社会关系构成了卫生法律法规的调整对象，归纳起来有以下几方面的关系。

1. 卫生组织关系　卫生组织是指各级卫生行政部门和各级各类医疗卫生机构及组织。国家通过用法律规范的形式将各级卫生行政部门和各级各类医疗卫生机构及组织的法律地位、组织形式、隶属关系、职权范围以及权利义务等固定下来，形成合理的管理体系和制度。

2. 卫生管理关系　卫生管理是国家从社会生活总体角度进行的全局性的统一管理，是国家行政管理的重要内容和职责，是指卫生行政机关对医疗卫生机构及组织、有关企事业单位、社会团体和公民、社会公众、医疗卫生技术人员等以及这些组织与个人的医药卫生活动等进行管理所形成的行政管理关系。

3. 卫生服务关系　卫生服务是指卫生行政机关、医疗卫生机构及组织、有关企事业单位、社会团体和公民向社会公众提供的医疗预防保健服务、卫生咨询服务、卫生设施服务等活动所形成的关系。

4. 生命健康权益保护关系　生命健康权是指人的机体组织和生理功能的安全受到法律保护的权利。保护人的生命健康是卫生法最高的、最根本的职能，基于保护人的生命健康权益所形成的各有关组织、自然人和法人之间的关系成为卫生法调整的对象。

♥ 护爱生命

2009 年 12 月 3 日《卫生部关于规范城乡居民健康档案管理的指导意见》指出，建立城乡居民健康档案的工作目标是：到 2020 年，初步建立起覆盖城乡居民的，符合基层实际的，统一、科学、规范的健康档案建立、使用和管理制度。居民健康档案库是居民健康状况的资料库，记录着：居民新生儿、婴幼儿、学龄前期儿童的生长发育、健康状况与预防保健管理信息；妇女人生各期，特别是妊娠期的健康管理信息；老年人健康管理与各时期患病时的医疗保健信息等。总之，健康档案是陪伴居民终生的，全面、综合、连续性的健康资料，它翔实、完整地记录了居民一生各个阶段的健康状况及预防、医疗、保健、康复信息，从而更好地为城乡居民提供连续、综合、适宜、经济的公共卫生服务和基本医疗服务，对保护公民生命健康权发挥着巨大作用。

5. 现代医学与生命科学技术关系　现代医学与生命科学技术不断发展、日新月异，在给人类带来巨大利益和福祉的同时，也向法律提出了前所未有的挑战。卫生法不仅要调整与生命健康相关的法律关系，而且现代医学与生命科学技术发展中的许多新问题也亟待卫生法予以规范和调整。

6. 国际卫生关系　国际卫生关系是指各国在国家与国家之间、国家与国际组织之间的国际交往中，在保护人类身心健康活动中所产生的卫生关系。在我国，除声明保留的条款外，优先适用参加的国际公约或国际条例。

✍ 练一练

卫生法规的调整对象是（　　）

A. 违反卫生法的不法分子

B. 国家卫生行政机关、各种卫生服务组织、卫生相关产品生产者和国际卫生组织

C. 卫生组织关系、卫生管理关系、卫生服务关系和国际卫生关系

D. 各级各类医疗、预防、保荐机构

E. 卫生组织与公民之间的关系

答案解析

二、卫生法律法规的特征和基本原则

卫生法律法规作为我国社会主义法律体系的一个重要组成部分，具有一般法律法规的共性，即规范性、强制性和权威性。但是，由于卫生法律法规的调整对象是围绕人体健康而产生的各种社会关系，它不仅要受到经济、政治、文化的影响，而且还要受到自然规律和科学技术发展水平的制约。因此，卫生法律法规同其他法律相比，还有自己的特征。

（一）卫生法律法规的特征

1. 保障生命健康权利　生命和健康是现代人们参与社会活动，改造自然、愉快生活的必要条件。生命健康权是指公民对自己的生命安全、身体组织、器官的完整以及生理机能和心理状态的健康所享有的权利，包括生命权、身体权和健康权。它是公民人身权中一项最基本的权利。卫生法律法规以保障公民生命健康权为根本宗旨，是指卫生法律法规的制定和实施要从广大人民群众的根本利益出发，使每个公民依法享有基本医疗保健的权利，增进身体健康。

2. 紧密联系自然科学　卫生法律法规的许多内容是以现代医学、药学、生物学、公共卫生学等学科的基本原理及研究成果为基础制定的，更有许多具体内容是这些学科研究成果的具体体现。可以说，现代医学科学的发展推动着卫生法的发展，使卫生法不断地完善和进步，符合现代社会的需要，更有

利于现代社会人体生命健康权益的保护。

3. 兼容道德和技术规范　卫生法律法规要保护的是人体健康这一特定的对象，加之医疗卫生工作本身就是一项技术性很强的工作，必然要将大量的技术规范法制化，即卫生法律法规将直接关系到公民生命健康安全的操作规程、卫生标准等确定下来，成为技术规范，并把遵守技术规范确定为法律义务，使公民生命健康权得到保障。

4. 调整内容的广泛性　保障公民健康权利是一项非常复杂、非常具体的社会工程。它不仅涉及人们在劳动、学习和生活中的卫生条件和居住环境，而且涉及对疾病的治疗、预防和控制；不仅关系到优生优育和社会保障事业，而且还关系到公民自身的健康权益；不仅要处理因卫生问题而产生的人际关系，而且要解决卫生工作中的技术问题。因此，卫生法律法规的内容几乎涉及社会生活的各个领域，凡是对人体健康产生影响的产品、环境、活动和行为等，都在卫生法律法规的调整范围之内。

5. 调节手段的多样性　卫生法律法规调整内容广泛，决定了其调节手段多样。为了有效保护公民的健康权利，卫生法律法规既要采用行政手段来调整卫生行政组织管理活动中产生的社会关系，又要采用民事手段来调整卫生服务活动中的权利义务关系，同时还要借助刑法的规定来惩处危害公民生命健康的犯罪行为。

6. 反映社会共同需求　疾病的发生和流行没有国界、地域和种族人群的限制，也不因国家贫富、强弱和社会制度的不同而使疾病防治的根本目的有所不同。预防和消灭疾病，保障人的生命健康权利，这是全人类的共同目标。尽管卫生法律法规同其他法律一样，体现的是统治阶级的意志，然而就其规范的具体内容而言，也体现出其他阶级和阶层人士对健康的需求。因此，如何保障国民得到最高水平的医药健康保健服务，如何最大限度地维护国民的生命健康权益，一直是世界各国所共同关注的主题，也是世界各国卫生法的首要宗旨和根本目的。

（二）卫生法律法规的基本原则

卫生法律法规的基本原则是卫生法律规范基础的原则和准则，是卫生法律法规的指导思想。卫生法律法规的基本原则贯穿各种卫生法律规范，是调整保护人体生命健康而发生的各种社会关系具有普遍指导意义的准则，是我国长期卫生工作的根本方针、政策在法律上的具体体现。

1. 保护公民身体健康的原则　是指公民以其身体的生理功能的完整性和保持持续、稳定、良好的心理状态为内容的权利。卫生法的制定和实施就是从保护公民身体健康合法权益出发，以维护公民身体健康为卫生法的最高宗旨，使每个公民都依法享有改善卫生条件、获得基本医疗保健的权利，以增进身体健康。

2. 全社会参与原则　是指卫生工作必须把各级政府、部门和企事业单位及群众的积极性调动起来，使其参与进去。卫生事业在社会发展中发挥着不可替代的特殊作用，也为社会各级政府、组织和个人所认识，成为全社会的共同行为。通过为全社会成员提供医疗保健和卫生防疫服务，保护社会劳动力，使劳动者具有健康的体魄、良好心理素质和社会适应力；同时通过优生优育和儿童保健工作，提高人口质量，促进民族繁荣昌盛。

3. 卫生监督原则　是指政府卫生行政部门和法律授权承担公共卫生事务管理的组织，对管辖范围内的社会组织和个人贯彻执行国家卫生法律、法规、规章的情况，要予以监察督导，坚持依法办事，严格执法，同一切违法行为作斗争，直到追究法律责任。卫生法律监督包括医政、药政、防疫监督和其他有关卫生监督。

4. 预防为主原则　是我国卫生工作长期的基本方针和政策的概括。加强对公民身体健康相关的产品、行为和执法人员的监督管理，为其设置较为严格的市场准入制度和市场监督制度以及法律责任，把住人口，控制过程，最大限度地保障人的生命健康。凡有可能对人体生命健康产生影响的行为和活动，或可能引起疾病广泛传播的重要传染病疫情以及影响较大的食品中毒和职业中毒事件，卫生法规定了相应的监测、预警、报告、强制性检疫、强制隔离与治疗、封锁疫区等多项制度与措施，并强化了相关人员的职责及法律责任。

5. 依靠科技进步的原则　是指在防病治病活动中，高度重视当今科学技术的作用，大力开展医学科学研究及成果推广，借以不断提高医疗预防技能和医疗器械设备的现代化。卫生部门是推进生命科学发展、管理以及维护生命健康权益的职能部门。生命科学是当今科技发展最活跃、最重要的领域之一，它不断给医学发展以巨大的动力，使人类对自身生命现象和疾病本质的认识不断进入新的阶段。所以，以维护人体生命健康为宗旨的卫生法，必然把依靠科技进步作为自己工作的原则范畴，以推动医学科技发展、保障医学科研工作秩序、维护医学研究人员合法权益，营造良好的法律氛围和条件。

6. 中西医协调发展原则　是指在对疾病的诊疗护理中，正确处理好中国传统医学和西医的关系，促进两者协调发展。卫生法把中西医协调发展纳入自己的基本原则，立法上予以具体规范，运用上予以保障，有利于实现维护公民健康权利的根本宗旨。

✎ 练一练

下列属于我国卫生法规应坚持的基本原则的是（　　）

A. 保护公民身体健康的原则　　　　B. 卫生人员参与原则

C. 卫生原则　　　　　　　　　　　D. 预防为辅原则

E. 中医优先发展原则

答案解析

三、卫生法律法规的作用

随着我国卫生法制建设的发展，卫生法律法规已成为我国社会主义法律体系的重要组成部分，并在社会发展中起着十分重要的作用。

（一）贯彻党的卫生政策，促进卫生事业发展

在社会主义建设中，卫生事业占有重要地位，它决定着能否提高人民的健康水平和促进民族的繁衍，决定着能否调动人民的生产积极性。加强卫生立法，可将经过实践证明是科学、有效的卫生政策具体化、法制化、制度化，成为具有相对稳定性、国家强制性与规范性的法律条文，改变长期以来形成的卫生工作"人治"现象，为建设社会主义事业贡献力量。

（二）增强卫生法律意识，保护人体健康

长期以来，由于我国卫生法制不健全，卫生法律意识淡薄，有法不依，甚至"以言代法""以权代法"的现象时有发生，致使环境污染日趋严重，危害人体健康的假冒伪劣食品、药品、物品泛滥成灾。有鉴于此，在卫生行政管理中，采用法律手段，进行卫生法制教育，增强卫生法律意识，使国家机关、企事业单位、社会团体、医疗卫生机构和公民明确各自在卫生活动中的权利和义务并努力改善和提高卫生条件，同时对违反卫生法的行为进行制裁，从而起保护人体健康的作用。

（三）促进医学科学和社会经济的发展

卫生法律法规是保证和促进医学科学发展的手段。当今，高新科技不断被运用到医学领域，如试管婴儿、器官移植等，促进了医学科学的发展，同时也带来了一系列的问题。只有以法律手段来调整医药上的新发现、新技术引发的新关系，才能保证新的医学科技的有效实施和健康发展。经济的发展离不开体魄健全、智能优良的人。人民有了健康的身体，才能在工作中发挥积极性和创新精神，从而促进经济的发展。

（四）维护国家主权，促进国际卫生合作

随着对外开放政策的实行，我国同世界各国的友好往来日益增多，出入境的人口也不断增加，食品、药品、医疗用品的进口贸易不断扩大，传染病的传播机会增多，卫生活动中的争议也会增加。卫生法律法规对于预防国内外一些疾病的传播，解决外贸索赔争议，维护我国主权和其他合法权益，保护我国公民的身体健康，起着日益重要的作用。

（五）明确责任，健全卫生管理体制

卫生机构包括卫生管理机构和卫生业务机构。这些机构的设置和职责的明确，并不是凭个人意志，而是依卫生法的规定而设置和明确的。因此，这些机构是依法建立的机构，其职责成为法定职责，其法律地位和行为合法性、权威性都有了法律依据。同时，法律明确了不同的机构、人员各自的职责，健全了我国的卫生管理体制。

第二节　卫生法律关系

PPT

卫生法律关系是卫生法律法规的基本范畴之一，是卫生法律法规调整范围与调整方式的具体化，是在调整人们行为过程中形成的法律上的权利与义务关系。了解和掌握卫生法律关系具有较强的现实意义。

一、卫生法律关系的概念和特征

法律关系是根据法律规范产生的、以主体间的权利与义务关系的形式表现出来的特殊的社会关系。每一个法律部门都调整特定方面的社会关系。卫生法律法规作为一个独立的部门法，同样调整着一定范围的社会关系。卫生法律规定对该特定范围内社会关系的调整所形成的法律关系就是卫生法律关系。

（一）卫生法律关系的概念

卫生法律关系就是国家机关、企事业单位、社会团体、公民个人在卫生管理和医药卫生预防保健服务过程中，根据卫生法律规范所形成的权利和义务关系。

（二）卫生法律关系的特征

卫生法律关系是法律关系的一种，同时又是有别于其他法律关系的一种特殊法律关系，其独有的特征如下。

1. 卫生法律关系是由卫生法所调整的社会关系　卫生法律关系的形成，必须以相应的卫生法律规范的存在为前提。国家制定的卫生法律规范，规定了国家卫生行政机关、企事业单位、社会团体和公民之间一定的权利和义务关系，从而使他们之间的关系具有法律性质。所以，我国卫生法律规范的存在是我国卫生法律关系产生的前提，卫生法律关系是由卫生法所调整的社会关系。

2. 卫生法律关系是卫生法律规范实现的特殊形式　卫生法律规范在实际中的运用和实现表现为卫生法律关系。法律规范在逻辑上表现为假定、处理、法律后果三部分，是在假定某一事实存在的情况下，设定人们有某种权利和义务，并不表示人们的现实行为。而卫生法律关系则是在卫生法律规范所假定的事实已经存在的情况下，实际产生的权利和义务关系。如《中华人民共和国执业医师法》对医师在执业活动中的权利和义务做了明确的规定，这些规定是针对医师的普遍性的法律规定，只有当这些规定运用到具体医师身上时才产生相应的权利和义务关系，此时，这一卫生法律规范才得以实现。

3. 卫生法律关系是一种纵横交错的法律关系　纵向关系和横向关系相互交错、相互结合，形成一个统一的有机整体，具有纵横交错的综合性的特征。卫生立法是综合性的社会立法，它不仅包括纵向的卫生管理立法，还包括横向的卫生服务关系的立法。与之相适应地，卫生法律关系也包括两个方面，即纵向的卫生管理关系和横向的卫生服务关系，两者是有机的整体。这两种关系存在区别，不能互相取代，也不能厚此薄彼。同时，两者又有密切联系，它们的最终目的都是保障公民的身体健康。

4. 卫生法律关系的主体具有特定性　卫生法是一个专业性很强的部门法，这就决定了卫生法律关系主体的特殊身份，即通常是从事卫生工作的组织和个人。在纵向关系中，必定有一方当事人是卫生管理机关，如卫生行政机关、食品卫生监督机构等；在横向关系中，必定有一方当事人是医药卫生保健服务机构或个人。卫生法律关系要求主体具有专业性、特殊性，但并不是有卫生管理机构和卫生服务机构参与的法律关系都是卫生法律关系。这些机构内部及其相互之间，以及他们与其他的国家机关、企事业单位、社会组织和公民个人之间，也可能发生民事法律关系。只有以卫生管理和卫生服务为内容，为我国现行的卫生法律规范调整所形成的法律关系才是卫生法律关系。

二、卫生法律关系的构成要素

法律关系是法律在调整人们行为的过程中所产生的一种特殊的社会关系。卫生法律关系同其他法律关系一样，都是由主体、客体和内容三个方面的要素构成的。这三个要素必须同时具备，缺一不可；如果缺乏其中任何一个要素，该卫生法律关系就无法形成或继续存在。

（一）主体

卫生法律关系的主体是指在具体的卫生法律关系中享有权利和承担义务的当事人，是卫生法律行为的实际参加者。作为法律关系的主体，必须具有权利能力和行为能力。依据我国的卫生法律法规，卫生法律关系的主体包括国家机关、企事业单位、社会团体和自然人。

1. 国家机关　主要是作为纵向卫生法律关系的一方当事人，即行政管理人。依据卫生法所涉及的主要内容，其主体主要有各级卫生行政部门、各级药品监督管理部门、卫生检疫部门、劳动与社会保障管理部门、司法部门等。其中，各级卫生行政部门在卫生法的国家机关主体中占大多数。

2. 企事业单位　作为行政相对人，既可以成为纵向卫生法律关系的一方当事人，也可以与接受它们产品或服务的国家机关、企事业单位、自然人等结成横向卫生法律关系，成为横向卫生法律关系的主体。

3. 社会团体　分为卫生社会团体和一般社会团体。卫生社会团体如中国红十字会、中华医学会等，它们在卫生法律关系中的地位和作用类似于卫生事业单位，为社会提供卫生咨询和卫生医疗服务。

4. 自然人　包括中国公民、外国公民和无国籍人。自然人主体既可以是纵向卫生法律关系中的主体，也可以是横向卫生法律关系的主体。如个体食品经营者和个体开业医生，一方面是行政相对人，另一方面是经营者和服务者。

（二）客体

卫生法律关系的客体是主体之间权利和义务所指向的对象，包括人身、物、行为及其结果、精神财富等。

1. 人身　包括生命、身体和健康等，是公民从事正常生产、生活活动的前提条件，是卫生法律关系的最高层次的客体。

2. 物　是指有一定空间，可以为人们控制，且具有经济价值，能作为财产权利对象的一切物质财富。我国卫生法所涉及的食品、药品、医疗器械、生物制品、血液制品、化妆品等管理和使用关系中，物即食品、药品、医疗器械、生物制品、血液制品、化妆品等，这些都是卫生法律关系的客体之一。

3. 行为及其结果　行为是法律关系主体行使权利和履行义务的活动。在卫生管理和卫生服务活动中，卫生管理行为和卫生服务行为就是卫生法律关系的客体，如卫生许可、卫生监督、卫生审批、医疗服务等。行为包括合法行为和违法行为。合法行为受法律保护，违法行为要受到法律制裁。

4. 精神财富　主要指知识产权和智力成果，它是法律关系主体从事智力活动的成果，包括各种发明、创造、设计、著作等。精神财富可以转换成一定形式的物质财富。保护知识产权是保护和发展生产力的要求，也是卫生法的基本任务之一。

？ 想一想

角膜只能是卫生法律关系客体分类中的物吗？

答案解析

（三）内容

卫生法律关系的内容是指卫生法律关系的主体依法享有的卫生方面的权利和应承担的义务，是卫生法律关系的基础。

1. 权利　权利是指卫生法律主体能够做出或者不做出一定行为，以及要求他人相应做出或不做出一定行为的资格。权利的含义包括：一是卫生法所赋予当事人的，因此，享有权利的卫生法律关系主体在卫生法律规定的范围内，有权根据自己的意志进行卫生管理和卫生服务活动。二是在卫生规定范围内，主体有权要求他人做出一定行为，以保证不影响自己的权利实现；三是在卫生法规定的范围内，由于他人的行为使自己的权利不能实现时，有权请求有关机关给予保护。

2. 义务　义务是指卫生法律主体必须做出或不做出一定行为的责任。义务是由卫生法规定的，要求义务人必须做出一定行为或禁止做出一些行为，以维护国家利益和保证权利人的权利获得实现。义务是必须履行某种责任，不履行或不正当履行时，权利主体可以请求司法机关或卫生行政部门采取必要的措施或追究法律责任，以保障权利的享有。

卫生权利和卫生义务是卫生法律关系的两个不同方面，二者相互依存，密不可分。权利的内容，需要通过相应的义务表现出来；义务的内容，需要相应的权利加以限制。当事人一方享有权利，必然有另一方负有相应的义务。不允许只享有权利而不履行义务，也不允许只承担义务而不享有权利。

练一练

角膜在卫生法律关系的客体中属于（　　）
A. 公民的生命健康利益　　　　B. 行为
C. 物　　　　　　　　　　　　D. 智力成果
E. 人身

答案解析

三、卫生法律关系的产生、变更和消灭

卫生法律关系的产生是指在卫生法律关系主体之间形成了某种权利和义务关系。卫生法律关系的变更是指卫生法律关系主体、客体或内容发生变化。卫生法律关系的消失是指卫生法律关系主体之间权利义务关系的终止。

卫生法律关系的产生、变更和消失必须具备相应法律规范和相关的法律事实两个条件，即以相应的卫生法律规范存在为前提，以一定法律事实产生为直接原因，卫生法律规范使卫生法律关系的产生、变更和消失成为可能，卫生法律事实使卫生法律关系的产生、变更和消失由可能变成现实。

卫生法律事实是指卫生法律规范规定的，能够引起卫生法律关系产生、变更和消失的客观事实。

依据卫生法律事实是否与当事人的意志有关，卫生法律事实可分为卫生法律事件和卫生法律行为。

（一）卫生法律事件

卫生法律事件是指法律规定的、不以人们意志为转移的客观事实，分为社会事件和自然事件两种。前者如来自当事人主观意志之外的国家卫生政策的重大调整、卫生法律的重大修改等，后者如人的出生与死亡、洪水、自然灾害等。这两种事件对于卫生法律关系主体而言都是不可避免、不以其意志为转移的。但这些事件的出现，使卫生法律关系有可能产生、变更或消失。

（二）卫生法律行为

卫生法律行为是指法律规定的、以当事人的主观意志为转移的行为，分为合法行为和违法行为两种。合法行为是指当事人依据卫生法律的规定或授权实施的能够引起预期的法律后果的行为，这种行为为法律所确认和保护。违法行为是指当事人未履行或未能正确履行义务致使对方的权利未能实现或受到损害的行为，这种行为为法律所禁止，行为人必须承担相应的法律责任。

不论是合法行为还是违法行为，都能够引起卫生法律关系的产生、变更和消失。在卫生法律领域中，卫生法律行为是卫生法律关系产生、变更或消失的最普遍的法律事实，它所起的作用和意义比卫生法律事件重要得多。

？ 想一想

有没有一种卫生法律关系一经产生永远不会变更和消灭？

答案解析

第三节　卫生法律责任

PPT

卫生法律责任是卫生法的基本范畴之一，是促进人们守法、维护社会正义的一种有效的强制手段与工具。了解和掌握卫生法律责任具有较强的现实意义。

一、卫生法律责任的概念和特点

法律责任是指行为主体违反法律法规所应当承担的法律上的不利后果。

（一）卫生法律责任的概念

卫生法律责任是指公民、法人或其他组织违反卫生法律、法规给其他人或社会造成损害应承担的法律后果。卫生法律责任是法律责任中的一种，对卫生法律责任的规定是规范卫生法律关系主体行为，是确保公民生命健康权益的重要措施。

（二）卫生法律责任的特点

与道义责任或者其他社会责任相比，卫生法律责任主要具有以下特点。

1. 法律依据　承担卫生法律责任的最终依据是法律。承担法律责任的原因各异，但最终依据是法律。

2. 国家强制力　卫生法律责任具有国家强制性，即法律责任的履行由国家强制力保证。当然，国家强制力只是在必要时，在责任人不能主动履行其法律责任时才会使用。

二、卫生法律责任的种类

根据违反卫生法律规范的性质和社会危害程度的不同，卫生法律责任可以分为行政责任、民事责任和刑事责任三种。

👁 看一看

违法构成要件

1. 违法的客体 是指为法律所保护而为违法行为所侵犯的社会关系。

2. 违法行为的客观方面 是指行为人违反法律规定的行为和这种行为所引起的后果。

3. 违法的主体 作为违法的主体，必须是具有法定责任能力的自然人、法人或其他社会组织。

4. 违法的主观方面 是指违法主体所实施的违法行为及其危害后果所具有的故意或过失的心理状态。

违法的一般构成要件，既包括主观方面，也包括客观方面。违法行为是主观要件和客观要件的统一。

（一）卫生行政责任

卫生行政责任是指卫生法律关系主体违反卫生行政法律规范，但尚未构成犯罪时，所应承担的法律后果，包括行政处罚和行政处分两种形式。卫生行政处罚是指卫生行政机关对违反了卫生法律法规的行政相对人所实施的行政制裁。卫生行政处分是指卫生行政机关或企事业单位依据行政隶属关系，对有违法、违纪或失职行为的人员给予的行政制裁。

（二）卫生民事责任

卫生民事责任是指医疗机构、卫生工作人员、从事与卫生事业有关的集体与个人违反法律规定侵害公民的健康权利时，应向受害人承担赔偿的责任。卫生民事责任的构成必须同时具备：损害事实、行为违法、行为人有过错、损害事实与行为人的过错有直接的因果关系等条件。民事责任的特点有：①主要是财产责任；②一方当事人对另一方的责任；③补偿当事人的损失；④在法律允许的条件下，民事责任可以由当事人协商解决。

民法规定的承担民事责任的方式有：停止损害；排除妨碍；消除危险；返还财产；恢复原状；修理、重做、更换；赔偿损失；支付违约金；消除影响、恢复名誉；赔礼道歉等。卫生法所涉及的民事责任以补偿赔偿、精神赔偿为主要形式。

（三）卫生刑事责任

卫生刑事责任是指卫生法律关系主体违反法律规定，实施了侵犯卫生管理秩序及公民生命健康权的犯罪行为所应承担的法律后果。刑事责任是最为严厉的法律责任，只有构成犯罪时才应承担刑事责任。

承担刑事责任的方式是受到刑罚处罚。我国的刑罚分为主刑和附加刑，主刑有管制、拘役、有期徒刑、无期徒刑、死刑。附加刑有罚金、剥夺政治权利、没收财产。附加刑可以独立适用，也可以附加适用。对于犯罪的外国人，可以独立适用或者附加适用驱逐出境。

答案解析

目标检测

一、单项选择题

1. 法律效力最低的是（ ）

    A. 卫生法律 B. 地方性卫生规章

    C. 卫生行政规章

    D. 地方性卫生法规、卫生自治条例与单行条例

    E. 卫生行政法规

2.《中华人民共和国传染病防治法实施办法》属于（ ）

    A. 卫生法律

    B. 卫生行政法规

    C. 地方性卫生法规、卫生自治条例与单行条例

    D. 卫生行政规章

    E. 地方性卫生规章

3. 卫生法律关系的构成要素包括（ ）

    A. 权利主体和义务主题

    B. 公民的生命健康、行为、物、人身、智力成果

    C. 卫生法律关系的当事人

    D. 卫生法律关系的主体和客体

    E. 卫生法律关系的主体、客体和内容

4. 卫生法律关系的主体包括（ ）

    A. 国家机关、企事业单位、社会团体和自然人

    B. 国家机关、企事业单位和社会团体

    C. 企事业单位、社会团体和自然人

    D. 企业、事业单位和社会团体

    E. 各种从事医疗卫生服务的组织团体

5. 按照解释的主体和效力的不同，卫生法的解释可分为（ ）

    A. 立法解释和司法解释   B. 行政解释和司法解释

    C. 行政解释和学理解释   D. 学理解释和任意解释

    E. 正式解释和非正式解释

6. 卫生法具有（ ）的基本特征

    A. 与自然学科紧密联系   B. 吸收了一些技术规范没有吸收道德规范

    C. 内容不具有广泛性   D. 调节手段单一

    E. 没有反映社会的共同需求

7. 卫生法律的规范作用是（ ）

    A. 为人们的卫生行为提供引导作用   B. 引导社会参与的作用

    C. 具有惩戒作用   D. 具有预防生病作用

    E. 引导中医优先发展的作用

二、综合问答题

1. 卫生法律关系的特征有哪些？

2. 卫生法规的调整对象是什么？

三、实例解析题

患者张某，男性，78 岁，农民，神志清楚且精神正常。家住偏远山区，8 年前因咳嗽住院。被诊断为肺癌，最近病情又发作，再次入院治疗。检查发现，肿瘤已扩散至身体其他部位。患者拒绝继续治疗，想将钱留给儿子盖房娶媳妇，并请求医生给予安乐死。而他的妻子及儿子则恳请医生一定要为他治疗。

试根据卫生法的基本原则分析：医院对此该如何处理？

（屈海宏）

书网融合……

重点回顾　　　　微课　　　　习题

第十章 护士管理法律制度

学习目标

知识目标：

1. **掌握** 护士的概念；护士执业注册制度；护士的权利和义务。

2. **熟悉** 护士执业资格考试的法律规定；医疗卫生机构在护士管理中的职责；违反护士执业管理的法律责任。

3. **了解** 我国护士管理立法、规范护士执业行为的法律意义。

技能目标：

1. 能严格按照护士执业规范从事护理工作，明确护士管理过程中的具体法律责任。

2. 能正确适用护理法律规范，应用护士执业管理理论分析和解决护理实践中的相关法律问题。

素质目标：

1. 能形成正确的执业理念，培养依法执业的法律素养。

2. 具有分析、解决问题的法治思维。

导学情景

情景描述： 王某，在甲医院从事护士工作。2021年2月，王某给6床患者注射青霉素时，因当天患者多、工作繁忙，误将青霉素注射给了16床患者。随后，该患者出现过敏性休克，王某未将患者的病情立即通知医师。经查，王某是某中等职业学校普通全日制3年护理专业毕业，在综合医院完成10个月的护理临床实习，取得学历证书。王某在2016年3月经执业注册取得护士执业证书。

情景分析： 王某违反操作规定，错将青霉素注射给其他患者，又未将紧急情况立即通知医师，并导致该患者的过敏性休克，侵害了患者的生命健康权，属于违反护士执业义务的典型表现。

讨论： 1. 王某是否符合护士执业注册的条件？护士执业注册有效期届满前，应当办理哪些手续？

2. 王某违反护士执业义务，应当承担怎样的法律责任？

学前导语： 从事护理工作的人员应当符合护士执业注册管理的规定，具备执业所必需的专业知识和执业能力。学习护士管理法律制度，首先要了解我国护士管理立法的现状，掌握护士的概念和主管部门；其次，要熟悉护士执业考试和执业注册制度；最后，要掌握护士的执业规则和法律责任，这是维护患者生命健康安全的重要保障。

第一节 概 述

PPT

健康是促进人的全面发展的必然要求。《医疗机构管理条例实施细则》第八十八条的规定，卫生技术人员是指按照国家有关法律、法规和规章的规定取得卫生技术人员资格或者职称的人员。《卫生技术人员职务试行条例》第三条的规定，卫生技术职务分为医、药、护、技四类。护士队伍是医疗卫生行业的重要力量，也是与患者接触最多的卫生技术人员。

一、护士的概念

国家加强护士队伍建设，重视和发挥护士在医疗、预防、保健和康复工作中的作用。根据《护士条例》第二条的规定，护士是指经执业注册取得护士执业证书，依照规定从事护理活动，履行保护生命、减轻痛苦、增进健康职责的卫生技术人员。

护理工作是医疗战线的重要组成部分。广大护士承担着救死扶伤、防治疾病、减轻痛苦、增进健康等专业职责，并发挥着不可替代的重要作用，对构建新型医患关系发挥着积极作用。加强护士队伍建设，为患者提供安全、有效、专业、优质的护理服务，促进护理事业健康发展，是关系到人民群众健康、医疗安全以及健康中国建设的一项重要工作。

二、护士管理立法

护理工作具有专业性、科学性和服务性等特点。国家十分重视护理队伍的建设和管理工作，大力发展护理事业，促进护理学科的发展，把加强护士队伍建设作为卫生健康事业发展的重要基础性工作，先后发布了多项涉及护士管理的法规规章和规范性文件，不断推进我国护理管理法律制度的建设和完善。

1982年4月7日、1992年3月7日，卫生部分别颁布实施了《医院工作制度》《医院工作人员职责》和《医院工作制度的补充规定》，明确了护理工作制度和各级各类护士的职责。这些规范性文件对于加强护理管理的科学化、规范化水平，保障护理工作秩序和医疗安全，提高护理质量等起到了极大的推动作用。在临床实践中，我国护理事业的发展取得了明显成效。

1988年12月15日，卫生部发布《医务人员医德规范及实施办法》，作为指导医务人员进行医疗活动的思想和行为准则。1993年3月26日，卫生部发布《中华人民共和国护士管理办法》，自1994年1月1日起施行。作为一部关于护士管理的部门规章，该办法对提高护理质量、保障医疗和护理安全、保护护士的合法权益、维护和促进人民群众的生命健康发挥了重要作用。1997年6月，为了加速护理工作改革，转变护理模式，提高护理质量，以适应社会发展和满足人民群众日益增高的护理保健需求，卫生部发布了《关于进一步加强护理管理工作的通知》。

随着我国医疗卫生事业和护理职业的快速发展，护理工作中也出现了一些突出问题亟待解决，表现在：重医疗、轻护理，随意减少护士数量；对护士合法权益的法律保障不足，护理职业缺乏吸引力；一些护理人员不能全面、严格地履行护理职责，护理服务意识差，忽视与患者的沟通交流，导致护患关系紧张，患者的护理需求和医疗安全得不到有效保障。因此，在我国制定一部有关护士管理的行政法规势在必行。2008年1月23日，国务院第206次常务会议通过了《中华人民共和国护士条例》（以下简称《护士条例》），2008年1月31日中华人民共和国国务院令第517号公布，自2008年5月12日起施行。《护士条例》提高了我国护士管理的法律位阶，体现出充分保障护士合法权益、严格规范护士执业行为、强化医疗卫生机构职责的立法思路。《护士条例》明确了护士的概念，对护士执业注册制度、护士的执业权利和执业义务、医疗卫生机构在护士管理中的职责、护士管理中的相关法律责任等做出了具体规定。

为了规范护士执业注册管理，根据《护士条例》，卫生部于2008年5月6日发布了《护士执业注册管理办法》，自2008年5月12日起施行。为了规范全国护士执业资格考试工作，加强护理专业队伍建设，根据《护士条例》第七条的规定，卫生部、人力资源和社会保障部于2010年5月10日发布了《护士执业资格考试办法》，自2010年7月1日起施行。

为了依法推进简政放权、放管结合、优化服务改革，国务院对取消和下放行政许可项目涉及的行政法规以及实践中不再适用的行政法规进行了清理。《护士条例》根据 2020 年 3 月 27 日《国务院关于修改和废止部分行政法规的决定》修订。

三、主管部门

国务院有关部门、县级以上地方人民政府及其有关部门以及乡（镇）人民政府应当采取措施，改善护士的工作条件，保障护士待遇，加强护士队伍建设，促进护理事业健康发展。国务院有关部门和县级以上地方人民政府应当采取措施，鼓励护士到农村、基层医疗卫生机构工作。

国务院卫生主管部门负责全国的护士监督管理工作。县级以上地方人民政府卫生主管部门负责本行政区域的护士监督管理工作。

👁 看一看

国家卫生健康委员会

2018 年 3 月，中共中央印发《深化党和国家机构改革方案》，决定：

将国家卫生和计划生育委员会、国务院深化医药卫生体制改革领导小组办公室、全国老龄工作委员会办公室的职责，工业和信息化部的牵头《烟草控制框架公约》履约工作职责，国家安全生产监督管理总局的职业安全健康监督管理职责整合，组建国家卫生健康委员会，作为国务院组成部门。

保留全国老龄工作委员会，日常工作由国家卫生健康委员会承担。民政部代管的中国老龄协会改由国家卫生健康委员会代管。国家中医药管理局由国家卫生健康委员会管理。

不再保留国家卫生和计划生育委员会。不再设立国务院深化医药卫生体制改革领导小组办公室。

PPT

第二节　护士执业考试和护士执业注册

在临床实际工作中，接触患者最多的是护士。护士的专业水平、整体素质直接关系到为患者提供的医疗服务水平。从事护理工作的人员应当具有能够确保患者健康利益和医疗安全所必需的专业知识、执业水平和工作能力，只有受过专业培养、通过执业资格考试并经执业注册取得护士执业证书的人员才能从事护理工作。

一、护士执业资格考试

国家护士执业资格考试是评价申请护士执业资格者是否具备执业所必需的护理专业知识与工作能力的考试。通过护士执业资格考试，是申请护士执业注册应当具备的基本条件之一。《护士条例》第七条规定：护士执业资格考试办法由国务院卫生主管部门会同国务院人事部门制定。原卫生部、人力资源和社会保障部制定的《护士执业资格考试办法》系统地规范了全国护士执业资格考试工作。

（一）组织管理

1. 考试制度　国务院卫生主管部门负责组织实施护士执业资格考试。考试成绩合格者，可申请护士执业注册。取得考试成绩合格证明，作为申请护士执业注册的有效证明。护士执业资格考试遵循公平、公开、公正的原则。

具有护理、助产专业中专和大专学历的人员，参加护士执业资格考试并成绩合格，可取得护理初级（士）专业技术资格证书；护理初级（师）专业技术资格按照有关规定通过参加全国卫生专业技术资格考试取得。

具有护理、助产专业本科以上学历的人员，参加护士执业资格考试并成绩合格，可以取得护理初级（士）专业技术资格证书；在达到《卫生技术人员职务试行条例》规定的护师专业技术职务任职资格年限后，可直接聘任护师专业技术职务。

原卫生部和人力资源社会保障部成立全国护士执业资格考试委员会。其主要职责是：①对涉及护士执业资格考试的重大事项进行协调、决策；②审定护士执业资格考试大纲、考试内容和方案；③确定并公布护士执业资格考试成绩合格线；④指导全国护士执业资格考试工作。全国护士执业资格考试委员会下设办公室，负责具体工作。

2. 考务管理 护士执业资格考试考务管理实行承办考试机构、考区、考点三级责任制。承办考试机构具体组织实施护士执业资格考试考务工作。各省、自治区、直辖市及新疆生产建设兵团设立考区。省、自治区、直辖市人民政府卫生行政部门及新疆生产建设兵团卫生局负责本辖区的考试工作。省、自治区、直辖市人民政府卫生行政部门及新疆生产建设兵团卫生局可根据实际情况，会同人力资源社会保障部门成立护士执业资格考试领导小组。考区根据考生情况设置考点，报全国护士执业资格考试委员会备案。考点设在设区的市。

各级考试管理机构要有计划地培训考务工作人员和监考人员，提高考试管理水平。

（二）考试内容

护士执业资格考试实行国家统一考试制度。统一考试大纲，统一命题，统一合格标准。护士执业资格考试原则上每年举行一次，具体考试日期在举行考试 3 个月前向社会公布。

护士执业资格考试包括专业实务和实践能力两个科目。一次考试通过两个科目为考试成绩合格。为加强对考生实践能力的考核，原则上采用"人机对话"考试方式进行。

（三）申请考试条件

在中等职业学校、高等学校完成国务院教育主管部门和国务院卫生主管部门规定的普通全日制 3 年以上的护理、助产专业课程学习，包括在教学、综合医院完成 8 个月以上护理临床实习，并取得相应学历证书的，可以申请参加护士执业资格考试。

（四）申请考试程序

申请参加护士执业资格考试的人员，应当在公告规定的期限内报名，并提交以下材料：①护士执业资格考试报名申请表；②本人身份证明；③近 6 个月二寸免冠正面半身照片 3 张；④本人毕业证书；⑤报考所需的其他材料。

申请人为在校应届毕业生的，应当持有所在学校出具的应届毕业生毕业证明，到学校所在地的考点报名。学校可以为本校应届毕业生办理集体报名手续。申请人为非应届毕业生的，可以选择到人事档案所在地报名。申请参加护士执业资格考试者，应当按国家价格主管部门确定的收费标准缴纳考试费。

香港特别行政区、澳门特别行政区和台湾地区居民符合《护士执业资格考试办法》规定和《内地与香港关于建立更紧密经贸关系的安排》《内地与澳门关于建立更紧密经贸关系的安排》或者内地有关主管部门规定的，可以申请参加护士执业资格考试。

（五）考试成绩

护士执业资格考试成绩于考试结束后 45 个工作日内公布。考生成绩单由报名考点发给考生。考试成绩合格者，取得考试成绩合格证明，作为申请护士执业注册的有效证明。

二、护士执业注册制度

《护士条例》第二章规定了申请执业注册的条件、注册程序和管理要求。《护士执业注册管理办法》具体规范了护士执业注册的管理。

护士执业，应当经执业注册取得护士执业证书。护士经执业注册取得《护士执业证书》后，方可按照注册的执业地点从事护理工作。未经执业注册取得《护士执业证书》者，不得从事诊疗技术规范规定的护理活动。在内地（大陆）完成护理、助产专业学习的香港、澳门特别行政区及台湾地区人员，符合《护士执业注册管理办法》规定的，可以申请护士执业注册。

（一）执业注册管理部门

国务院卫生主管部门负责全国护士执业注册监督管理工作。省、自治区、直辖市人民政府卫生行政部门是护士执业注册的主管部门，负责本行政区域的护士执业注册管理工作。省、自治区、直辖市人民政府卫生行政部门结合本行政区域的实际情况，制定护士执业注册工作的具体办法，并报国务院卫生主管部门备案。

（二）申请执业注册的基本条件

根据《护士条例》《护士执业注册管理办法》，申请护士执业注册应当具备下列条件。

1. 具有完全民事行为能力 民事行为能力是指民事主体以自己独立的行为从事民事活动、取得民事权利和承担民事义务的能力。

2. 学历要求 在中等职业学校、高等学校完成国务院教育主管部门和国务院卫生主管部门规定的普通全日制 3 年以上的护理、助产专业课程学习，包括在教学、综合医院完成 8 个月以上护理临床实习，并取得相应学历证书。教学医院，是指与中等职业学校、高等学校有承担护理临床实习任务的合同关系，并能够按照护理临床实习教学计划完成教学任务的医院。综合医院，是指依照《医疗机构管理条例》《医疗机构基本标准》的规定，符合综合医院基本标准的医院。

3. 通过国务院卫生主管部门组织的护士执业资格考试 《护士执业资格考试办法》由国务院卫生主管部门会同国务院人事部门制定。考试成绩合格者，取得考试成绩合格证明，作为申请护士执业注册的有效证明。

4. 符合国务院卫生主管部门规定的健康标准 申请护士执业注册，应当符合下列健康标准：无精神病史；无色盲、色弱、双耳听力障碍；无影响履行护理职责的疾病、残疾或者功能障碍。

（三）执业注册申请程序

1. 首次注册 首次申请护士执业注册应遵循的程序有以下几个方面。

（1）提交材料 《护士执业注册管理办法》第七条规定，申请护士执业注册应当提交下列材料：①护士执业注册申请审核表；②申请人身份证明；③申请人学历证书及专业学习中的临床实习证明；④护士执业资格考试成绩合格证明；⑤省、自治区、直辖市人民政府卫生行政部门指定的医疗机构出具的申请人 6 个月内健康体检证明；⑥医疗卫生机构拟聘用的相关材料。

（2）申请与决定 申请护士执业注册的，应当向批准设立拟执业医疗机构或者为该医疗机构备案的卫生主管部门提出申请。收到申请的卫生主管部门应当自收到申请之日起 20 个工作日内做出决定，对具备《护士条例》规定条件的，准予注册，并发给护士执业证书；对不具备《护士条例》规定条件的，不予注册，并书面说明理由。护士执业注册有效期为 5 年。医疗卫生机构可以为本机构聘用的护士集体申请办理护士执业注册。

（3）护士执业证书 《护士执业证书》上应当注明护士的姓名、性别、出生日期等个人信息及证书编号、注册日期和执业地点。《护士执业证书》由国务院卫生主管部门统一印制。

（4）申请护士执业注册的期限 护士执业注册申请，应当自通过护士执业资格考试之日起 3 年内提出；逾期提出申请的，除《护士执业注册管理办法》第七条规定的材料外，还应当提交在省、自治区、直辖市人民政府卫生行政部门规定的教学、综合医院接受 3 个月临床护理培训并考核合格的证明。

2. 延续注册 护士申请延续注册应遵循的程序有以下几个方面。

（1）申请 护士执业注册有效期为 5 年。护士执业注册有效期届满需要继续执业的，应当在护士执业注册有效期届满前 30 日向批准设立执业医疗机构或者为该医疗机构备案的卫生主管部门申请延续注册。医疗卫生机构可以为本机构聘用的护士集体申请办理护士执业延续注册。

（2）材料提交 护士申请延续注册，应当提交下列材料：①护士延续注册申请审核表；②申请人的《护士执业证书》；③省、自治区、直辖市人民政府卫生行政部门指定的医疗机构出具的申请人 6 个月内健康体检证明。

（3）受理与决定 收到申请的卫生主管部门自受理延续注册申请之日起 20 日内进行审核。对具备《护士条例》规定条件的，准予延续，延续执业注册有效期为 5 年；对不具备《护士条例》规定条件的，不予延续，并书面说明理由。有下列情形之一的，不予延续注册：①不符合《护士执业注册管理办法》第六条规定的健康标准的；②被处暂停执业活动处罚期限未满的。

3. 重新注册 有下列情形之一的，拟在医疗卫生机构执业时，应当重新申请注册：①注册有效期届满未延续注册的；②受吊销《护士执业证书》处罚，自吊销之日起满 2 年的。

重新申请注册的，按照《护士执业注册管理办法》第七条的规定提交材料；中断护理执业活动超过 3 年的，还应当提交在省、自治区、直辖市人民政府卫生行政部门规定的教学、综合医院接受 3 个月临床护理培训并考核合格的证明。

4. 变更注册 护士在其执业注册有效期内变更执业地点等注册项目，应当办理变更注册。但承担卫生行政部门交办或者批准的任务以及履行医疗卫生机构职责的护理活动，包括经医疗卫生机构批准的进修、学术交流等除外。

护士在其执业注册有效期内变更执业地点的，应当向批准设立拟执业医疗机构或者为该医疗机构备案的卫生主管部门报告，并提交下列材料：①护士变更注册申请审核表；②申请人的《护士执业证书》。

收到报告的卫生主管部门应当自收到报告之日起 7 个工作日内为其办理变更手续。护士跨省、自治区、直辖市变更执业地点的，收到报告的卫生主管部门还应当向其原注册部门通报。省、自治区、直辖市人民政府卫生行政部门应当通过护士执业注册信息系统，为护士变更注册提供便利。

5. 注销注册 护士执业注册后有下列情形之一的，原注册部门办理注销执业注册：①注册有效期届满未延续注册；②受吊销《护士执业证书》处罚；③护士死亡或者丧失民事行为能力。

护士有行政许可法规定的应当予以注销执业注册情形的，原注册部门应当依照行政许可法的规定注销其执业注册。

👁 **看一看**

行政许可的注销

有下列情形之一的，行政机关应当依法办理有关行政许可的注销手续：

（一）行政许可有效期届满未延续的；

（二）赋予公民特定资格的行政许可，该公民死亡或者丧失行为能力的；

（三）法人或者其他组织依法终止的；

（四）行政许可依法被撤销、撤回，或者行政许可证件依法被吊销的；

（五）因不可抗力导致行政许可事项无法实施的；

（六）法律、法规规定的应当注销行政许可的其他情形。

作出行政许可决定的行政机关或者其上级行政机关，根据利害关系人的请求或者依据职权，对具有法定情形的行政许可可以撤销。被许可人以欺骗、贿赂等不正当手段取得行政许可的，应当予以撤销。依照前述规定撤销行政许可，可能对公共利益造成重大损害的，不予撤销。

（四）护士执业记录

县级以上地方人民政府卫生主管部门应当建立本行政区域的护士执业良好记录和不良记录，并将该记录记入护士执业信息系统。

1. 护士执业良好记录 包括护士受到的表彰、奖励以及完成政府指令性任务的情况等内容。

2. 护士执业不良记录 包括护士因违反《护士条例》以及其他卫生管理法律、法规、规章或者诊疗技术规范的规定受到行政处罚、处分的情况等内容。

（五）监督管理

卫生行政部门实施护士执业注册，有下列情形之一的，由其上级卫生行政部门或者监察机关责令改正，对直接负责的主管人员或者其他直接责任人员依法给予行政处分：①对不符合护士执业注册条件者准予护士执业注册的；②对符合护士执业注册条件者不予护士执业注册的。

护士执业注册申请人隐瞒有关情况或者提供虚假材料申请护士执业注册的，卫生行政部门不予受理或者不予护士执业注册，并给予警告；已经注册的，应当撤销注册。

？ 想一想

护士执业注册的撤销与注销执业注册是否相同？如何区分？

答案解析

PPT

第三节 护士执业规则与法律责任

《护士条例》从法律层面系统、完整地规定了护士应当享有的执业权利和必须履行的执业义务，强化了医疗卫生机构在护士管理中的职责，明确规定了护理法律关系中各方主体违反护士管理制度的法律责任。

一、护士的执业权利和执业义务

护士执业权利，是指护士在履行职责的执业活动中，依法所享有的权利，是护士为了满足自身利益而依法可以自主决定为或不为一定行为的一种许可和保障。护士执业义务，是指护士在履行职责的执业活动中，依法应当履行的责任和受到的约束，是为满足社会利益、患者利益对护士从事一定行为或不做出一定行为的一种限制、负担和责任。《护士条例》一方面改善护士的工作条件，提高护士的薪酬待遇，强化护士的职业培养培训，对优秀护士予以表彰、奖励，加强护士的执业安全和健康保障，赋予护士履行职责相关的权利，激发了广大护士的工作积极性；另一方面，明确护士的法定义务，严格规范护士的执业行为，不断满足人的健康需求，保障医疗安全。

（一）护士的执业权利 e 微课

《护士条例》第三条规定：护士人格尊严、人身安全不受侵犯。护士依法履行职责，受法律保护。全社会应当尊重护士。

护士的执业权利受法律保护，《护士条例》规定了护士享有以下几方面的基本权利。

1. 依法获得薪酬待遇 护士执业，有按照国家有关规定获取工资报酬、享受福利待遇、参加社会保险的权利。任何单位或者个人不得克扣护士工资，降低或者取消护士福利等待遇。护士的劳动受全社会的尊重。

2. 职业健康保障权 护士执业，有获得与其所从事的护理工作相适应的卫生防护、医疗保健服务的权利。从事直接接触有毒有害物质、有感染传染病危险工作的护士，有依照有关法律、行政法规的规定接受职业健康监护的权利；患职业病的，有依照有关法律、行政法规的规定获得赔偿的权利。

3. 职务职称、学术交流、专业培养培训的权利 护士有按照国家有关规定获得与本人业务能力和学术水平相应的专业技术职务、职称的权利；有参加专业培训、从事学术研究和交流、参加行业协会和专业学术团体的权利。

4. 履行职责相关的权利 护士有获得疾病诊疗、护理相关信息的权利和其他与履行护理职责相关的权利。护士可以对医疗卫生机构和卫生主管部门的工作提出意见和建议。

国务院有关部门对在护理工作中做出杰出贡献的护士，应当授予全国卫生系统先进工作者荣誉称号或者颁发白求恩奖章，受到表彰、奖励的护士享受省部级劳动模范、先进工作者待遇；对长期从事护理工作的护士应当颁发荣誉证书。具体办法由国务院有关部门制定。县级以上地方人民政府及其有关部门对本行政区域内做出突出贡献的护士，按照省、自治区、直辖市人民政府的有关规定给予表彰、奖励。

💗 **护爱生命**

叶某，广东省中医院急诊科原护士长。在20多年的护理工作中，她爱岗敬业、精益求精、耐心细致、忠于职守、高度负责、谦逊宽容、只讲奉献。面对疫情，她总是抢在别人的前面，"这里危险，让我来。"她是无数抗疫英雄模范的杰出代表，被评为"100位新中国成立以来感动中国人物"之一，获得"白求恩奖章"，被追授"最美奋斗者"荣誉称号，红十字国际委员会授予她南丁格尔奖。

（二）护士的执业义务

护士的执业权利和执业义务是统一的。护士享有权利，同时也应当承担相应的义务。义务是不能放弃的，具有强制性，也不以权利人是否提出请求为前提。广大护士应当明确自身所承担的执业义务，自觉、严格、全面地履行执业义务和护理职责。《护士条例》规定，护士应当履行以下几方面的义务。

1. 依法执业 护士执业，应当遵守法律、法规、规章和诊疗技术规范的规定。护士的权利义务与患者的权利义务是相对应的关系。护士依法履行义务是患者实现自身权益的必要条件和保障。依法执业是护士执业规则的基本要求和根本准则。

2. 病情危急时通知和先行救护 护士在执业活动中，发现患者病情危急，应当立即通知医师；在紧急情况下为抢救垂危患者生命，应当先行实施必要的紧急救护。

3. 发现医嘱错误时提出和报告 护士发现医嘱违反法律、法规、规章或者诊疗技术规范规定的，应当及时向开具医嘱的医师提出；必要时，应当向该医师所在科室的负责人或者医疗卫生机构负责医疗服务管理的人员报告。

4. 保护患者隐私 护士应当尊重、关心、爱护患者，保护患者的隐私。护士保护患者隐私是对患者隐私权的保障和对患者人格权的尊重，有利于转变护理服务理念，建立和谐的护患关系。

5. 参与公共卫生和疾病预防控制 护士有义务参与公共卫生和疾病预防控制工作。发生自然灾害、公共卫生事件等严重威胁公众生命健康的突发事件，护士应当服从县级以上人民政府卫生主管部门或者所在医疗卫生机构的安排，参加医疗救护。

✎ **练一练**

下列不属于护士执业义务的是（　　）

A. 依法执业

B. 紧急救护患者

C. 参加专业培训、从事学术研究和交流

D. 发现医嘱错误及时向开具医嘱的医师提出

E. 参与公共卫生和疾病预防控制

答案解析

二、护士管理中医疗卫生机构的职责

护士的护理行为是在医疗卫生机构中完成的，医疗卫生机构应当监督并促使护士依法履行执业义务，同时，护士执业权利的实现也离不开医疗卫生机构提供的条件和保障。《护士条例》强化了医疗卫生机构在护士配备、执业权利保护和执业管理等方面的职责，促使医疗卫生机构重视护士队伍的建设，切实保障护士的合法权益，规范护士执业行为，提高护士管理的效率和能力。

（一）按照规定配备护士

医疗卫生机构配备护士的数量不得低于国务院卫生主管部门规定的护士配备标准。实践中，一些医疗卫生机构不重视护理工作，不按规定标准配备护士，医护比例明显失调。医疗卫生机构的护士配备数量是否合理，直接关系到人民群众的诊疗需要、护理质量和医疗安全。

（二）保障护士合法权益

1. 保障护士执业安全 医疗卫生机构应当为护士提供卫生防护用品，并采取有效的卫生防护措施和医疗保健措施。

2. 加强护士待遇保障 医疗卫生机构应当执行国家有关工资、福利待遇等规定，按照国家有关规定为在本机构从事护理工作的护士足额缴纳社会保险费用，保障护士的合法权益。对在艰苦边远地区工作，或者从事直接接触有毒有害物质、有感染传染病危险工作的护士，所在医疗卫生机构应当按照国家有关规定给予津贴。

3. 护士队伍的培养培训 医疗卫生机构应当制定、实施本机构护士在职培训计划，并保证护士接受培训。护士培训应当注重新知识、新技术的应用；根据临床专科护理发展和专科护理岗位的需要，开展对护士的专科护理培训。

（三）加强对本机构执业护士的管理

1. 专门机构、岗位责任制 医疗卫生机构应当按照国务院卫生主管部门的规定，设置专门机构或者配备专（兼）职人员负责护理管理工作。医疗卫生机构应当建立护士岗位责任制并进行监督检查。

2. 执业人员使用管理 医疗卫生机构不得允许下列人员在本机构从事诊疗技术规范规定的护理活动：①未取得护士执业证书的人员；②未依照《护士条例》的规定办理执业地点变更手续的护士；③护士执业注册有效期届满未延续执业注册的护士。在教学、综合医院进行护理临床实习的人员应当在护士指导下开展有关工作。

3. 投诉与处理 护士因不履行职责或者违反职业道德受到投诉的，其所在医疗卫生机构应当进行调查。经查证属实的，医疗卫生机构应当对护士做出处理，并将调查处理情况告知投诉人。

三、违反护士执业管理的法律责任

《护士条例》对卫生主管部门、医疗卫生机构未履行护士监督管理职责以及阻碍护士依法执业的违法行为都规定了相应的法律责任，以保障护士的合法权益，加强护士队伍的建设和管理；同时，明确了护士不履行法定义务、不遵守执业规范的法律责任，促使广大护士能够恪尽职守，依法为患者的健康服务。

（一）卫生主管部门工作人员的法律责任

卫生主管部门的工作人员未依照《护士条例》规定履行职责，在护士监督管理工作中滥用职权、徇私舞弊，或者有其他失职、渎职行为的，依法给予处分；构成犯罪的，依法追究刑事责任。

（二）医疗卫生机构违反护理管理职责的法律责任

1. 未按规定配备和使用护士 医疗卫生机构有下列情形之一的，由县级以上地方人民政府卫生主管部门依据职责分工责令限期改正，给予警告；逾期不改正的，根据国务院卫生主管部门规定的护士配备标准和在医疗卫生机构合法执业的护士数量核减其诊疗科目，或者暂停其6个月以上1年以下执业活动；国家举办的医疗卫生机构有下列情形之一、情节严重的，还应当对负有责任的主管人员和其他直接责任人员依法给予处分：①违反《护士条例》规定，护士的配备数量低于国务院卫生主管部门规定的护士配备标准的；②允许未取得护士执业证书的人员或者允许未依照《护士条例》规定办理执业地点变更手续、延续执业注册有效期的护士在本机构从事诊疗技术规范规定的护理活动的。

2. 未履行保障护士待遇、执业安全职责 医疗卫生机构有下列情形之一的，依照有关法律、行政法规的规定给予处罚；国家举办的医疗卫生机构有下列情形之一、情节严重的，还应当对负有责任的主管人员和其他直接责任人员依法给予处分：①未执行国家有关工资、福利待遇等规定的；②对在本机构从事护理工作的护士，未按照国家有关规定足额缴纳社会保险费用的；③未为护士提供卫生防护用品，或者未采取有效的卫生防护措施、医疗保健措施的；④对在艰苦边远地区工作，或者从事直接接触有毒有害物质、有感染传染病危险工作的护士，未按照国家有关规定给予津贴的。

3. 未按规定培训、管理护士 医疗卫生机构有下列情形之一的，由县级以上地方人民政府卫生主管部门依据职责分工责令限期改正，给予警告：①未制定、实施本机构护士在职培训计划或者未保证护士接受培训的；②未依照《护士条例》规定履行护士管理职责的。

（三）护士违反执业规则的法律责任

护士在执业活动中有下列情形之一的，由县级以上地方人民政府卫生主管部门依据职责分工责令改正，给予警告；情节严重的，暂停其6个月以上1年以下执业活动，直至由原发证部门吊销其护士执业证书：①发现患者病情危急未立即通知医师的；②发现医嘱违反法律、法规、规章或者诊疗技术规范的规定，未依照《护士条例》第十七条的规定提出或者报告的；③泄露患者隐私的；④发生自然灾害、公共卫生事件等严重威胁公众生命健康的突发事件，不服从安排参加医疗救护的。护士在执业活动中造成医疗事故的，依照医疗事故处理的有关规定承担法律责任。护士被吊销执业证书的，自执业证书被吊销之日起2年内不得申请执业注册。

（四）阻碍护士依法执业的法律责任

扰乱医疗秩序，阻碍护士依法开展执业活动，侮辱、威胁、殴打护士，或者有其他侵犯护士合法权益行为的，由公安机关依照治安管理处罚法的规定给予处罚；构成犯罪的，依法追究刑事责任。

目标检测

答案解析

一、选择题

（一）单项选择题

1. 我国护士管理领域的行政法规是（　　）

  A.《护士条例》   B.《护士执业注册管理办法》

  C.《护士执业资格考试办法》 D.《中华人民共和国护士管理办法》

2. 护士执业注册有效期为（　　）年

  A. 3   B. 5   C. 10   D. 永久

3. 下列不属于撤销护士执业注册情形的是（　　）

  A. 以欺骗、贿赂等不正当手段取得的护士执业注册

  B. 行政机关工作人员滥用职权、玩忽职守做出的护士执业注册

  C. 违反法定程序做出的护士执业注册

  D. 护士死亡或者丧失行为能力

4. 下列不属于护士执业权利的是（　　）

  A. 保障护士的薪资待遇

  B. 对医疗卫生机构和卫生主管部门的工作提出意见和建议

  C. 职业健康保障

  D. 保护患者隐私

5. 下列不属于申请护士执业注册应当符合的健康标准的是（　　）

  A. 无精神病史

  B. 无色盲、色弱、双耳听力障碍

  C. 无影响履行护理职责的疾病、残疾或者功能障碍

  D. 无近视、耳鸣

6. 申请执业注册，应在教学、综合医院完成（　　）个月以上护理临床实习

  A. 6   B. 8   C. 12   D. 10

（二）多项选择题

1. 护士执业，应当遵守（　　）的规定

  A. 法律   B. 法规   C. 规章   D. 诊疗技术规范

2.《护士执业证书》上应当注明（　　）

  A. 护士的姓名、性别、出生日期等个人信息 B. 证书编号

  C. 注册日期   D. 执业地点

3. 下列关于护士执业规则的说法中，错误的是（　　）

  A. 发现患者病情危急，护士应立即通知医师

  B. 护士在紧急情况下实施必要的紧急救护，必须要有医师在场指导

  C. 护士发现医嘱违反法律规定的，不需要向开具医嘱的医师提出

  D. 护士有义务参与公共卫生和疾病预防控制工作

4. 拟在医疗卫生机构执业时，应当重新申请注册的情形有（　　）

    A. 注册有效期届满未延续注册的

    B. 受吊销《护士执业证书》处罚，自吊销之日起满 2 年的

    C. 通过护士执业资格考试之日起 3 年后提出

    D. 执业注册有效期内变更执业地点等注册项目

5. 护士在执业活动中，发现患者病情危急未立即通知医师的，由县级以上地方人民政府卫生主管部门依据职责分工（　　）

    A. 责令改正，给予警告

    B. 情节严重的，暂停其 6 个月以上 1 年以下执业活动

    C. 原发证部门吊销其护士执业证书

    D. 终身禁止从事护理工作

二、综合问答题

1. 申请护士执业注册的基本条件有哪些？

2. 护士有哪些执业权利和执业义务？

三、实例解析题

    张某，某医院急诊科护士。其在工作中发现，一名艾滋病患者恰好是自己初中同学的同事，遂将这名患者的病情信息告知了自己的同学，并经常与医院内的其他医务人员讨论该患者的个人信息和病情信息。不久后，该患者所在单位的同事和医院内其他患者也得知了其患病情况。其他患者要求医院将该患者转走，单位同事也对其指指点点，单位领导让其不用上班，引起了患者极大的心理压力，导致其出现自杀倾向。

    请分析：护士张某是否侵犯了患者的隐私权？应承担哪些法律责任？

（张倩）

书网融合……

    重点回顾　 微课　 习题

第十一章 医疗事故处理法律制度

<table>
<tr><td rowspan="1">学习目标</td><td>

知识目标：

1. 掌握　医疗事故的概念和构成要件。

2. 熟悉　医疗事故的分级；不属于医疗事故的情形。

3. 了解　医疗事故的预防与处置；医疗事故的技术鉴定与处理程序。

技能目标：

能运用医疗事故相关理论知识，解决护理实践中的护患纠纷法律问题。

素质目标：

1. 培养法律素质。

2. 具有运用医疗事故相关法律知识解决岗位实际法律问题的自觉、主动性意识。

</td></tr>
</table>

导学情景

情景描述：患者王某，因低热，在家人陪同下到某卫生院就诊。接诊医生检查后，认为需要住院输液治疗，王某随即办了住院手续。当天下午，值班护士按照接诊医生所开处方为王某输液。输液不久，王某出现气喘、抽搐等症状，10 分钟后抢救无效死亡。后查明，该医生误开处方，直接导致了王某死亡。

情景分析：结合王某的具体病情和医生误开处方直接导致患者死亡的相关结论，可以认定该卫生院侵害了患者王某的生命健康权。依据《医疗事故处理条例》以及医疗事故的构成要件进行分析，医护人员在执业过程中如果尽到了法定的注意义务，是可以有效防止医疗事故发生的。

讨论：1. 该案例是否构成医疗事故？

2. 如果构成医疗事故，该卫生院是否需要承担相应的法律责任？

3. 假定该接诊医生故意错开处方导致王某死亡，是否构成医疗事故？

学前导语：近年来，随着我国依法治国工作的不断推进，民众法律意识逐渐觉醒，患者医疗维权意识不断增强，医疗纠纷数量呈上升趋势，医疗诉讼案件数量也不断攀升，引发社会关注。学习医疗事故处理法律制度有助于增强医务人员的执业法律素养，维护患者合法权益，对于有效减少医疗纠纷和医疗事故的发生有着重要的指导意义。

第一节　概　述

PPT

医疗事故处理法律制度是调整在处理医疗事故过程中医患关系的法律规范的总称。学习医疗事故处理法律制度，首先要了解我国医疗事故处理立法现状，掌握医疗事故的概念和构成要件，这是确定医疗事故赔偿的前提；其次，要熟悉医疗事故的分级和鉴定程序，这是进行医疗事故赔偿的客观需要；最后，要了解医疗事故的预防与处置，这是降低医疗事故发生率和减少医疗事故所造成的损害的重要保证。

一、医疗事故的概念和构成要件 🄴 微课

（一）医疗事故的概念

医疗事故是指医疗机构及其医务人员在诊疗护理过程中，因违反医疗管理法律、法规、规章和诊疗护理规范、常规，过失造成患者身体健康损害的事故。

医患双方作为特殊的民事主体，在和诊疗相关的民事活动中所产生的纠纷称为医患纠纷，泛指发生在医疗机构、医务人员与患者及患者家属之间的所有纠纷。以医患双方争议的焦点是否为诊疗护理所引起的不良后果作为判断标准，可将医患纠纷分为医疗纠纷和非医疗纠纷。前者是指在诊疗护理过程中，医患双方因诊疗护理产生的不良后果及其产生原因的认识不一致所引起的纠纷，主要分为医疗意外和医疗事故。与医疗事故相比，医疗意外在客观上很难避免，它主要是指医务人员在诊疗护理过程中发生的，由于病情或患者体质特殊而发生难以预料和防范的对其人身损害的不良后果。后者主要是指在诊疗护理过程外发生的相关纠纷，例如服务态度、收费标准等。

（二）医疗事故的构成要件

1. 责任主体是合法的医疗机构及其医务人员 医疗事故的责任主体是双重主体，既包括依法取得执业许可证或者执业资格的医疗机构，也包括在该机构合法执业的医务人员。如果主体不合法，则构成非法行医。

2. 责任主体在主观上有过错 法律上所讲的过错，包括故意和过失。医疗事故的责任主体在主观上有过错是指过失而不是故意。

过失可分为疏忽大意的过失和过于自信的过失两种。疏忽大意的过失是指根据行为人相应职称和岗位责任制要求，应当预见或者可以预见自己的行为可能造成患者的危害后果，却因为疏忽大意而未能预见到；或者对于危害患者生命、健康的不正确行为，应当做到有效的防范，因为疏忽大意而未能做到，导致危害结果的发生。过于自信的过失是指行为人虽然预见到自己的行为可能给患者导致危害后果，但是轻信借助自己的技术、经验或者有利的客观条件能够避免，因而导致判断上和行为上的失误，致使对患者的危害结果发生。

医疗事故中的过失，有作为和不作为两种表现。作为是指法律法规、规章、制度明确规定或惯例公认必须禁止的行为，而行为人无视这些规定，以积极作为的表现去实施自己的错误行为。不作为是指岗位责任制规定或公认惯例应该以积极作为的形式去履行职责义务，而行为人不履行或不认真履行，如对危重患者推诿拒治、擅离职守等，致使患者发生不良后果。

👁 看一看

非法行医与医疗事故的区别

非法行医是指无医生执业资格从事诊疗活动，包括在医疗机构中从事诊疗活动和擅自开业从事诊疗活动。而医疗事故是指医务人员因违反相关规定而过失造成患者身体健康损害的事故。二者的主要区别为：①前者的主体是不具有医生执业资格的人，而后者的主体是已经取得医生执业资格的医务人员；②前者可以是过失或者故意，后者只能是过失；③前者以该诊疗行为不得为之为前提，后者以该医疗行为可以为之为前提等。

3. 客观方面有违法行为和损害后果且二者有直接的因果关系

（1）**医疗行为具有违法性** 医疗过失能否成立，就取决于行为的违法性和危害性。违法性可分为技术违法和制度违法两种，是指行为人在医疗过程中违反诊疗护理规章制度和技术操作规程。行为的

违法性是判断患者病情加剧甚至死亡是否构成医疗事故的关键。但违法并不等于犯罪，这点要正确理解。危害性是指不能因为行为人有一般过失行为就与医疗事故联系起来，必须视其行为实际上是否造成了对患者的危害。

（2）必须产生损害后果　是指对患者造成危害的程度必须符合法律规定的给患者造成死亡、残疾、器官组织损伤导致功能障碍。经医疗事故技术鉴定委员会鉴定，是医疗单位及其医务人员过失，定为医疗事故。无明显不良后果，不认定为医疗事故。

（3）危害行为与结果之间必须有直接的因果关系　因果关系是确定是否构成医疗事故的基本条件。若二者无直接的因果关系，不能认定为医疗事故。在多因一果时，要具体分析各个原因的不同地位和作用，避免以偏概全。临床上，患者死亡、残疾或器官组织受损导致功能障碍与疾病本身的自然转归常有密切关联。有时，因疾病重笃、复杂或已处晚期，责任者的过失行为只是处于非决定性的地位，甚至是处于偶合地位。这些都应当被科学、具体、实事求是地分析，从而得到公正的认定。

❓ 想一想

如果医疗违法行为和损害后果之间没有因果关系，如何认定？

答案解析

二、医疗事故处理立法现状

《医疗事故处理条例》自 2002 年 9 月 1 日实施以来，取得了诸多成效。一是建立了医疗纠纷预防的制度体系；二是建立起专业的医疗事故技术鉴定体系；三是确定了医疗事故的赔偿原则和标准；四是提高了医患双方的法律意识；五是强化了卫生行政部门对医疗事故预防与处理的监督和处罚职能。与此同时，也出现很多问题。一是《医疗事故处理条例》中医疗事故损害赔偿已不适用；二是卫生行政部门处理医疗纠纷被质疑公正性；三是医疗纠纷非诉讼处理途径不畅，容易引发"大闹大赔、小闹小赔、不闹不赔"等不良现象。因此，《医疗事故处理条例》亟须修订。

《医疗纠纷预防和处理条例》经 2018 年 6 月 20 日国务院第 13 次常务会议通过，自 2018 年 10 月 1 日起施行。该条例强调了三点内容。一是平衡医患双方的权利和义务，维护双方的合法权益。二是关口前移，通过加强医疗质量安全管理，畅通医患沟通渠道，从源头上预防和减少纠纷。三是充分发挥人民调解在解决医疗纠纷中的主渠道作用，倡导以柔性方式化解医疗纠纷，减少医患对抗，促进医患和谐。

值得关注的是，《医疗纠纷预防和处理条例》不仅没有废止 2002 年 9 月 1 日起施行的《医疗事故处理条例》，而且在第五十五条中规定，对诊疗活动中医疗事故的行政调查处理，依照《医疗事故处理条例》的相关规定执行。由此可见，两部《条例》都属现行有效法规，将并行实施。至于两部《条例》部分内容存在的不同规定，按照法律适用中"新法优于旧法"的原则，《医疗纠纷预防和处理条例》中规定的内容将优先适用。

三、不属于医疗事故的情形与医疗事故的分级

（一）不属于医疗事故的情形

根据《医疗事故处理条例》相关规定，不属于医疗事故的情形有以下六个方面：①在紧急情况下为抢救垂危者生命而采取紧急医学措施造成不良后果的；②在医疗活动中由于患者病情异常或者患者体质特殊而发生医疗意外的；③在现有医学科学技术条件下，发生无法预料或者不能防范的不良后果

的；④无过错输血感染造成不良后果的；⑤因患方原因延误诊疗导致不良后果的；⑥因不可抗力造成不良后果的。

（二）医疗事故的分级

根据对患者人身造成的损害程度，医疗事故分为四级。

一级医疗事故：造成患者死亡、重度残疾的。

二级医疗事故：造成患者中度残疾、器官组织损伤导致严重功能障碍的。

三级医疗事故：造成患者轻度残疾、器官组织损伤导致一般功能障碍的。

四级医疗事故：造成患者明显人身损害的其他后果的。

具体分级标准由国务院卫生行政部门制定。医疗事故的分级直接涉及对患者的赔偿，涉及卫生行政部门对医疗事故的行政处理和监督，也涉及各卫生行政部门之间的职责划分，因此，医疗事故的分级正确与否是能否公正处理医疗事故的关键之一。

四、医疗事故的预防与处置

（一）医疗事故预防处置原则

1. 公开、公正、公平原则

（1）公开　是前提，是公平、公正的保障。公开尽管是形式上的要求，但具有实质上的意义。首先，要求人们遵守的行为规范必须向所有人公开；其次，在处理医疗争议时，要采取公开的方式，即公开程序、证据内容以及适用的法律。公开可以使争议的处理处于社会的监督之下，从而有效杜绝暗箱操作。

（2）公平　首先体现在医患双方在处理医疗事故过程中的地位平等；其次体现在两方的权利和义务的统一，凡是法律上享有特殊权利的，都必定要履行相应义务。

（3）公正　主要表现为程序上的公正和实体上的公正。在处理医疗事故争议时，必须按照法律法规的规定收集证据，并在证据的基础上适用相应的法律条款，只有如此，才能既保障患者的合法权益，也维护医务人员的正当利益。

2. 及时、便民原则　任何法律的规定，都要考虑实施的效果以及实施成本。既要维护当事人的合法权益，也要尽可能降低当事人的负担，负担的提高必然导致当事人的合法权益在另一方面受到损失。及时、便民不仅仅是节省时间和方便，还有利于在第一时间、第一地点将医疗争议缓解、解决，有利于社会稳定。

3. 实事求是原则　对于发生在医疗单位的医疗事件或可能属于医疗事故的，卫生行政部门应当坚持实事求是的科学态度，及时、认真地做好调查研究工作，全面分析，仔细审查有关材料，做好鉴定工作，做到事实清楚、定性准确、责任明确、处理得当。

（二）医疗事故的预防与处理程序

1. 医疗事故的事前预防　主要体现在以下三个方面。

（1）充分了解患者权利，做好事前预防工作　患者权利是指在医患关系中，患者作为特殊主体，应行使的权力与享有的利益。医务人员只有充分了解患者在诊疗护理过程中所享有的权利，才能有效避免纠纷的发生，最大限度地为患者提供优质的诊疗服务。患者权利最直接表现为知情同意权，是指在诊疗护理活动中，医疗机构及其医务人员应当将患者的病情、医疗措施、风险如实告知患者，及时解答其咨询，但应注意避免对患者产生不利后果。

护爱生命

患者的知情同意权早在 18 世纪就已被提出。1957 年美国法院的判决创造了"知情同意权"这一名词，从此确立了患者的知情同意权，这一法律概念很快传至国外并被各国所接受。我国《民法典》第一千零一条、第一千零三条、第一千零四条对公民的生命权、身体权和健康权都以法律的形式加强保护。任何人，任何组织，不得以任何手段剥夺公民的生命健康权。在实践中，任何一个医疗行为都具有一定的侵袭性，对患者的免疫力会带来一定的损害，同时也可能引起患者生命的终止。医疗服务的不够完善和不足，常带来不可避免的医患纠纷。因此，医方在医疗活动中必须履行注意义务，取得患者的同意，尊重患者的人格。

（2）加强防范意识，尽到谨慎义务　医务人员应当严格按照医疗卫生法规、医务人员职业道德和医疗护理操作规程进行工作；医疗机构应做好医疗质量的监督管理，加强对医务人员的教育，尽量避免医疗事故的发生。除此之外，医疗机构还应当建立新型的诊疗护理制度，从而有效杜绝和预防因诊疗护理工作而引起的医疗纠纷，避免在医疗纠纷中处于不利地位。

（3）引入医务人员执业风险制度，最大限度降低诊疗护理风险　医疗机构设置医务人员执业风险制度可以有效降低医疗活动风险，规避因医疗事故而蒙受的巨大经济压力。风险制度主要包括两方面。一方面，医疗机构通过医疗责任保险来降低风险，是指由医疗机构根据各个医务人员岗位风险的大小，确定不同的投保级别，向保险公司投保，出现事故后，由受害人向保险公司索赔；另一方面，医院根据各个医务人员岗位风险的大小，每月拿出一部分钱设立医院的风险基金，每个医务人员设立专户，逐月累积，一旦出现医疗事故，两部分共同补偿。

2. 医疗事故处理程序的法律规定　主要体现在以下四个方面。

（1）报告　《医疗事故处理条例》规定，凡发生医疗事故，当事医务人员应立即向本医疗机构的科室负责人报告，科室负责人应随即向本医疗机构负责人报告。个体开业的医务人员（包括经卫生行政部门批准，发给营业执照的联合诊所、民办医院和具有这种合法身份的所有开业人员，以及乡村医生）应立即向当地的卫生行政部门报告。发生下列重大医疗过失行为的，医疗机构应当在 12 小时内向所在地卫生行政部门报告：导致患者死亡或者可能为二级以上医疗事故的；导致 3 人以上人身损害后果的；国务院卫生行政部门和省、自治区、直辖市人民政府卫生行政部门规定的其他情形。

（2）原始资料保管和现场实物封存　患者的一切病历资料，包括诊疗手册、手术和抢救记录、住院病历、病程记录及各项化验、检查报告等都是对患者健康状况及其所患疾病的发生发展与转归过程以及诊疗方法和治疗效果所做的真实记录，是认证医疗过失的重要依据。发生医疗事故的医疗单位应派专人妥善保管有关的原始资料。严禁涂改、伪造、隐匿、销毁病案及其有关资料。患者及其家属不得抢夺病案。发生医疗事故之前，上级医师正常修改病历及抢救危重患者的追溯补记不属于涂改病历。凡修改病历时，其原始字迹必须能够辨认，并签署姓名和日期。当发生医疗事故后，均不得修改和补记。

进行医疗技术鉴定时，由医疗单位负责提供病历摘要和必需的复印件。受托的医疗事故鉴定委员会和受诉的法院、检察院需要查阅时，持介绍信经医院院长签字，就地调阅。当患者或其家属提出鉴定申请后，可以委托律师查阅病案。除上述情况外，患者所在单位、患者、家属、事故当事人及其亲属不予调阅。因输液、输血、注射、用药等引起不良后果的，医疗单位应立即封存现场实物，以备检验。非独立医疗机构、个体开业的医务人员发生医疗事故后，应立即将有关的病历、各种原始资料和现场实物封存，交上级主管部门或所在地卫生行政部门处理。

（3）医疗事故的查处　医疗单位对发生的医疗事故，应立即进行调查、处理。各级医疗单位均应成立医疗事故处理小组，负责对医疗事故进行调查，听取患者或家属的意见，核对事实，经有关专家讨论后，提出定性处理意见，并及时报告上级卫生行政部门。个体开业的医务人员发生的医疗事故，由当地卫生行政部门组织调查、处理。患者及其家属也可以向医疗单位提出查处要求。

医疗事故原则上应当由当事医疗单位与患者及其家属根据《医疗事故处理条例》的规定进行协商解决。只有在协商无法进行、发生争议时，才提请当地医疗事故技术鉴定委员会进行鉴定。因此，医疗事故发生后，医疗单位要首先进行认真的调查了解，做到事实清楚、责任分明、结论准确、处理得当。院方应诚恳地向患者方面说明真相，进行劝慰，取得谅解和支持，做好安抚工作。

（4）尸体剖验 尸体剖验对判明死因具有特殊意义，它除了可以给医学技术鉴定和司法裁决提供直接的证据外，还可以为医务人员诊疗护理实践进行反馈和检验，从而达到明确诊断、分清是非、丰富医疗经验的目的。因此，《医疗事故处理条例》规定，凡发生医疗事故造成患者死亡的，临床诊断又不能明确死亡原因，在有条件的地方必须进行尸检。

尸检应该争取在死后24小时内进行，最迟不要超过48小时。超过上述时限，尸体的组织细胞就会发生自溶和腐败，使尸检结果失去可靠性。尸检必须由卫生行政部门指定的医院或医学院病理解剖技术人员进行，有条件的应当请法医参加。医疗单位或者患者家属拒绝进行尸检，或者拖延尸检时间超过48小时，影响对死因判定的，由拒绝或拖延的一方负责。

尸检所需的费用一般由医疗单位支付。尸体的运送费、保管费的支付视鉴定结果而定。若最终鉴定为医疗事故，这些费用由医院支付；反之，由死者家属或所在单位支付。

练一练

尸检应该争取在死后24小时内进行，最迟不要超过（ ）小时

A. 24

B. 36

C. 48

D. 60

E. 72

答案解析

第二节 医疗事故的技术鉴定

PPT

一、医疗事故技术鉴定组织与工作原则

（一）鉴定组织

医疗事故的技术鉴定，是指对一起医疗纠纷做出技术审定，通过调查研究，以事实为根据，以医学科学为指导，判明这起医疗纠纷的性质，即是否属于医疗事故，并进而分析事故产生的原因，指出原因和后果的关系，明确主要责任者和其他责任者。

《医疗事故处理条例》第二十一条规定：设区的市级地方医学会和省、自治区、直辖市直接管辖的县（市）地方医学会负责组织首次医疗事故技术鉴定工作。省、自治区、直辖市地方医学会负责组织再次鉴定工作。必要时，中华医学会可以组织疑难、复杂并在全国有重大影响的医疗事故争议的技术鉴定工作。

1. 医疗事故技术鉴定分为首次鉴定和再次鉴定 设区的市级地方医学会和省、自治区、直辖市直接管辖的县（市）地方医学会负责组织本行政区域内发生的医疗事故的首次技术鉴定工作。包括本行政区域内地区（自治州、市）直属医院、所在地的省（自治区、直辖市）属医院、所在地企事业单位所属医院、医务所、保健站、卫生室、乡村卫生院或卫生所等医疗机构内所发生的医疗事故，还包括个体诊所或联合诊所等发生的医疗事故。省、自治区、直辖市地方医学会负责本行政区域内当事人因

对医疗事故争议首次技术鉴定不服而提起的再次鉴定。

2. 负责医疗事故技术鉴定工作的是医学会 医学会与卫生行政部门没有行政隶属关系，与医疗机构也没有管理与被管理的关系或经济上的利害关系。这样，可以保证医疗事故技术鉴定具有更高的客观性和公正性。进入鉴定专家库的人员必须符合法定的条件为：①专家库成员必须是依法取得相应执业资格的医疗卫生专业技术人员；②具有良好的业务素质和执业品德；③受聘于医疗卫生机构或者医学教学、科研机构并担任相应专业高级技术职务 3 年以上；④身体健康状况能够胜任医疗事故技术鉴定工作。此外，具备上述第②项条件，具有高级技术资格的法医也可以受聘进入专家库。而且，医疗事故技术鉴定专家库组成成员，可以不受行政区域限制。专家库应当依据学科专业组名录设置学科专业组。最后，医疗事故技术鉴定过程中专家回避的三种情形有：①医疗事故争议当事人或者当事人近亲属；②与医疗事故争议有利害关系者；③与医疗事故争议当事人有其他关系而可能影响公正鉴定的。

3. 中华医学会负责的医疗事故技术鉴定 根据相关规定，中华医学会组织医疗事故技术鉴定，应当符合"疑难""复杂""在全国有重大影响"和"必要"四个条件。

4. 各级医学会没有隶属关系，独立进行鉴定 各级医学会所做的鉴定结论在没有争议的情况下效力相同。需要重新鉴定时，可以委托或者要求负责再次鉴定的医学会重新鉴定。医学会是独立存在的社会团体法人，与任何机关和组织都不存在管理上的、经济上的、责任上的必然联系和利害关系。其权威性使我国现阶段的医疗事故的技术鉴定工作具有专业性、中介性、客观性的特点。

5. 医疗事故技术鉴定内容 医学会依照医疗机构管理法律、法规、规章和诊疗护理规范、常规，独立进行医疗事故技术鉴定。鉴定的内容主要包括：①医疗行为是否违反了医疗技术标准和规范；②医疗过失行为与医疗争议事实之间是否存在因果关系；③医疗过失行为在医疗事故中的责任程度。

（二）工作原则

国务院卫生行政管理部门于 2002 年 8 月 6 日颁布《医疗事故技术鉴定暂行办法》，该办法确保了医疗事故技术鉴定工作的有序进行。医疗事故技术鉴定的法律属性决定了其整个活动过程必须严格遵守我国民事诉讼法、行政诉讼法、刑事诉讼法的有关规定和其他有关的法律法规。同时，医疗事故技术鉴定活动本身又是一项特殊的科学技术活动，具有其自身的规律与特点。基于这些原因，在医疗事故技术鉴定过程中，医疗事故技术鉴定委托机关、各级医学会组织、医疗事故技术鉴定专家、受理案件的其他司法机关以及参与诉讼活动有关的人都必须遵守以下原则。

1. 依法鉴定原则 鉴定制度是法律制度的组成部分，它的完善程度是法制建设的一个标志。因此，医疗事故技术鉴定制度必须与国家法律制度相一致，医疗事故技术鉴定活动必须严格遵守国家法律法规的规定。依法鉴定原则在医疗事故技术鉴定中主要体现为医疗事故技术鉴定主体、客体、程序、步骤、方法与结果要合法；从实体到程序，从形式到内容，从技术手段到各项标准必须严格执行法律法规的规定。

2. 公开、公平、公平原则 在医疗事故技术鉴定过程中贯彻公开原则，将有利于全社会的监督，最大限度地防止和克服腐败。公开原则在医疗事故技术鉴定过程中具体表现在：医疗事故技术鉴定项目公开、收费公开、标准公开、鉴定程序公开及鉴定专家姓名公开等。

公平原则要求对不同委托主体委托的医疗事故技术鉴定要一视同仁。不论是来自公、检、法、司等机关还是来自企事业单位、社会团体、公民个人甚至是犯罪嫌疑人，在委托医疗事故技术鉴定业务的地位上是平等的，应平等对待。

公正原则要求处理医疗事故技术鉴定分歧决不能以下级服从上级、少数服从多数、一般专家服从权威专家的方式强行统一。

3. 以科学和事实为依据原则 医疗事故技术鉴定是利用各种专门知识去分析并实现各种医疗事

技术鉴定客体在司法工作中的证明效用，因而需要强调科学的原则。科学、客观是医疗事故技术鉴定活动的关键。医疗事故技术鉴定专家从始至终必须遵守这一原则，才能确保医疗事故技术鉴定结论正确无误。实事求是，尊重科学，一切活动按科学规律进行。

医疗事故技术鉴定是对科学技术检验结果的判定。对检验结果做科学分析，得出概念或抽象的结论，才能满足医疗事故技术鉴定的要求。分析时，要依据科学原理，充分阐明其意义以及各个征象的内部联系，切不可超越科学规律、超越事实能证明的限度，做跳跃式的推理。

4. 独立医疗事故技术鉴定原则　独立医疗事故技术鉴定，即医疗事故技术鉴定专家在不受任何干扰的情况下，独立表达意思，根据对医疗事故技术鉴定客体检验的结果，做出科学的判断。主要表现为：医疗事故技术鉴定方案的制定、鉴定的实施、结论的提出、法庭证言等必须由医疗事故技术鉴定专家独立进行，不受司法机关职能部门的左右，不受其他机关、团体和个人的干扰。

5. 及时进行医疗事故技术鉴定原则　医疗事故技术鉴定客体随时都在发生变化，改变着本身的基本属性，因此，医疗事故技术鉴定必须及时进行。医疗事故技术鉴定专家完成医疗事故技术鉴定的时间一般应在接受委托15日内，少数疑难医疗事故技术鉴定项目或需要时间条件的项目可增加医疗事故技术鉴定时限。医疗事故技术鉴定专家不能按期完成医疗事故技术鉴定任务，应提前向委托机关提出延长医疗事故技术鉴定时限的申请。

6. 医疗事故技术鉴定分离原则　医疗事故技术鉴定分离原则是指医疗事故技术鉴定活动与司法活动相分离。医疗事故技术鉴定机构应相对独立，不宜设置在侦查、检察、审判部门之内，并且在同一诉讼案件中，医疗事故技术鉴定专家不能参加侦查、检察、审判活动，而侦察、检察、审判人员也不能参加医疗事故技术鉴定活动。

7. 保守秘密原则　保守案情秘密，维护国家利益和委托人的合法利益是有关人员在医疗事故技术鉴定活动中应重视的一条原则，同时也是医疗事故技术鉴定专家的义务之一。

8. 医疗事故技术鉴定监督原则　医疗事故技术鉴定监督主要体现在：①对医疗事故技术鉴定程序合法性的监督；②对鉴定方式客观性、公正性的监督；③对技术鉴定活动规范性的监督；④对专家举证质证的监督。

 练一练

下列属于医疗事故技术鉴定原则的是（　　）

A. 依法鉴定　　　　　　　　　　B. 独立鉴定

C. 以科学和事实为依据　　　　　D. 保守秘密

E. 以上都是

答案解析

二、医疗事故鉴定程序

合法、正确的程序是保证鉴定结论正确、公平、合法的条件之一。进行医疗事故技术鉴定，应当遵守的一般程序体现在以下六个环节。

1. 鉴定的提出　我国医疗事故技术鉴定的提出有三种方式：自行鉴定、行政鉴定和司法鉴定。

（1）自行鉴定　是指医疗事故争议双方当事人共同委托负责医疗事故技术鉴定工作的医学会组织的鉴定。

（2）行政鉴定　是指卫生行政部门接到医疗机构关于重大医疗过失行为的报告或者医疗事故争议当事人要求处理医疗事故争议的申请后，对需要进行医疗事故技术鉴定的，交由负责医疗事故技术鉴定工作的医学会组织鉴定。

（3）司法鉴定　是指在医疗事故争议进入诉讼阶段后，人民法院认为需要鉴定或者重新鉴定，而自行从医学会建立的专家库中，按照规定的办法随机抽取专家组成专家鉴定组所做的鉴定。

2. 鉴定的受理　鉴定的受理由医学会负责。根据《医疗事故处理条例》及相关规定，下述五种情况医学会可以不受理鉴定的委托或申请：①当事人一方直接向医学会提出鉴定申请的；②医疗事故争议涉及多个医疗机构，其中一所医疗机构所在地的医学会已经受理的；③医疗事故争议已经由人民法院调解达成协议或判决的；④当事人已经向人民法院提起民事诉讼的（司法机关委托的除外）；⑤非法行医造成患者身体健康损害的。其中第①项之所以不予受理，是因为《条例》明确规定，当事人直接向医学会提出鉴定申请的，必须是双方当事人协商一致，共同提出申请，否则医学会不予受理。第⑤项情形不属于医疗事故，所以不予受理。受害人应当直接向人民法院提出民事诉讼或刑事附带民事诉讼，需要进行技术鉴定的，应当向人民法院申请启动鉴定程序。

3. 提交鉴定材料　医患双方在收到医学会接受鉴定申请通知之日起10日内向医学会提交有关材料、书面陈述、答辩书。有关材料包括：①病程记录、死亡病历讨论记录、疑难病历讨论记录、会诊意见、上级医师查房记录等病历资料原件、复印件；②门诊病历、住院志、体温单、医嘱单、化验单（检验报告）、医学影像检查报告、特殊检查同意书、手术同意书、手术及麻醉记录单、病理报告单等病理资料原件、复印件；③抢救结束后补记的病历资料原件；④封存保留的输液、血液、注射剂、药物、医疗器械等实物，或者技术检验部门的检验报告；⑤医疗事故技术鉴定有关的其他材料。以上资料都应由医疗机构予以提供。另外，对在医疗机构建有病历档案的门诊、急诊患者，其病历资料由医疗机构提供；没有病历档案的，由患者提供。

4. 医学会听取双方陈述及申辩、调查取证　专家鉴定组应当认真听取双方当事人的陈述及申辩，并进行核实。若有必要，可以向双方当事人和其他相关组织、个人进行调查取证，但应注意取证人数不应少于两人，且取证后应由本人签字确认。

5. 专家鉴定组进行技术鉴定　医学会应当在进行技术鉴定之日前7天，以书面的形式通知双方当事人鉴定的时间和地点。原则上，到场的各方当事人不得超过3人。专家鉴定组应在事实清楚、证据确凿的基础上，综合分析患者的病情和个体差异，进行科学的技术鉴定。医疗事故技术鉴定的内容主要包括如下。①医疗行为是否违反了医疗技术标准和规范：医疗技术标准和规范是诊疗护理的准则，遵守医疗技术标准和规范是医疗活动的基本要求，也是保证医疗质量的基本条件，因此，医疗行为是否具有违法性就成为医疗事故鉴定的基本内容。②医疗过失行为与医疗事故争议的事实之间是否存在因果关系：医疗过失行为是指违反医疗技术标准和规范的医疗行为。医疗事故争议是指患者对医疗机构的医疗行为的合法性提出争议，并认为不合法的医疗行为导致了医疗事故。医疗鉴定就是要确认二者之间是否存在因果关系，这是否构成医疗事故的关键所在。③医疗过失行为在医疗事故中的责任程度：由于患者的病情轻重和个体差异，相同的医疗过失行为在造成的医疗事故中所起的作用并不相同，可分为完全责任、主要责任、次要责任和轻微责任。

6. 出具鉴定意见　医学会应当自接到当事人提交的有关医疗事故技术鉴定的材料、书面陈述及答辩之日起45日内组织鉴定并出具医疗事故技术鉴定书。医疗事故技术鉴定专家组应当在医疗事故技术鉴定结论中体现以下方面内容：①双方当事人的基本情况及要求；②当事人提交的材料和负责组织医疗事故技术鉴定工作的医学会的调查材料；③对鉴定过程的说明；④医疗行为是否违反医疗卫生管理法律、行政法规、部门规章和诊疗护理规范、常规；⑤医疗过失行为与人身损害后果之间是否存在因果关系；⑥医疗过失行为在医疗事故损害后果中的责任程度；⑦医疗事故等级；⑧对医疗事故患者的医疗护理医学建议。医疗事故鉴定结果及相应材料在医学会至少存档20年。

三、医学会不受理医疗事故技术鉴定的情形

遇以下情况，医学会不予受理医疗事故技术鉴定：①当事人一方直接向医学会提出鉴定申请的；②医疗事故争议涉及多个医疗机构，其中一所医疗机构所在地的医学会已经受理的；③医疗事故争议已经人民法院调解达成协议或判决的；④当事人已向人民法院提起民事诉讼的（司法机关委托的除外）；⑤非法行医造成患者身体健康损害的；⑥卫生主管部门规定的其他情形。

四、医学会中止组织医疗事故技术鉴定的情形

有下列情形之一的，医学会中止组织医疗事故技术鉴定：①当事人未按规定提交有关医疗事故技术鉴定材料的；②提供的材料不真实的；③拒绝缴纳鉴定费的；④卫生主管部门规定的其他情形。

第三节 医疗事故的处理与法律责任

PPT

一、医疗事故争议的处理方式

（一）医患协商

协商和解的前提是医患双方对于事故原因的认定无争议，即双方对于是否属于医疗事故、事故等级、医疗机构及其医务人员的过失在损害后果中所应承担的责任程度均无异议。医患双方根据医疗事故处理条例及其有关规定，通过协商自行解决，这是当前普遍采取的做法。它可以减少申诉和诉讼，有利于安定团结，但同时也要防止出现患者一方索要高额补偿费或医方花钱买太平的两种倾向。

（二）行政调解

医患双方经过协商和解不成，可以向卫生行政部门申请行政调解。卫生行政部门收到申请后，应及时进行审查。已确定为医疗事故的，卫生行政部门应医疗事故争议的双方当事人请求，可以进行医疗事故赔偿调解。调解时，应当遵循当事人双方自愿原则，并依法确定赔偿数额。经调解，双方当事人就赔偿数额达成协议的，制作调解书，双方当事人应当履行；调解不成或协议后一方反悔的，卫生行政部门不再调解。当事人可以在规定的期限内，向人民法院提起民事诉讼。

（三）提起诉讼

医疗事故争议发生后，当事人可以直接选择诉讼途径解决，也可以在自主协商解决不成后或者对卫生行政部门调解处理不服后，再选择诉讼解决。

1. 时效 《民法典》第一百八十八条规定：向人民法院请求保护民事权利的诉讼时效期间为三年。法律另有规定的，依照其规定。

诉讼时效期间自权利人知道或者应当知道权利受到损害以及义务人之日起计算。法律另有规定的，依照其规定。但是，自权利受到损害之日起超过二十年的，人民法院不予保护，有特殊情况的，人民法院可以根据权利人的申请决定延长。

2. 不服鉴定结论的诉讼 双方当事人对医疗事故鉴定委员会的鉴定结论不服，均可以在规定时效内向上一级医疗事故鉴定委员会申请重新鉴定，也可以直接向当地人民法院起诉。但根据最高人民法院的司法解释规定，如果因对鉴定结论有异议而向人民法院起诉的，人民法院不予受理。

3. 患方的诉讼选择 对医疗争议中患方的投诉选择，最高人民法院有如下司法解释。双方协商解决不成，可以不必经过医疗事故鉴定及处理程序直接向人民法院以"要求医疗单位赔偿经济损失"为

由进行诉讼；对已有的鉴定结论"虽有异议，但不申请重新鉴定"，而以"要求医疗单位赔偿经济损失"为由进行诉讼；对"医疗事故鉴定委员会已做出不属于医疗事故的最终鉴定，卫生行政部门对医疗争议拒绝做出处理决定"，当事人以"不履行法定职责"为由，依法提起行政诉讼；也可以"对卫生行政机关做出的医疗事故处理决定不服"为由提起行政诉讼。

4. 医疗事故的举证责任　所谓举证责任，是指当事人对于不能提供证据证明或者所提证据不能充分证明其主张的要件事实存在，而使该要件事实真伪不明的情况下，所应当承担的败诉风险。举证责任既制约着裁判结果，又规制着证据的提出和案件事实的证明过程。在事实真伪不明，而法治社会中法院又不能拒绝做出裁判的情况下，由法院做出负举证责任的一方当事人败诉的裁判，无疑是一个明智的选择。依举证责任对于真伪不明的事实下裁判，要比法官任意自由裁量更为合理和可靠，不仅可以强化当事人的举证意识，规避诉讼风险，也能增强诉讼裁判的可预见性。

在医疗事故中的民事责任承担，适用推定过错归责原则。这就意味着在医疗事故赔偿案件中实行举证责任倒置原则。所谓举证责任倒置，是指基于法律规定，将通常情形下本应由提出主张的一方当事人（一般是原告）就某种事由不负担举证责任，而由他方当事人（一般是被告）就某种事实主张成立的一种举证责任分配制度。最高人民法院《关于民事诉讼证据的若干规定》第四条规定：一方当事人对于另一方当事人主张的于己不利的事实既不承认也不否认，经审判人员说明并询问后，其仍然不明确表示肯定或者否定的，视为对该事实的承认。《民法典》第一千二百一十八条规定：患者在诊疗活动中受到损害，医疗机构或者其医务人员有过错的，由医疗机构承担赔偿责任；第一千二百二十二条规定：患者在诊疗活动中受到损害，有下列情形之一的，推定医疗机构有过错：①违反法律、行政法规、规章以及其他有关诊疗规范的规定；②隐匿或者拒绝提供与纠纷有关的病历资料；③遗失、伪造、篡改或者违法销毁病历资料。由此可见，在医疗事故损害赔偿案件中，如果医疗机构就侵权构成要件举证不能，将要承担败诉的法律后果。

👁 **看一看**

无过错责任

无过错责任又称"无过失责任"，是法律责任的一种，是指行为人对自己的行为及其所造成的损害在主观上没有过错（故意或过失）的情况下所应当承担的法律责任。这一概念伴随着近代科学技术和工业大生产的发展而产生。随着社会化大生产的迅速发展，危险增加，事故和公害增多，而要证明侵害人有过错往往有困难，尤其是大型危险性工业的兴起，随时可能给他人造成损害。为了保障社会安全和人体健康，约束和预防事故的发生，世界各国陆续在民事立法、经济立法和行政立法中规定了无过错责任原则。

设立举证责任倒置原则是根据现行法律原则和举证责任的分配原则而确定，主要是从医患双方举证的难易程度以及举证能力来考虑，既因为由医院提供患者病历、手术记录、检查结果和诊断过程更为简单直接，也考虑了医学的复杂性和专业性。新规则的出台，充分体现了医患平等的司法理念，打破了医院强者优势的传统心理定式，其目的是更好地实现法律保护弱者、维护公平的宗旨。但举证责任倒置并不意味着患者不承担任何举证责任，而是承担次要举证责任。具体包括：①医疗行为违法；②有损害后果发生。而且当患者在主张赔偿医疗费、陪护费、交通费等费用时，均要提供相应的证据。

？ 想一想

在医疗事故案件中，如果医院不能证明自己无过错，要承担怎样的法律责任呢？

二、医疗事故赔偿

1. 赔偿原则　根据《医疗事故处理条例》及相关规定，我国确定医疗事故赔偿具体数额应当遵循以下三个基本原则。

（1）医疗事故赔偿数额与医疗事故等级相适应的原则　《医疗事故处理条例》中关于医疗事故等级的划分，明确以医疗过失行为对患者人身造成的直接损害程度，合理划分医疗事故的等级。因此，医疗事故的等级体现了患者人身遭受损害的实际程度，是对受害人人身致伤、致残及其轻重程度的客观评价。医疗事故具体赔偿数额与医疗事故等级相适应，体现了我国民法在民事赔偿上的实际赔偿原则，体现了赔偿的公平性和合理性。

（2）医疗事故赔偿数额与医疗责任程度相适应的原则　是指医疗事故责任方所承担的赔偿金额应当与其过错行为对损害后果的作用相一致。明确医疗事故的赔偿责任，首先必须确定医疗行为本身是否有过错；其次要看过错行为对损害方损害后果所占的责任程度的大小，从而使医疗事故赔偿金额的确定更加科学化、规范化。

（3）医疗事故损害后果与患者原有疾病状况相统一的原则　这一原则要求确定医疗事故赔偿金额时，应当实事求是、客观地分析患者原有疾病状况对医疗事故损害后果的影响因素以及其与损害后果之间的关系，免除医疗主体不应承担的赔偿份额，体现了法律的公平性以及确定责任方应承担责任份额时以事实为根据、以法律为准绳的法治原则。

2. 赔偿方式　医疗事故实行一次性经济赔偿。经确定为医疗事故的，由医疗机构按照医疗事故等级、造成医疗事故的情节和患者的自身状况等，给予受害人一次性经济赔偿。这可以有效防止医疗机构推脱赔偿责任的现象发生，从而保障患者作为弱势群体的利益。由于部分医疗事故的受害者存在后续治疗及其费用问题，法院不能对尚未发生的损失做出赔偿判决，因此，在处理这部分患者的相关费用时，应综合、客观地予以考虑。

3. 赔偿项目及标准　《医疗事故处理条例》及相关规定对于医疗事故具体的赔偿数额标准进行了详细的规定。医疗事故赔偿数额不应是象征性的，但也不应超越现阶段社会经济发展水平，让受害者获得合理的赔偿，也就是让受害者得到与现阶段社会经济发展相适应的赔偿。对于医疗事故赔偿的范围和标准，规定如下。

（1）医疗费　按照医疗事故对患者造成的人身损害进行治疗所发生的医疗费用计算，凭据支付，但不包括原发病医疗费用。结案后确实需要继续治疗的，按照基本医疗费用支付。

（2）误工费　患者有固定收入的，按照本人因误工减少的固定收入计算，对收入在医疗事故发生地上一年度职工平均工资3倍以上的，按照3倍计算；无固定收入的，按照医疗事故发生地上一年度职工年平均工资计算。

（3）住院伙食补助费　按照医疗事故发生地国家机关一般工作人员的出差伙食补助标准计算。

（4）陪护费　患者住院期间需要专人陪护的，按照医疗事故发生地上一年度职工年平均工资计算。

（5）残疾生活补助费　根据伤残等级，按照医疗事故发生地居民平均生活费计算，自定残之日起最长赔偿30年；但是，60周岁以上的，不超过15年；70周岁以上的，不超过5年。

（6）残疾用具费　因残疾需要配置补偿功能器具的，凭医疗机构证明，按照普及型器具的费用计算。

（7）丧葬费　按照医疗事故发生地规定的丧葬费补助标准计算。

（8）被扶养人生活费　以死者生前或者残疾者丧失劳动能力前实际扶养且没有劳动能力的人为限，按照其户籍所在地或者居所地居民最低生活保障标准计算。对不足16周岁的，扶养到16周岁；对年满16周岁但无劳动能力的，扶养20年；但是，60周岁以上的，不超过15年；70周岁以上的，不超过5年。

（9）交通费　按照患者实际必需的交通费用计算，凭据支付。

（10）住宿费　按照医疗事故发生地国家机关一般工作人员的出差住宿补助标准计算，凭据支付。

（11）精神损害赔偿金　按照医疗事故发生地居民年平均生活费计算。造成患者死亡的，赔偿年限最长不超过6年；造成患者残疾的，赔偿年限最长不超过3年。

参加医疗事故处理的患者近亲属所需交通费、误工费、住宿费，参照《医疗事故处理条例》第五十条的有关规定计算，计算费用的人数不超过2人。医疗事故造成患者死亡的，参加丧葬活动的患者的配偶和直系亲属所需交通费、误工费、住宿费，参照《医疗事故处理条例》第五十条的有关规定计算，计算费用的人数不超过2人。

三、医疗事故的法律责任

（一）行政责任

当造成医疗事故责任的医务人员，其行为已经超过批评教育的限度，但又未达到触犯刑律的程度，一般应给予行政处分或处罚。对造成医疗事故的医疗机构及有关医务人员，尚未构成犯罪的可以给予行政处罚。

医疗机构发生医疗事故的，由卫生行政部门根据医疗事故的等级和情节，给予警告；情节严重的，责令限期停业整顿，直至由原发证部门吊销执业许可证；对负有责任的医务人员依法给予行政处分或纪律处分；对发生医疗事故的有关医务人员，卫生行政部门还可以责令暂停6个月以上1年以下执业活动，情节严重的，应吊销其执业证书。

（二）民事责任

1. 医疗事故民事责任　医疗事故民事责任是指医疗单位和医务人员在诊疗护理过程中违反法律法规规定，违反诊疗护理常规，侵害公民的生命、健康权时，应对受害人承担的损害赔偿责任。医疗事故民事责任的承担主要是基于医疗单位和医务人员的主观过失而进行的违法行为侵害了患者的正当权利，并产生了严重后果。

2. 医疗事故民事责任的承担　医疗事故的损害后果，是对自然人生命健康权的侵害。生命健康权是公民的一项基本权利，也是享有其他一切权利的基础，对公民生命健康权的损害赔偿是针对损害公民生命健康权所造成的财产损失的赔偿，其实质是一种财产责任。

（三）刑事责任

对造成医疗事故情节十分严重的，依法追究刑事责任。医疗事故罪是指医务人员严重不负责任，过失造成就诊人死亡或严重损害就诊人身体健康的行为。构成此罪必须具备以下要件：①侵害的客体是就诊人员的生命、健康权利和医疗单位的管理秩序；②在客观方面，行为人实施了危害社会的行为，而且造成了就诊人死亡或者健康受到严重损害的结果；③犯罪主体只能由医务人员构成；④犯罪主观方面表现为过失。

练一练

医疗事故的法律责任有（　　）

A. 民事责任、行政责任、刑事责任　　　　B. 民事责任

C. 行政责任　　　　D. 刑事责任

E. 行政处罚

答案解析

另外，对在医疗事故处理中相关的其他机构及人员，包括卫生行政部门及负有责任的主管人员及直接责任人、医疗机构及负有责任的主管人员和直接责任人、参加医疗事故技术鉴定的人员等在医疗事故的处理中，有违反法律规定行为，情节严重者应追究刑事责任。

《医疗事故处理条例》规定：卫生行政部门的工作人员在处理医疗事故过程中违反本条例的规定，利用职务上的便利收受他人财物或者其他利益，滥用职权，玩忽职守，或者发现违法行为不予查处，造成严重后果的，依照刑法关于受贿罪、滥用职权罪、玩忽职守罪或者其他有关罪的规定，依法追究刑事责任。

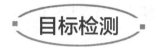 **目标检测**

答案解析

一、单项选择题

1. 医疗事故责任主体主观过错是（　　）

　　A. 无过错　　　B. 有过错　　　C. 故意　　　D. 过失　　　E. 以上都不对

2. 某患者因医疗事故起诉某医院，该患者（　　）举证

　　A. 无须证明医院有过错　　　　　　　　B. 必须证明医院有过错

　　C. 必须证明医师有过错　　　　　　　　D. 必须证明自己无过错

　　E. 以上都不对

3. 在医疗事故案件中，如果医院不能证明自己无过错，那么医院（　　）

　　A. 败诉　　　B. 胜诉　　　C. 可能胜诉　　　D. 可能败诉　　　E. 以上都不对

4. 医疗事故是指（　　）

　　A. 虽有诊疗护理错误，但未造成患者死亡、残疾、功能障碍

　　B. 由于病情或患者体质特殊而发生难以预料的不良后果

　　C. 在诊疗护理中，因医务人员诊疗护理过失，直接造成患者死亡、残疾、功能障碍

　　D. 发生难以避免的并发症

　　E. 医务人员在诊疗护理过程中存在失误，导致患者不满意

5. 医务人员在医疗活动中发生医疗事故争议，应当立即向（　　）报告

　　A. 所在科室　　　　　　　　　　　　　B. 所在医院医务部门

　　C. 所在医疗机构医疗质量监控部门　　　D. 所在医疗机构的主管负责人

　　E. 当地卫生行政机关

6. 省级地方医学会负责组织（　　）

　　A. 处理医疗事故工作　　　　　　　　　B. 首次医疗事故鉴定工作

　　C. 再次医疗事故鉴定工作　　　　　　　D. 申请再次鉴定

　　E. 医疗事故赔偿

7. 内科医生王某，在春节探家的火车上遇到一位产妇临产，因车上无其他医务人员，王某遂协助产妇分娩。在分娩过程中，因牵拉过度，导致新生儿左上肢臂丛神经损伤。王某行为的性质为（ ）

    A. 违规操作，构成医疗事故　　　　　　　　B. 非法行医，不构成医疗事故

    C. 超范围执业，构成医疗事故　　　　　　　D. 见义勇为，不构成医疗事故

    E. 虽造成不良后果，但不构成医疗事故

8. 王某，4 岁。玩耍时将一小跳棋子误吸卡于喉部，导致严重窒息。其父速将其送至张某开设的中医诊所就诊。张某即刻用桌上的一把水果刀将王某的气管切开，并用手伸入切口将棋子捅出。王某的生命虽得救，但伤口感染。经抗炎治疗后，伤口愈合，瘢痕形成，气管狭窄。张某行为的性质属于（ ）。

    A. 违规操作，构成医疗事故　　　　　　　　B. 非法行医，不构成医疗事故

    C. 超范围执业，构成医疗事故　　　　　　　D. 见义勇为，不构成医疗事故

    E. 虽造成不良后果，但不构成医疗事故

9. 《医疗事故处理条例》规定，医疗机构发生下列重大医疗过失行为，应当在 12 小时内向所在地卫生行政部门报告。这些重大医疗过失行为不包括（ ）

    A. 可能为二级医疗事故的

    B. 可能为三级医疗事故的

    C. 可能为一级医疗事故的

    D. 因医疗过失导致 3 人以上人身损害后果的

    E. 因医疗过失导致患者死亡的

二、综合问答题

1. 医疗事故的构成要件有哪些？

2. 医疗事故技术鉴定的原则有哪些？

三、实例解析题

青年李某，右下腹疼痛难忍，到医院就诊。经医师检查，检验，当即诊断为急性阑尾炎，遂对其施行阑尾切除术。手术情况正常，但拆线时发现伤口愈合欠佳，有淡黄色液体渗出。手术医师告知，此系缝合切口的羊肠线不为李某人体组织吸收所致，在临床中少见。经过近 1 个月的继续治疗，李某获得痊愈。

请分析：根据《医疗事故处理条例》规定，针对李某被拖延近 1 个月后才得以痊愈这一客观后果，医院该如何处理？

（屈海宏　张倩）

书网融合……

    重点回顾　　　　　　　微课　　　　　　　习题

第十二章　护理活动相关法律制度

<table>
<tr>
<td rowspan="3">学习目标</td>
<td>知识目标：
1. 掌握　护理活动相关法律制度的概念、调整对象、宗旨和意义。
2. 熟悉　护理活动相关法律制度的构成要素、法律责任、现实作用。
3. 了解　护理活动相关法律法规的规定。</td>
</tr>
<tr>
<td>技能目标：
能运用护理相关法律制度基础理论和法律常识，解决护理实践中的问题。</td>
</tr>
<tr>
<td>素质目标：
1. 培养法治思维。
2. 在实际岗位中自觉做到遵法、守法、用法，减少医疗纠纷，仁心仁爱。</td>
</tr>
</table>

导学情景

　　情景描述：一名出生刚 40 天的患儿，因轻咳、间断性抽搐 3 天，于 16 时 40 分在某医院儿科住院，入院诊断佝偻病低钙抽搐、上呼吸道感染，其中一项医嘱是 10% 葡萄糖 7ml 加 5% 氯化钙 5ml 缓慢静脉注射。护士李某拿着处方去药房取药，值班药剂人员将 10% 氯化钾注射液 10ml 误认为是 5% 氯化钙 10ml 一支发出。值班护士也没有查对，便将氯化钾当作氯化钙加入 10% 葡萄糖 7ml 中，给患儿静脉缓慢注射，注射中患儿就出现面色苍白、口唇发绀、心跳停止，经抢救无效死亡。抢救结束，发现推注药物的注射器上写着 10% 氯化钾，这才发现问题。

　　情景分析：值班护士李某的行为和患者直接出现生命危险的后果是有直接的因果联系的，护理过程严重疏忽，可以认定医院、护士、值班药剂人员侵害了患儿的生命健康权。据此，患者和医院之间构成了卫生法律关系，产生了护理医疗纠纷。

　　讨论：1. 本案例涉及哪些与护理相关的法律法规？

　　　　　2. 本案例中，护士应该承担怎样的法律责任？

　　学前导语：南丁格尔说："护士其实就是没有翅膀的天使，是真、善、美的化身。"护理工作是整个医疗卫生工作的重要组成部分，但它又有其自身的相对独立性和特殊性，护理人员的道德水平如何，关系到能否协调医生、护士、患者三者的关系，直接影响着医疗质量。护理工作的质量直接关系到患者的医疗安全、治疗效果和身体康复；护士的职业素质、服务态度、言谈举止也直接影响着患者的心理感受和医患关系的和谐、融洽。所以，作为护理人员，掌握好相关的法律法规基础知识尤为重要。

第一节　母婴保健法律制度 🄴微课

PPT

　　母婴护理是护理活动的重要组成部分。目前，我国母婴保健工作以保健为中心，以保障生殖健康为目的，实行保健和临床相结合，秉承面向群体、面向基层和预防为主的宗旨。《中华人民共和国母婴保健法》（以下简称《母婴保健法》）规定，国家发展母婴保健事业，提供必要条件和物质帮助，使母婴和婴儿活动获得医疗保健服务，国家对边远贫困地区的母婴保健事业给予扶持。医疗保健机构应当提供母婴保健指导、孕产妇保健、胎儿保健和新生儿保健，为育龄妇女和孕产妇提供有关避孕、节育、生育、不育和生殖健康的咨询及医疗保健服务。通过系列保健服务，为产妇提供科学育儿、合理营养和母乳喂养的指导，同时为婴儿进行体格检查和预防接种，逐步开展新生儿疾病筛查、婴儿多发病和常见病防治等医疗服务。

一、母婴保健法律制度的概念

母婴保健是指医疗保健机构运用医学科学技术为公民提供婚前保健、孕产期保健和婴儿保健服务的活动。广义上的母婴保健法是调整在保障母亲和婴儿健康、提高出生人口素质活动中所产生的各种社会关系的法律规范的总称，泛指《母婴保健法》及与其相配套实施的法规、规章和规范性文件。狭义的母婴保健法律制度仅仅指《中华人民共和国母婴保健法》和《中华人民共和国母婴保健法实施办法》（以下简称《母婴保健法实施办法》）等。因此，对于医护人员来说，学好母婴保健法对实际工作具有重要指导意义。

二、母婴保健法律制度的调整对象及意义

（一）调整对象

母婴保健法律制度的调整对象是从事母婴保健健康服务工作的机构、人员及母婴健康服务中的具体对象和当事人。《母婴保健法》经第八届全国人民代表大会常务委员会第十次会议于1994年10月27日通过，1995年6月1日起施行，2017年11月4日第十二届全国人民代表大会常务委员会第三十次会议通过修改。《母婴保健法实施办法》是根据《母婴保健法》制定，由国务院于2001年6月20日发布并实施，2017年11月17日对部分条文予以修改。

（二）重要意义

母婴保健法律制度对社会发展和生活水平的提高具有重要意义。《母婴保健法》的颁布，进一步加强和完善了我国的母婴保健工作，确立了国家从支持母婴保健领域科学研究、推广其实用保健技术、普及科学知识以及一系列保健措施和科学鉴定等重要制度和措施，这对于预防先天性残疾的发生、逐步改变我国人口素质现状、提高我国人民的健康水平具有深远影响。它以国家立法的形式，确定、完善了婚前保健和孕产期保健制度，并对具体的保健措施、服务内容、技术标准和要求做出了具体规定；同时将新生儿缺陷报告以及新生儿疾病筛查纳入法制管理轨道，进一步强化了婴幼儿保健；通过确立对母婴保健工作环节的严格管理、审核、监督制度，强化了妇幼保健工作的法制管理。

《母婴保健法实施办法》的颁布，进一步体现了我国宪法中对"婚姻、家庭、母亲和儿童受国家的保护"原则。它是在《民法典》出台之前，继原《中华人民共和国婚姻法》和原《中华人民共和国妇女权益保障法》颁布后，维护妇女权益的又一部重要法律，这是我国"立法为民、执政为民"的具体体现和表现形式。

👁 看一看

母婴保健相关法律法规

《母婴保健法》是我国第一部保护妇女儿童的专门法律，而为了加强母婴工作的管理，第九届全国人民代表大会常务委员会第二十五次会议于2001年12月29日审议通过《中华人民共和国人口与计划生育法》，自2002年9月1日起施行；2006年12月19日印发《妇幼保健机构管理办法》；2019年2月

2 日经国家卫生健康委委主任会议讨论通过《母婴保健专项技术服务许可及人员资格管理办法》，自公布之日起施行。

三、母婴保健法的基本法律规定

（一）婚前保健

医疗保健机构应当为公民提供婚前保健服务。婚前保健服务包括下列内容。

1. 婚前卫生指导　关于性卫生知识、生育知识和遗传病知识的教育。

2. 婚前卫生咨询　对有关婚配、生育保健等问题提供医学意见。

3. 婚前医学检查　对准备结婚的男女双方可能患影响结婚和生育的疾病进行医学检查。

婚前医学检查包括对严重遗传性疾病、指定传染病、有关精神病的检查，且医疗保健机构应当出具婚前医学检查证明。经婚前医学检查，对患指定传染病在传染期内或者有关精神病在发病期内的，医师应当提出医学意见；准备结婚的男女双方应当暂缓结婚。经婚前医学检查，对诊断患医学上认为不宜生育的严重遗传性疾病的，医师应当向男女双方说明情况，提出医学意见；经男女双方同意，采取长效避孕措施或者施行结扎手术后不生育的，可以结婚。但法律规定禁止结婚的除外。

接受婚前医学检查的人员对检查结果持有异议的，可以申请医学技术鉴定，取得医学鉴定证明。男女双方在结婚登记时，应当持有婚前医学检查证明或者医学鉴定证明。

（二）孕产期保健

孕产期保健服务包括下列内容。①母婴保健指导：对孕育健康后代以及严重遗传性疾病和碘缺乏病等地方病的发病原因、治疗和预防方法提供医学意见。②孕妇、产妇保健：为孕妇、产妇提供卫生、营养、心理等方面的咨询和指导以及产前定期检查等医疗保健服务。③胎儿保健：为胎儿生长发育进行监护，提供咨询和医学指导。④新生儿保健：为新生儿生长发育、哺乳和护理提供医疗保健服务。⑤对患严重疾病或者接触致畸物质，妊娠可能危及孕妇生命安全或者可能严重影响孕妇健康和胎儿正常发育的，医疗保健机构应当予以医学指导。⑥经产前诊断，胎儿患严重遗传性疾病的，胎儿有严重缺陷的，因患严重疾病，继续妊娠可能危及孕妇生命安全或者严重危害孕妇健康的，医师应当向夫妻双方说明情况，并提出终止妊娠的医学意见。⑦医师和助产人员应当严格遵守有关操作规程，提高助产技术和服务质量，预防和减少产伤。医疗保健机构为产妇提供科学育儿、合理营养和母乳喂养的指导，对婴儿进行体格检查和预防接种，逐步开展新生儿疾病筛查、婴儿多发病和常见病防治等医疗保健服务。

（三）技术鉴定

县级以上地方人民政府可以设立医学技术鉴定组织，负责对婚前医学检查、遗传病诊断和产前诊断结果有异议的进行医学技术鉴定。从事医学技术鉴定的人员，必须具有临床经验和医学遗传学知识，并具有主治医师以上的专业技术职务。医学技术鉴定组织的组成人员，由卫生行政部门提名，同级人民政府聘任。医学技术鉴定实行回避制度。凡与当事人有利害关系，可能影响公正鉴定的人员，应当回避。

四、违法母婴保健法的法律责任

（一）行政责任

医疗保健机构或者人员未取得母婴保健技术许可，擅自从事婚前医学检查、遗传病诊断、产前诊断、终止妊娠手术和医学技术鉴定或者出具有关医学证明的，由卫生行政部门给予警告，责令停止违法行为，没收违法所得；违法所得五千元以上的，并处违法所得三倍以上五倍以下的罚款；没有违法所得或者违法所得不足五千元的，并处五千元以上二万元以下的罚款。

从事母婴保健技术服务的人员出具虚假医学证明文件的，依法给予行政处分；对于因延误诊治造成严重后果的，给当事人身心健康造成严重后果的，造成其他严重后果的，由原发证部门撤销相应的母婴保健技术执业资格或者医师执业证书。

违反《母婴保健法》及其实施办法规定进行胎儿性别鉴定的，由卫生行政部门给予警告，责令停止违法行为；对医疗保健机构直接负责的主管人员和其他直接责任人员，依法给予行政处分。进行胎儿性别鉴定两次以上的或者以营利为目的进行胎儿性别鉴定的，并由原发证机关撤销相应的母婴保健技术执业资格或者医师执业证书。

（二）民事责任

母婴保健机构及其工作人员在诊疗护理过程中，因诊疗护理过失，造成患者死亡、组织器官损伤导致功能障碍的，应根据《医疗事故处理条例》的有关规定，承担相应的民事责任。

（三）刑事责任

根据《母婴保健法》规定，取得国家颁发的有关合格证书，从事母婴保健工作的人员，由于严重不负责任造成就诊人员死亡或者严重损害就诊人员身体健康的，依照刑法有关规定追究刑事责任。未取得国家颁发的有关合格证书，施行终止妊娠手术或者采取其他方法终止妊娠，致人死亡、残疾、丧失或者基本丧失劳动能力的，依照刑法有关规定追究刑事责任；未取得医师执业资格的人擅自为他人进行节育复通手术、假节育手术、终止妊娠手术或者摘取宫内节育器，情节严重的，处三年以下有期徒刑、拘役或者管制，并处或者单处罚金；严重损害就诊人身体健康的，处三年以上十年以下有期徒刑，并处罚金；造成就诊人死亡的，处十年以上有期徒刑，并处罚金。

练一练

下列行为中，违反《母婴保健法》的是（　　）

A. 从事母婴保健工作的人员违反本法规定，出具有关虚假医学证明

B. 未经患者家属同意救死扶伤

C. 对于妊娠可能危及孕妇生命安全或者可能严重影响孕妇健康和胎儿正常发育的，建议终止妊娠

D. 为产妇提供科学育儿、合理营养和母乳喂养的指导

答案解析

第二节　献血法律制度

PPT

无偿献血是无私奉献、救死扶伤的崇高行为，是"中国精神"的具体体现，是我国血液事业发展的总方向。无偿献血是指为拯救他人生命，志愿将自身的血液无私奉献给社会公益事业，而献血者不收取超过因献血发生必要的交通、误工等成本额度及报酬的行为。一般来说，采供血机构会向献血者给予必要的纪念品，表示感谢。献血是爱心奉献的体现，帮助患者解除病痛、抢救他们的生命，其价值是无法用金钱来衡量的。近半个世纪以来，世界卫生组织和国际红十字与红新月运动一直向世界各国呼吁"医疗用血采用无偿献血"的原则。我国鼓励无偿献血的年龄是 18～55 周岁。

一、献血法律制度的概念

献血法是指调整在保证临床用血需要和安全，保障献血者和用血者身体健康活动中产生的各种社会关系的法律规范的总称。我国的献血法律制度取广义的概念，包括 1998 年 10 月 1 日起施行的《中华人民共和国献血法》（以下简称《献血法》），也包括国务院颁布的《血液制品管理条例》，原卫生部（现国家卫健委）制定的《血站管理办法》等有关献血的法规规章。相关配套血液管理法规的公布与实施，为我国采供血工作的监督管理提供了法律依据，在全面依法治国的背景下，我国血液工作开启全面依法管理的新征程。

二、献血法的目的及意义

随着现代医疗技术水平的进步，以输血为医治手段的医疗技术逐步成熟并得到推广，挽救了诸多濒临死亡的病危群体；同时，在献血与输血搭建的桥梁纽带之间，也彰显了这个社会的博爱精神与人文关怀。科学的进步可以解决许多长期困扰我们人类的伤病，但友爱、和谐的社会关系却是医学无法涉及的。我国制定献血法的目的在于：保证医疗临床用血需要、保证医疗临床用血安全、保障献血者和用血者身体健康、促进社会主义物质文明和精神文明建设。

三、无偿献血工作的组织与管理

（一）地方各级人民政府领导献血工作

无偿献血关系到全体公民，涉及面广，做好无偿献血工作需要各级政府统一规划、组织协调。各级人民政府需要采取措施广泛宣传献血的意义，普及献血的科学知识，开展预防和控制经血液途径传播的疾病的教育。

（二）各级卫生行政部门进行监督管理

献血工作是医疗卫生事业的一项重要组成部分。各级卫生行政部门是医疗卫生事业的主管部门，同时对献血工作进行监督管理。例如，"中国红十字会"是国家统一的红十字组织，各级红十字会依法参与推动献血工作。

（三）有关职能部门及其他组织参与保障

各级政府组织有关职能部门，动员各社会团体，例如卫生健康中心以及教育机构、疾控中心以及大、中、小学等，加大卫生工作、无偿献血的宣传力度，普及献血常识，使广大公民认识到无偿献血的重要性和重大意义，参与无偿献血工作并做好工作保障。

❤ 护爱生命 ————————————————————————

无偿献血是构建和谐中国、弘扬中国精神的具体体现，国家鼓励公民参与无偿献血，无偿献血者将依法享有以下权利。①无偿献血者有受表彰和奖励的权利：献血者无偿献血后，本单位或血站可以给予献血者适当补贴，各级人民政府和红十字会对积极参加献血和在献血中做出显著成绩的单位和个人给予奖励。②献血者本人和直系亲属（配偶、父母、子女、兄弟姐妹及配偶的父母）可以享受免费用血的权利。如献血量在 800ml 以下的，献血者本人可以享受 3 倍量的免费用血；献血量在 800ml 以上（含 800ml）的，献血者本人可以享受终身免费用血。献血者的直系亲属享受等量免费用血。③献血者参加献血，可享受免费体检、化验的待遇。④献血者享有人格受尊重和个人隐私受保护的权利。

四、献血法的基本法律规定

在我国，血站负责采血与供血。《献血法》第八条规定：血站是采集、提供临床用血的机构，是不以营利为目的的公益性组织。《血站管理办法》规定，采供血业务必须由采供血许可的单位和个人进行，血站必须按照注册登记的项目、内容、范围开展采供血业务，并为献血者提供各种安全、卫生、便捷的条件。

（一）采血机构及其管理

1. 血站的设置与审批 血站是指不以营利为目的的采集、制备、储存血液，并向临床提供血液的公益性卫生机构。血站应当根据本行政区域人口、医疗资源、临床用血需要等实际情况设立，血站分为血液中心、中心血站（血站）、中心血库等。血液中心是所在省、自治区、直辖市采供血工作的业务、教学和科研中心，负责直辖市、省会所在市和自治区首府所在地的采供血工作，一般设在省会城市；中心血站（血站）是设区的市的血站，负责所在市及所辖县（市）的采供血工作；中心血库是县或县级市的血站，负责所在县、市的采供血工作。设置中心血站（血站）、中心血库或血站分站的，由所在地的人民政府卫生行政部门初审，省、自治区、直辖市人民政府卫生部门审核批准。

设立血站向公民采集血液，必须经国务院卫生行政部门或者省、自治区、直辖市人民政府卫生行政部门批准。其中，血液中心的设置，必须经国务院卫生行政部门批准；中心血站或中心血库的设置，必须经省、自治区、直辖市人民政府卫生行政部门批准。为保证辖区内临床用血需要，血站可以设置储血点储存血液，储血点应当具备必要的储存条件，并由省级卫生行政部门批准。在规定的服务区域内设置分支机构的，应当报所在省、自治区、直辖市人民政府卫生行政部门批准；设置固定采血点（室）或者流动采血车的，应当报省、自治区、直辖市人民政府卫生行政部门备案。

2. 血站的执业许可和监管 血站开展采供血活动，应当向省级卫生行政部门申请办理执业登记，领取《血站执业许可证》后方可进行，未取得采血许可的单位和个人不得开展采供血活动。《血站管理办法》第十六条第一款规定："《血站执业许可证》有效期满前三个月，血站应当办理再次执业登记，并提交《血站再次执业登记申请书》及《血站执业许可证》。"许可证不得伪造、涂改、出卖、转让、出借，若遗失的，应向注册机构报告，并办理有关手续。

国家卫生行政部门定期对血液中心执行有关情况和无偿献血比例、采供血服务质量、业务指导、人员培训综合质量评价、技术能力等情况以及脐带血造血干细胞库等特殊血站的质量监管状况进行评价和监督检查，并将结果向社会公布。省级卫生行政部门负责上述行政执法工作，县级人民政府卫生行政部门负责对血站日常执业活动、采供血质量、临床用血储存与配送、临床供血与用血工作进行监督和检查。

（二）采血管理及供血管理

1. 采血管理 献血者要符合国务院卫生行政部门规定的身体健康条件。因此，血站在采集血液之前，必须按规定对献血者进行免费健康检查，健康检查不合格的不得采其血液；血站采集血液必须严格遵守有关操作规程和制度，采血必须由具有采血资格的医务人员进行；一次性采血器材用后必须销毁，不得再次使用；血站对采集的血液必须进行检测，检测的各种指标都应符合国务院卫生行政部门制定的标准；采集血液数量和间隔：血站每次采集血液一般为200ml，最多不超过400ml。为了保护献血公民的健康和保证血液质量，献血法规定，两次采集血液间隔期不得少于6个月。记录与发证：血站采血后，应在《无偿献血证》及献血档案中记录献血者的姓名、出生日期、血型、献血时间、地点、采血者签字，并加盖该血站采血专用章等。血站应对献血者发给由国务院卫生行政部门制作的《无偿献血证》，任何单位和个人不得伪造、涂改、出卖、转让、出借。

2. 供血管理 包括血液储存、血液调配、应急与制备制度。血站应当保证发出的血液质量、品种、规格、数量无差错。未经检验或者不合格的血液，不得向医疗机构提供。血液的包装、储存、运输必须符合《血站基本标准》要求，血液包装袋上必须标明：①血站的名称及其许可证号；②献血者的姓名（或条形码）、血型；③血液品种；④采血日期及时间；⑤有效期及时间；⑥血袋编号（或条形码）；⑦储存条件，即储存的设备、技术条件、温度等。

特殊血型需要从外省、自治区、直辖市调配血液的，由供需双方省级人民政府卫生行政部门协商后实施，实施中由需方血站对血液进行再次检验，保证血液质量。

血站应当制定重大灾害事故的应急采供血预案，并从血源、管理制度、技术能力和设备条件上保证预案的实施，满足应急用血的需要。血站应当根据医疗机构的用血计划，积极开展成分血制备，并指导临床成分血的应用。血站应当按照规定填写采供血统计报表，必须严格执行《中华人民共和国传染病防治法》及相关《实施办法》规定的上报制度。

（三）临床用血管理

医疗临床用血，是救死扶伤的必要环节。临床用血包括使用全血和成分血，除批准的科研项目外，医疗机构不得使用原料血浆，不得直接使用脐带血。为加强医疗机构临床用血管理，使临床用血管理规范化、法制化，在《献血法》制定实施后，原卫生部（国家卫健委）根据献血法的有关规定，于1999年1月5日公布了《医疗机构临床用血管理办法（试行）》《临床输血技术规范》。2012年3月19日，卫生部又审议通过《医疗机构临床用血管理办法》，该《办法》分总则、组织与职责、临床用血管理、监督管理、法律责任、附则6章41条，自2012年8月1日起施行。原《医疗机构临床用血管理办法（试行）》予以废止。

1. 临床用血的供给 无偿献血的血液必须用于临床，不得买卖。血站、医疗机构不得将无偿献血的血液出售给单采血浆站或者血液制品生产单位。医疗机构对临床用血必须进行核查，不得将不符合国家规定的血液用于临床。保证应急用血，医疗机构可以临时采集血液，但应当依照本法规定，确保采血用血安全。

2. 临床合理用血的管理规定 医疗机构临床用血应当制订用血计划。遵循合理科学的原则，不得浪费和滥用血液。公民临床需要用血时，交付用于血液的采集、储存、分离、检验等的费用，具体收费标准由国务院卫生行政部门会同物价管理部门制定。无偿献血者临床需要用血时，免交前款规定的费用；无偿献血者的配偶和直系亲属临床需要用血时，可以按照省、自治区、直辖市的规定免交或者减交前款规定的费用。

五、违反血液管理法律制度的法律责任

无偿献血是一种高尚的行为，无偿献血者将获发国务院卫生行政部门制作的《献血证》，依据《全国无偿献血表彰奖励办法》，还将对无偿献血事业做出显著成绩和贡献的个人、集体、省（市）和部队给予无偿献血表彰的相应奖励。同时，对于违反献血法有关规定的，视情节轻重，将依法承担相关法律责任，可分为行政责任、民事责任或刑事责任三类。

（一）行政责任

1. 违规操作采血 《献血法》规定，血站违反有关操作规程和制度采集血液，由县级以上地方人民政府卫生行政部门责令改正；给献血者健康造成损害的，应当依法赔偿，对直接负责的主管人员和其他直接责任人员，依法给予行政处分。

2. 违法供血 《献血法》规定，向医疗机构提供不符合国家规定标准的血液的，由县级以上地方人民政府卫生行政部门责令改正；情节严重，造成经血液途径传播或者有传播严重危险的，限期整顿，

对直接负责的主管人员和其他直接责任人员，依法给予行政处分。

3. 包装、存储、运输不符合标准　临床用血的包装、储存、运输不符合国家规定的卫生标准和要求的，由县级以上地方人民政府卫生行政部门责令改正，给予警告，可以并处 1 万元以下的罚款。

4. 非法采血、卖血　《献血法》规定，有下列行为之一的，由县级以上地方人民政府卫生行政部门予以取缔，没收违法所得，可以并处 10 万元以下的罚款：①非法采集血液的；②血站、医疗机构出售无偿献血的血液；③非法组织他人出卖血液的。

（二）民事责任

《献血法》规定，血站违反有关操作流程和制度采集血液，给献血者健康造成损害的，应当依法赔偿。医疗机构的医务人员违反《献血法》的规定，将不符合国家规定标准的血液用于患者，给患者健康造成损害的，应当依法赔偿。

（三）刑事责任

1. 非法组织卖血罪、强迫卖血罪　《中华人民共和国刑法》（以下简称《刑法》）第三百三十三条明确：非法组织他人出卖血液的，处五年以下有期徒刑，并处罚金；以暴力、威胁方法强迫他人出卖血液的，处五年以上十年以下有期徒刑，并处罚金。

2. 非法采集、供应血液、制作、供应血液制品罪　《刑法》第三百三十四条规定：非法采集、供应血液或者制作、供应血液制品，不符合国家规定的标准，足以危害人体健康的，处五年以下有期徒刑或者拘役，并处罚金；对人体健康造成严重危害的，处五年以上十年以下有期徒刑，并处罚金；造成特别严重后果的，处十年以上有期徒刑或者无期徒刑，并处罚金或者没收财产。

3. 采集、供应血液、制作、供应血液制品事故罪　经国家主管部门批准采集、供应血液或者制作、供应血液制品的部门，不依照规定进行检测或者违背其他操作规定，造成危害他人身体健康后果的，对单位判处罚金，并对其直接负责的主管人员和其他直接责任人员，处五年以下有期徒刑或者拘役。

练一练

下列说法中，正确的是（　　）

A. 血站违法有关操作规定和制度采集血液，给献血者健康造成损害的，应当依法赔偿

B. 国家允许未满 18 周岁的公民无偿献血

C. 如果有患者病情危急，医院又无法立即提供临床用血的，患者家属可以自行联系外出购买血液

D. 根据我国违反《献血法》规定的有关行为，法律责任可分为行政责任、民事责任、经济责任

答案解析

第三节　传染病防治法律制度

PPT

传染病是由各种病原体引起的，可以在人与人、动物与动物或人与动物之间进行相互传播的一类疾病，流行性广，能对人或动物的生命或者健康造成很大伤害或者威胁。

一、概述

（一）传染病防治法的概念

传染病防治法的概念有广义和狭义之分。广义的传染病防治法是指由国家制定或其主管部门颁布

的，国家强制力保证实施的，用于调整预防、控制和消除传染病的发生与流行、保障人体健康活动中所产生的各种社会关系的法律规范的总称，包括《中华人民共和国传染病防治法》《中华人民共和国水污染防治法》《中华人民共和国食品卫生法》《中华人民共和国传染病防治法实施办法》《艾滋病监测管理的若干规定》《中华人民共和国献血法》《中华人民共和国母婴保健法》《血液制品管理条例》等法律法规。狭义的传染病防治法仅指为传染病预防、控制和监督管理而制定的有关法律法规，如《传染病防治法》《传染病防治法实施办法》《艾滋病监测管理的若干规定》等。

目前，《传染病防治法》是我国预防和治疗传染病最为重要的法律制度。本法由第七届全国人民代表大会常务委员会第六次会议于1989年2月21日通过，自1989年9月1日起施行；2004年8月28日第十届全国人民代表大会常务委员会第十一次会议修订，同年12月1日起实施；2013年6月29日第十二届全国人民代表大会常务委员会第三次会议修订。

（二）分类管理

为贯彻落实关于强化公共卫生法治保障、建立健全公共卫生保障体系、全面加强和完善公共卫生领域相关法律法规建设的重要指示精神有关要求，进一步加强传染病管理，2020年10月2日，国家卫健委发布《传染病防治法》修订征求意见稿，明确提出甲乙丙三类传染病的特征。乙类传染病新增人感染H7N9禽流感和新型冠状病毒两种。

1. 甲类传染病 共2种，即鼠疫、霍乱。他们对人体健康和生命安全的危害特别严重，可能造成重大经济损失和社会影响，需要采取强制管理、强制隔离治疗、强制卫生检疫，控制疫情蔓延的传染病。

2. 乙类传染病 共27种，包括传染性非典型肺炎、艾滋病、病毒性肝炎、脊髓灰质炎、人感染高致病性禽流感、麻疹、流行性出血热、狂犬病、流行性乙型脑炎、登革热、炭疽、细菌性和阿米巴性痢疾、肺结核、伤寒和副伤寒、流行性脑脊髓膜炎、百日咳、白喉、新生儿破伤风、猩红热、布鲁氏菌病、淋病、梅毒、钩端螺旋体病、血吸虫病、疟疾、人感染H7N9禽流感、新型冠状病毒肺炎（Corona Virus Disease 2019，COVID-19）。

3. 丙类传染病 共11种，包括流行性感冒、流行性腮腺炎、风疹、急性出血性结膜炎、麻风病、流行性和地方性斑疹伤寒、黑热病、包虫病、丝虫病，除霍乱、细菌性和阿米巴性痢疾、伤寒和副伤寒以外的感染性腹泻病，手足口病。

国务院卫生健康主管部门根据传染病暴发、流行情况和危害程度，及时确定和调整各类传染病名录予以公布。其中，甲类传染病名录须报国务院批准。

二、传染病防治相关法律规定

加大传染病防治力度极其重要，如果遇到传染病已经发生，便要迅速、准确、无误、及时地报告，同时发布疫情信息，立即采取措施积极防治，尽最大力量阻止疫情蔓延和扩散。

（一）传染病的预防措施

1. 重视卫生健康知识的教育和普及 各级各类人民政府要组织开展系列群众性卫生活动，多渠道、多方式、多阵地去进行预防传染病的教育和宣传，倡导文明健康的生活方式，使"健康中国"理念深入人心，提高全民卫生健康意识。在思想上提高对传染病防治的重视程度，并提升防治能力。

2. 分工明确，各司其职 各级政府、部门要分工明确，高度重视各种传染病的媒介消除工作。各级人民政府及有关行政部门按照职责分工负责，对照职责范围和法律规定，积极防治空气污染、水源保护，消除蚊虫、老鼠的灾害。将各种传染病媒介消除在襁褓之中。

3. 建立健全传染病防治检测和预警制度 国务院卫生行政部门统一制定国家传染病监测规划和方

案，省级人民政府卫生行政部门根据职责范围进行规划，制定方案。相关部门要对传染病的特殊性、风险性及其可能引发的严重社会经济后果有充分认识，卫生行政部门要积极落实"预警即响应"原则，推动我国突发公共卫生事件治理体系有效运转。要更加科学地实施突发公共卫生事件监测，及时精准地对突发公共卫生事件苗头开展科学调查，积极开展信息沟通和社会通报，并果断推动各级政府按照突发公共卫生事件应急预案启动相应级别的应急响应。

4. 在全社会范围内开展包括传染病防治在内的健康教育 国务院卫生行政部门和省级人民政府根据传染病的发生、流行趋势的预测，及时发出传染病预警，并且要注重普及基本卫生常识和社会接触礼仪。适当开展大规模的传染病防控演练，提升全民对传染病防控的基本认识水平，降低疫情可能引发的社会恐慌和混乱风险。采取积极的媒体沟通策略，通过准确高效的舆论引导，凝聚起社会各界携手应对危机、防控疫情的强大共识。

（二）传染病报告制度

1. 传染病疫情报告 传染病疫情报告制度是指各级医疗、防疫机构按照专业分工，承担责任范围内突发传染病疫情监测、信息报告与管理工作。为疾病预防控制提供及时、准确的监测信息，是为各级政府提供传染病发生、发展信息的重要渠道。

（1）疫情报告人 任何单位和个人在发现传染病患者或者疑似传染病患者时，应当及时向附近的疾病预防控制机构或者医疗机构报告；疾病预防控制机构、医疗机构和采供血机构及其执行职务的人员发现《传染病防治法》规定的传染病疫情或者发现其他传染病暴发、流行以及突发原因不明的传染病时，应当遵循疫情报告属地管理原则，按照国务院规定的或者国务院卫生行政部门规定的内容、程序、方式和时限报告。军队医疗机构向社会公众提供医疗服务，发现传染病疫情时，应当按照国务院卫生行政部门的规定报告；港口、机场、铁路疾病预防控制机构以及国境卫生检疫机关发现甲类传染病患者、病原携带者、疑似传染病患者时，应当按照国家有关规定立即向国境口岸所在地的疾病预防控制机构或者所在地县级以上地方人民政府卫生行政部门报告并互相通报。

（2）疫情信息的收集与分析 疾病预防控制机构应当设立或者指定专门的部门、人员负责传染病疫情信息管理工作，主动收集、分析、调查、核实传染病疫情信息；接到甲类、乙类传染病疫情报告或者发现传染病暴发、流行时，应当按规定的程序报告给当地卫生行政部门。

2. 传染病疫情的通报和公布

（1）疫情的通报 国务院卫生行政部门应当及时向国务院其他有关部门和各省级人民政府卫生行政部门通报全国传染病疫情以及监测、预警的相关信息；毗邻的以及相关的地方人民政府卫生行政部门，应当及时互相通报本行政区域的传染病疫情以及监测、预警的相关信息。县级以上人民政府有关部门发现传染病疫情时，应当及时向同级人民政府卫生行政部门通报；中国人民解放军卫生主管部门应当向国务院卫生行政部门通报。

（2）疫情的公布 国家建立传染病疫情信息公布制度，国务院卫生行政部门定期公布全国传染病疫情信息，省、自治区、直辖市人民政府卫生行政部门定期公布本行政区域的传染病疫情信息；传染病暴发、流行时，国务院卫生行政部门负责向社会公布传染病疫情信息，并可以授权省、自治区、直辖市人民政府卫生行政部门向社会公布本行政区域的传染病疫情信息。公布传染病疫情信息应当及时、准确。

（三）传染病控制措施

1. 医疗机构控制措施 对甲类传染病患者、病原携带者，乙类传染病中的传染性非典型肺炎、新型冠状病毒肺炎、炭疽中的肺炭疽和人感染高致病性禽流感患者、病原携带者，予以隔离治疗；对疑似甲类传染病、传染性非典型肺炎、炭疽中的肺炭疽和人感染高致病性禽流感患者，确诊前在指定场所单独隔离治疗；对医疗机构内的患者、病原携带者、疑似患者的密切接触者，在指定场所进行医学观察和采取其他必要的预防措施。发现除传染性非典型肺炎、炭疽中的肺炭疽和人感染高致病性禽流感患者以外的乙类、丙类传染病患者，应当根据病情采取必要的治疗和控制传播措施。医疗机构对本单位内被传染病病原体污染的场所、物品以及医疗废物，必须依照法律、法规的规定实施消毒和无害化处置。

2. 疾病预防控制机构的控制措施　当其发现传染病疫情或者接到传染病疫情报告时，应当及时采取措施处理；对传染病疫情进行流行病学调查，根据调查情况提出划定疫点、疫区的建议，对被污染的场所进行卫生处理，对密切接触者在指定场所进行医学观察和采取其他必要的预防措施，并向卫生行政部门提出疫情控制方案；传染病暴发、流行时，对疫点、疫区进行卫生处理，向卫生行政部门提出疫情控制方案，并按照卫生行政部门的要求采取措施；指导下级疾病预防控制机构实施传染病预防、控制措施，组织指导有关单位对传染病疫情的处理。

3. 隔离措施　对已经发生甲类传染病病例的场所或者该场所内的特定区域的人员，所在地的县级以上地方人民政府可以实施隔离措施，并同时向上一级人民政府报告，接到报告的上级人民政府应当即时做出是否批准的决定。上级人民政府做出不予批准决定的，实施隔离措施的人民政府应当立即解除隔离措施。

在隔离期间，实施隔离措施的人民政府应当对被隔离人员提供生活保障；被隔离人员有工作单位的，所在单位不得停止支付其隔离期间的工作报酬。隔离措施的解除，由原决定机关决定并宣布。

4. 紧急措施　传染病暴发、流行时，县级以上地方人民政府应当立即组织力量，按照预防、控制预案进行防治，切断传染病的传播途径，必要时，报经上一级人民政府决定，可以采取下列紧急措施：限制或者停止集市、影剧院演出或者其他人群聚集的活动；停工、停业、停课；封闭或者封存被传染病病原体污染的公共饮用水源、食品以及相关物品；控制或者扑杀染疫野生动物、家畜家禽；封闭可能造成传染病扩散的场所。紧急措施的解除，由原决定机关决定并宣布。

练一练

下列关于预防和控制传染病的说法中，正确的是（　　）

A. 当传染病暴发、流行时，县级以上地方人民政府应当立即上报上一级人民政府采取相应措施

B. 国务院卫生行政部门和省级人民政府根据传染病的发生、流行趋势的预测，及时发出传染病预警，并且要注重普及基本卫生常识和社会接触礼仪

答案解析

C. 新型冠状病毒肺炎在传染性疾病分类中属于丙类传染病

D. 各级政府、部门在疾病防控工作中，应该最为重视水源保护，其次是蚊虫和老鼠的传染病消除工作

三、违反传染病相关法律制度的法律责任

根据《传染病防治法》第六十五条至第七十七条的规定，对违反传染病防治管理法律法规的行为，将予以处罚并追究相应法律责任。

（一）地方各级人民政府违反传染病防治法所承担的法律责任

地方各级人民政府未依照本法的规定履行报告职责，或者隐瞒、谎报、缓报传染病疫情，或者在传染病暴发、流行时，未及时组织救治、采取控制措施的，由上级人民政府责令改正，通报批评；造成传染病传播、流行或者其他严重后果的，对负有责任的主管人员，依法给予行政处分；构成犯罪的，依法追究刑事责任。

（二）县级以上人民政府卫生行政部门违反传染病防治法所承担的法律责任

县级以上人民政府卫生行政部门违反本法规定，有下列情形之一的，由本级人民政府、上级人民政府卫生行政部门责令改正，通报批评；造成传染病传播、流行或者其他严重后果的，对负有责任的主管人员和其他直接责任人员，依法给予行政处分；构成犯罪的，依法追究刑事责任：①未依法履行传染病疫情通报、报告或者公布职责，或者隐瞒、谎报、缓报传染病疫情的；②发生或者可能发生传染病传播时未及时采取预防、控制措施的；③未依法履行监督检查职责，或者发现违法行为不及时查处的；④未及时调查、处理单位和个人对下级卫生行政部门不履行传染病防治职责的举报的；⑤违反本法的其他失职、渎职行为。

（三）县级以上人民政府有关部门违反传染病防治法所承担的法律责任

县级以上人民政府有关部门未依照本法的规定履行传染病防治和保障职责的，由本级人民政府或者上级人民政府有关部门责令改正，通报批评；造成传染病传播、流行或者其他严重后果的，对负有责任的主管人员和其他直接责任人员，依法给予行政处分；构成犯罪的，依法追究刑事责任。

（四）疾病预防控制机构违反传染病防治法所承担的法律责任

疾病预防控制机构违反本法规定，有下列情形之一的，由县级以上人民政府卫生行政部门责令限期改正，通报批评，给予警告；对负有责任的主管人员和其他直接责任人员，依法给予降级、撤职、开除的处分，并可以依法吊销有关责任人员的执业证书；构成犯罪的，依法追究刑事责任：①未依法履行传染病监测职责的；②未依法履行传染病疫情报告、通报职责，或者隐瞒、谎报、缓报传染病疫情的；③未主动收集传染病疫情信息，或者对传染病疫情信息和疫情报告未及时进行分析、调查、核实的；④发现传染病疫情时，未依据职责及时采取本法规定的措施的；⑤故意泄露传染病患者、病原携带者、疑似传染病患者、密切接触者涉及个人隐私的有关信息、资料的。

（五）医疗机构违反传染病防治法所承担的法律责任

医疗机构违反本法规定，有下列情形之一的，由县级以上人民政府卫生行政部门责令改正，通报批评，给予警告；造成传染病传播、流行或者其他严重后果的，对负有责任的主管人员和其他直接责任人员，依法给予降级、撤职、开除的处分，并可以依法吊销有关责任人员的执业证书；构成犯罪的，依法追究刑事责任：①未按照规定承担本单位的传染病预防、控制工作、医院感染控制任务和责任区域内的传染病预防工作的；②未按照规定报告传染病疫情，或者隐瞒、谎报、缓报传染病疫情的；③发现传染病疫情时，未按照规定对传染病患者、疑似传染病患者提供医疗救护、现场救援、接诊、转诊的，或者拒绝接受转诊的；④未按照规定对本单位内被传染病病原体污染的场所、物品以及医疗废物实施消毒或者无害化处置的；⑤未按照规定对医疗器械进行消毒，或者对按照规定一次使用的医疗器具未予销毁，再次使用的；⑥在医疗救治过程中未按照规定保管医学记录资料的；⑦故意泄露传染病患者、病原携带者、疑似传染病患者、密切接触者涉及个人隐私的有关信息、资料的。

（六）采供血机构违反传染病防治法所承担的法律责任

采供血机构未按照规定报告传染病疫情，或者隐瞒、谎报、缓报传染病疫情，或者未执行国家有关规定，导致因输入血液引起经血液传播疾病发生的，由县级以上人民政府卫生行政部门责令改正，通报批评，给予警告；造成传染病传播、流行或者其他严重后果的，对负有责任的主管人员和其他直接责任人员，依法给予降级、撤职、开除的处分，并可以依法吊销采供血机构的执业许可证；构成犯罪的，依法追究刑事责任。

（七）国境卫生检疫机关、动物防疫机构违反传染病防治法所承担的法律责任

国境卫生检疫机关、动物防疫机构未依法履行传染病疫情通报职责的，由有关部门在各自职责范

围内责令改正，通报批评；造成传染病传播、流行或者其他严重后果的，对负有责任的主管人员和其他直接责任人员，依法给予降级、撤职、开除的处分；构成犯罪的，依法追究刑事责任。

（八）铁路、交通、民用航空经营单位违反传染病防治法所承担的法律责任

铁路、交通、民用航空经营单位未依照本法的规定优先运送处理传染病疫情的人员以及防治传染病的药品和医疗器械的，由有关部门责令限期改正，给予警告；造成严重后果的，对负有责任的主管人员和其他直接责任人员，依法给予降级、撤职、开除的处分。

（九）其他有关单位与部门违反传染病防治法所承担的法律责任

例如，饮用水供水单位、生物制品生产单位或者个人等，若违反本法规定，造成相应的法律后果，或是人身、财产方面的侵害，依法追究相应的法律责任。

第四节　药品管理法律制度

PPT

人类的生物禀赋一直在促使人类尽可能地增进健康、延长生命以保证人类的繁衍。药品因其特殊功效而备受重视。在现代社会，享有健康的权利和生命的权利已经成为受法律保护的基本人权。药品关系到整个人类社会的繁衍和发展，因此，其重要性不言而喻。

一、药品的概念和特征

（一）概念

药品，是指用于预防、治疗、诊断人的疾病，有目的地调节人的生理机能并规定有适应症或者功能主治、用法和用量的物质，包括中药、化学药和生物制品等。药品的使用方法、数量、时间等多种因素在很大程度上决定其使用效果，误用不仅不能"治病"，还可能"致病"，甚至危及生命安全。因此，药品是一种特殊的商品。

（二）特征

1. 种类多样性　药品在全世界大约有 20000 余种，其中，我国中药制剂约 5000 多种，西药制剂约 4000 多种。日常生活中，药品的品种复杂且多样化。

2. 医用专属性　药品不属于一种可以独立销售的商品，它因医学而来，为治疗疾病而生，与人的生命安全紧密结合，相辅相成。患者必须通过医生的检验和诊断，并在医生与执业药师的指导下合理用药，才能预防和控制疾病，有利于疾病康复。

3. 质量严控性　药品是否安全直接关系着人们健康与否甚至生死存亡，因此，药品质量不能出现一丝一毫的问题，必须确保药品安全、有效。

药品不像其他商品一样，可以分等级和价钱销售，且有质量等级之分，只有符合药品管理法律制度的药品才能出现在销售市场中。

？ 想一想

为什么国家对麻醉药、安眠药、精神药等药品要实行特殊管理？

答案解析

二、药品法概述

（一）药品管理法的含义

药品管理法是调整药品监督管理、确保药品质量、维护人体健康活动中产生的各种社会关系的法律规范的总和。药品管理法在加强药品监督管理、提高药品质量方面举足轻重，是保障人民用药安全的重要法宝。

（二）药品法的发展和立法情况

早在 1950 年 11 月，卫生部就制定公布了我国药品管理的第一个行政法规——《管理麻醉药品暂行条例》，后又颁布了药品管理的第一个综合性规章——《关于加强药政管理的若干规定》。1978 年，国务院颁布和批准颁布了《药政管理条例》《麻醉药品管理条例》。1984 年 9 月 20 日，我国第一部药品管理法律——《中华人民共和国药品管理法》（以下简称《药品管理法》）经审议通过，自 1985 年 7 月 1 日起施行。后随着我国卫生事业的进步与发展，《药品管理法》逐渐暴露出短板。

法律具有滞后性，更需要随着社会进步、时代任务的变化而不断完善。现行《药品管理法》是根据 2013 年 12 月 28 日第十二届全国人民代表大会常务委员会第六次会议《关于修改〈中华人民共和国海洋环境保护法〉等七部法律的决定》，后在 2018 年 10 月 22 日，《药品管理法（修正草案）》提交全国人大常委会审议，草案将全面加大对生产、销售假药、劣药的处罚力度。新修订的《药品管理法》经十三届全国人大常委会第十二次会议表决通过，于 2019 年 12 月 1 日起施行。与此相关的法律法规主要有：《中华人民共和国药品管理法实施条例》《医疗用毒性药品管理办法》《中华人民共和国药典》《野生药材资源保护管理条例》《血液制品保护条例》《麻醉药品和精神药品管理条例》《药品进口管理办法》《药物非临床研究质量管理规范》《药品生产质量管理规范》《药品召回管理办法》等。国家重视并推进有关药品管理的法规和规章，形成了比较完备的药品监督管理法律体系，为推动"健康中国"的实现打下了坚实的基础。

三、药品法律规定

（一）药品的标准

药品标准是国家对药品质量规格及检验方法所做的技术性规定，是药品研制、生产、经营、使用和检验、监督管理部门共同遵守的法定依据。我国《药品管理法》规定，药品必须符合国家药品标准，包括《中华人民共和国药典》（以下简称《中国药典》）和国务院药品监督管理部门颁布的药品标准。只有符合国家药品标准的药品，才是合格药品，方可生产、销售和使用。使用不符合药品质量标准的药品是违法的行为。《中国药典》是由国家药典委员会负责组织编纂、制定和修订的国家药品标准，是法定的国家药品标准，新中国成立以来，我国共编纂颁布《中国药典》十一版。

（二）药品的审批

《药品管理法》规定，在我国药品生产企业实行药品许可证的基础上，具体生产某一药品，实行药品生产批准文号制度。凡报批生产药品的企业，必须按规定的内容报地（市）卫生行政部门及药检所，经药检所检验合格后，由地（市）卫生行政部门和药检所签署意见，报转省医药管理部门，经审核同意后，报省卫生厅审核批准发给批准文号。药品的批准文号一般 5 年内不得变更，停产 3 年以上的药品，其批准文号作废。

（三）新药、仿制药、新生物制品的管理

《药品注册管理办法》已于 2020 年 1 月 15 日经国家市场监督管理总局 2020 年第 1 次局务会议审议

通过。按照规定，研制新药，必须按照国务院药品监督管理部门的规定如实报送研制方法、质量指标、药理及毒理试验结果等有关资料和样品，经国务院药品监督管理部门批准后，方可进行临床试验。完成临床试验并通过审批的新药，由国务院药品监督管理部门批准，发给新药证书。

我国《仿制药品审批办法》规定，仿制药品系指仿制国家已批准正式生产并收载于国家药品标准（包括《中国生物制品规程》）的品种。试行标准的药品及受国家行政保护的品种不得仿制。仿制药品的质量不得低于被仿制药品，使用说明书等应与被仿制药品保持一致。

我国《新生物制品审批办法》规定，生物制品是应用普通的或以基因工程、细胞工程、蛋白质工程、发酵工程等生物技术获得的微生物、细胞及各种动物和人源的组织和液体等生物材料制备，用于人类疾病预防治疗和诊断的药品。新生物制品系指我国未批准上市的生物制品；已批准上市的生物制品，当改换制备疫苗和生物技术产品的菌毒种、细胞株及其他重大生产工艺改革对制品的安全性、有效性可能有显著影响时按新生物制品审批。新生物制品审批实行国家一级审批制度。

（四）进口药品及特殊药品的管理

药品进口必须经国务院药品监督管理部门组织审查，经审查确认符合质量标准、安全有效的，方可批准进口，并发给《进口药品注册证》。中国香港、澳门、台湾地区企业生产的药品取得《医药产品注册证》后，方可进口。医疗机构因临床急需少量药品的，应当持《医疗机构执业许可证》向国务院药品监督管理部门提出申请，经批准后，方可进口。

国家对麻醉药品、精神药品、医疗用毒性药品、放射性药品，实行特殊管理。管理办法由国务院制定。

（五）基本药物制度和药品的分类管理

国家实行基本药物制度是适应基本医疗卫生需要，保障人民群众身体健康、保证药品质量的基本要求。国家医药卫生政策是国家药品政策的核心和药品保障供应体系的基础，涉及基本药物的遴选、生产、流通、使用、定价、报销、检测评价多个环节。

四、违反药品管理法律制度的法律责任

（一）行政责任

1. 未获得行政许可　未取得药品生产许可证、药品经营许可证或者医疗机构制剂许可证生产、销售药品的，责令关闭，没收违法生产、销售的药品和违法所得，并处违法生产、销售的药品（包括已售出和未售出的药品，下同）货值金额十五倍以上三十倍以下的罚款；货值金额不足十万元的，按十万元计算。

2. 提供虚假的证明材料的行政责任　提供虚假的证明、数据、资料、样品或者采取其他手段骗取临床试验许可、药品生产许可、药品经营许可、医疗机构制剂许可或者药品注册等许可的，撤销相关许可，十年内不受理其相应申请，并处五十万元以上五百万元以下的罚款；情节严重的，对法定代表人、主要负责人、直接负责的主管人员和其他责任人员，处二万元以上二十万元以下的罚款，十年内禁止从事药品生产经营活动，并可以由公安机关处五日以上十五日以下的拘留。

3. 生产、销售假药的行政责任　生产、销售假药的，没收违法生产、销售的药品和违法所得，责令停产停业整顿，吊销药品批准证明文件，并处违法生产、销售的药品货值金额十五倍以上三十倍以下的罚款；货值金额不足十万元的，按十万元计算；情节严重的，吊销药品生产许可证、药品经营许可证或者医疗机构制剂许可证，十年内不受理其相应申请；药品上市许可持有人为境外企业的，十年内禁止其药品进口。

4. 生产、销售劣药的行政责任 　生产、销售劣药的，没收违法生产、销售的药品和违法所得，并处违法生产、销售的药品货值金额十倍以上二十倍以下的罚款；违法生产、批发的药品货值金额不足十万元的，按十万元计算，违法零售的药品货值金额不足一万元的，按一万元计算；情节严重的，责令停产停业整顿直至吊销药品批准证明文件、药品生产许可证、药品经营许可证或者医疗机构制剂许可证。

5. 法定代表人、主要负责人等其他责任人员的行政责任 　生产、销售假药，或者生产、销售劣药且情节严重的，对法定代表人、主要负责人、直接负责的主管人员和其他责任人员，没收违法行为发生期间自本单位所获收入，并处所获收入百分之三十以上三倍以下的罚款，终身禁止从事药品生产经营活动，并可以由公安机关处五日以上十五日以下的拘留。对生产者专门用于生产假药、劣药的原料、辅料、包装材料、生产设备予以没收。

6. 药品上市许可持有人给予、收取回扣的行政责任 　药品上市许可持有人、药品生产企业、药品经营企业或者医疗机构在药品购销中给予、收受回扣或者其他不正当利益的，药品上市许可持有人、药品生产企业、药品经营企业或者代理人给予使用其药品的医疗机构的负责人、药品采购人员、医师、药师等有关人员财物或者其他不正当利益的，由市场监督管理部门没收违法所得，并处三十万元以上三百万元以下的罚款；情节严重的，吊销药品上市许可持有人、药品生产企业、药品经营企业营业执照，并由药品监督管理部门吊销药品批准证明文件、药品生产许可证、药品经营许可证。药品上市许可持有人、药品生产企业、药品经营企业在药品研制、生产、经营中向国家工作人员行贿的，对法定代表人、主要负责人、直接负责的主管人员和其他责任人员终身禁止从事药品生产经营活动。

7. 有关人员在药品购销中收受财物的其他情形 　药品上市许可持有人、药品生产企业、药品经营企业的负责人、采购人员等有关人员在药品购销中收受其他药品上市许可持有人、药品生产企业、药品经营企业或者代理人给予的财物或者其他不正当利益的，没收违法所得，依法给予处罚；情节严重的，五年内禁止从事药品生产经营活动。医疗机构的负责人、药品采购人员、医师、药师等有关人员收受药品上市许可持有人、药品生产企业、药品经营企业或者代理人给予的财物或者其他不正当利益的，由卫生健康主管部门或者本单位给予处分，没收违法所得；情节严重的，还应当吊销其执业证书。

（二）民事责任

《药品管理法》规定：药品上市许可持有人、药品生产企业、药品经营企业或者医疗机构违反本法规定，给用药者造成损害的，依法承担赔偿责任。

因药品质量问题受到损害的，受害人可以向药品上市许可持有人、药品生产企业请求赔偿损失，也可以向药品经营企业、医疗机构请求赔偿损失。接到受害人赔偿请求的，应当实行首负责任制，先行赔付；先行赔付后，可以依法追偿。

（三）刑事责任

1. 生产、销售、提供假药罪 　《刑法》第一百四十一条规定：生产、销售假药的，处三年以下有期徒刑或者拘役，并处罚金；对人体健康造成严重危害或者有其他严重情节的，处三年以上十年以下有期徒刑，并处罚金；致人死亡或者有其他特别严重情节的，处十年以上有期徒刑、无期徒刑或者死刑，并处罚金或者没收财产。药品使用单位的人员明知是假药而提供给他人使用的，依照前款的规定处罚。

2. 生产、销售劣药罪 　《刑法》第一百四十二条规定：生产、销售劣药，对人体健康造成严重危害的，处三年以上十年以下有期徒刑，并处罚金；后果特别严重的，处十年以上有期徒刑或者无期徒刑，并处罚金或者没收财产。药品使用单位的人员明知是劣药而提供给他人使用的，依照前款的规定处罚。

3. 非法提供麻醉药品、精神药品罪　《刑法》第三百五十五条规定，依法从事生产、运输、管理、使用国家管制的麻醉药品、精神药品的人员，违反国家规定，向吸食、注射毒品的人提供国家规定管制的能够使人形成瘾癖的麻醉药品、精神药品的，处三年以下有期徒刑或者拘役，并处罚金；情节严重的，处三年以上七年以下有期徒刑，并处罚金。向走私、贩卖毒品的犯罪分子或者以牟利为目的，向吸食、注射毒品的人提供国家规定管制的能够使人形成瘾癖的麻醉药品、精神药品的，依照本法第三百四十七条的规定定罪处罚。单位犯前款罪的，对单位判处罚金，并对其直接负责的主管人员和其他直接责任人员，依照前款的规定处罚。

第五节　突发公共卫生事件应急处理法律制度

PPT

突发公共卫生事件是指造成或者可能造成社会公众健康严重损害的重大传染病疫情，群体性不明原因疾病、重大食物和职业中毒以及其他严重影响公众健康的突发事件。

国家努力为科学防控和应对疫情等重大突发公共卫生事件、减轻其对我国经济社会的影响、完善国家治理体系和提升社会管理能力提供决策支撑和对策建议。

？ 想一想

我国是如何处理疫情暴发这类突发公共卫生事件的？请简单列举几种主要措施。

答案解析

一、概述

（一）概念及立法情况

《突发公共卫生事件应急条例》（以下简称《条例》）是为了有效预防、及时控制和消除突发公共卫生事件的危害，保障公众身体健康与生命安全，维护正常的社会秩序，而制定的行政法规，经 2003 年 5 月 7 日国务院第 7 次常务会议通过，自公布之日起施行。后根据 2011 年 1 月 8 日《国务院关于废止和修改部分行政法规的决定》修订，自公布之日起施行。

（二）从护理工作看突发公共卫生事件的特点

1. 社会影响面广　突发公共卫生事件一旦发生，非常容易大面积造成人们心理恐慌，进而严重影响正常生活秩序。如 SARS 危机、埃博拉出血热疫情、新冠肺炎都严重威胁民众的生命健康，而且波及国家的政治、经济、外交等多个领域，社会影响大。

2. 呈群体性发展　如历来出现的核泄漏、水污染事件、地震泥石流等突发事件中，受波及的人数众多，影响大，波及面广，也给护理工作等带来一定的难度。

3. 易带来全球性灾难　例如，西非国家的"埃博拉"病毒等已经从区域性的恶性传染病演变成全球各国共同对抗的灾难，影响大，非一个国家能够独立承担和应对。

4. 护理难度高　患者发病时间集中，时间紧、任务重，数量大，病情普遍严重，这就要求有关部门、医疗卫生机构及时、快速做出决策以便指导救护。

二、突发公共卫生事件应急处理护理伦理要求

突发公共卫生事件发生后，护理人员应当秉承"救死扶伤"的仁爱精神，即使在自身安全受到威

胁、个人身体遭受磨难的情况下，也始终把患者和最广大人民群众的生命安全放在第一位，护理过程中应该遵循以下原则。

（一）高尚的奉献精神

面对疫情暴发，护理人员也不能有丝毫的退缩。在祖国的需要、患者的需要面前，他们把自身利益放于之后，勇于牺牲自己，将高尚的奉献精神放在第一位，敢于担风险、敢于负责任、敢于自我牺牲。

（二）严谨的科学态度

在对疫苗、病原体的研究中，护理人员要坚持实事求是，以科学的态度对待疫情，确定病源、采取预防措施，制定各种突发公共卫生事件的应急预案，建立健全预警机制。要在广大群众中进行防治疾病知识的宣传，使群众能以科学的态度对待疾病，以科学的方法提高公众自我保护能力。

（三）精诚团结的协作精神

突发公共卫生事件的应对需要各个部门的相互配合、协调。应对策略的制定不仅是疾控部门的职责，还需要其他相关部门一起参与和完成。护理人员要有高度的责任心、爱心以及团结协作的精神，才能打好团队战，使得整个救治和护理过程的每个环节都井然有序。

（四）爱国进取的民族精神

以"爱国主义"为核心的民族精神和以"改革创新"为核心的时代精神，是"中国精神"的具体内容，大力弘扬民族精神，才能增强中华民族的凝聚力。处理突发公共卫生事件，要大力弘扬爱国、热情、团结、进取的革命精神，面对疫情，广大医务工作者都坚守一线、救死扶伤，成为"最美逆行者"，这将中国精神予以传承和发扬。

（五）爱岗敬业的工匠精神

"工匠精神"对于个人，是干一行、爱一行、专一行、精一行，务实肯干、坚持不懈、精雕细琢的敬业精神。一方有难，八方支援。护理人员在突发公共卫生事件的应急处理过程中，承担着大量艰苦、细致、危险的基础性工作。敬业精神是一种对工作高度负责、任劳任怨、充满爱心、愿意为所从事职业无私奉献的精神。在每个与病魔斗争的生命抢救现场，护理人员要勇于克服困难，充分发挥自己的专业技能和敬业精神，将患者的生命视为自己的生命，最大限度地挽救和护理患者。任何背离医护人员的崇高职责，畏缩不前，因害怕受感染而选择放弃的护理人员都是违背岗位原则和精神的。

三、突发公共卫生事件应急处理组织体系

（一）应急指挥机构

1. 全国突发事件应急处理指挥部的组成及其职责　突发事件发生后，国务院设立全国突发事件应急处理指挥部，由国务院有关部门和军队有关部门组成，国务院主管领导人担任总指挥，负责对全国突发事件应急处理的统一领导、统一指挥。

2. 地方突发事件应急处理指挥部的组成及其职责　突发事件发生后，省、自治区、直辖市人民政府成立地方突发事件应急处理指挥部，省、自治区、直辖市人民政府主要领导人担任总指挥，负责领导、指挥本行政区域内突发事件应急处理工作。县级以上地方人民政府卫生行政主管部门，具体负责组织突发事件的调查、控制和医疗救治工作。县级以上地方人民政府有关部门，在各自的职责范围内做好突发事件应急处理的有关工作。

（二）日常管理机构

国务院卫生行政部门设立卫生应急办公室（突发公共卫生事件应急指挥中心），负责全国突发公共卫

生事件应急处理的日常管理工作，各省、自治区、直辖市人民政府卫生行政部门及军队、武警系统要参照国务院卫生行政部门突发公共卫生事件日常管理机构的设置及职责，结合各自实际情况，指定突发公共卫生事件的日常管理机构，负责本行政区域或本系统内突发公共卫生事件应急的协调、管理工作。各市（地）级、县级卫生行政部门要指定机构负责本行政区域内突发公共卫生事件应急的日常管理工作。

四、突发公共卫生事件法律规定

（一）应急预案与准备

1. 制定机关　国务院卫生行政主管部门按照分类指导、快速反应的要求，制定全国突发事件应急预案，报请国务院批准。省、自治区、直辖市人民政府根据全国突发事件应急预案，结合本地实际情况，制定本行政区域的突发事件应急预案。

2. 应急预案主要内容　有以下几个方面：①突发事件应急处理指挥部的组成和相关部门的职责；②突发事件的监测与预警；③突发事件信息的收集、分析、报告、通报制度；④突发事件应急处理技术和监测机构及其任务；⑤突发事件的分级和应急处理工作方案；⑥突发事件预防、现场控制，应急设施、设备、救治药品和医疗器械以及其他物资和技术的储备与调度；⑦突发事件应急处理专业队伍的建设和培训。突发事件应急预案应当根据突发事件的变化和实施中发现的问题及时进行修订、补充。

（二）突发事件预防控制体系

国家建立统一的突发事件预防控制体系。县级以上地方人民政府应当建立和完善突发事件监测与预警系统。县级以上各级人民政府卫生行政主管部门，应当指定机构负责开展突发事件的日常监测，并确保监测与预警系统的正常运行。一要加强应急知识教育，二要建立和完善突发事件监测和预警系统，三要保证应急物资储备，四要加强急救医疗服务网络建设，从而提高各类突发事件的救治能力。

（三）突发公共卫生事件的报告与信息发布

国家建立突发事件应急报告制度。国务院卫生行政主管部门制定突发事件应急报告规范，建立重大、紧急疫情信息报告系统。

1. 报告主体　县级以上各级人民政府卫生行政部门指定的突发公共卫生事件监测机构、各级各类医疗卫生机构、行政部门、县级以上地方人民政府和检验检疫机构、药品监督管理机构、食品环境保护监测机构、教育机构等有关单位为突发公共卫生事件的责任报告单位。执行职务的各级各类医疗卫生机构的医疗卫生人员、个体开业医生为突发公共卫生事件的责任报告人。

2. 报告范围　①发生或者可能发生传染病暴发、流行的；②发生或者发现不明原因的群体性疾病的；③发生传染病菌种、毒种丢失的；④发生或者可能发生重大食物和职业中毒事件的。

3. 报告时限　突发事件监测机构、医疗卫生机构和有关单位发现有上述规定情形之一的，应当在2小时内向所在地县级人民政府卫生行政主管部门报告；接到报告的卫生行政主管部门应当在2小时内向本级人民政府报告，并同时向上级人民政府卫生行政主管部门和国务院卫生行政主管部门报告。县级人民政府应当在接到报告后2小时内向设区的市级人民政府或者上一级人民政府报告。

4. 通报制度　国务院卫生行政主管部门应当根据发生突发事件的情况，及时向国务院有关部门和各省、自治区、直辖市人民政府卫生行政主管部门以及军队有关部门通报。突发事件发生地的省、自治区、直辖市人民政府卫生行政主管部门，应当及时向毗邻省、自治区、直辖市人民政府卫生行政主管部门通报。接到通报的省、自治区、直辖市人民政府卫生行政主管部门，必要时应当及时通知本行政区域内的医疗卫生机构。县级以上地方人民政府有关部门，已经发生或者发现可能引起突发事件的情形时，应当及时向同级人民政府卫生行政主管部门通报。

5. 举报 任何单位和个人有权向人民政府及其有关部门报告突发事件隐患，有权向上级人民政府及其有关部门举报地方人民政府及其有关部门不履行突发事件应急处理职责，或者不按照规定履行职责的情况。接到报告、举报的有关人民政府及其有关部门，应当立即组织对突发事件隐患、不履行或者不按照规定履行突发事件应急处理职责的情况进行调查处理。对举报突发事件有功的单位和个人，县级以上各级人民政府及其有关部门应当予以奖励。

6. 信息发布 国务院卫生行政主管部门负责向社会发布突发事件的信息。必要时，可以授权省、自治区、直辖市人民政府卫生行政主管部门向社会发布本行政区域内突发事件的信息。信息发布应当及时、准确、全面。

（四）应急处理

突发事件发生后，卫生行政主管部门应当组织专家对突发事件进行综合评估，初步判断突发事件的类型，提出是否启动突发事件应急预案的建议。在全国范围内或者跨省、自治区、直辖市范围内启动全国突发事件应急预案，由国务院卫生行政主管部门报国务院批准后实施。省、自治区、直辖市启动突发事件应急预案，由省、自治区、直辖市人民政府决定，并向国务院报告。

五、违反突发公共卫生事件应急处理法律制度的法律责任

（一）各级各类政府部门的法律责任

有以下行为之一的政府主要领导人及其卫生行政主管部门主要负责人，依法给予降级或者撤职的行政处分；造成严重医疗卫生机构的后果的，依法给予开除的行政处分；构成犯罪的，依法追究法律责任：①未依照《条例》规定履行报告职责，对突发事件隐瞒、缓报、谎报或者授意他人隐瞒、缓报、谎报的；②未依照《条例》规定完成突发事件应急处理所需要的设施、设备、药品和医疗器械等物资的生产、供应、运输和储备的；③突发事件发生后，县级以上地方人民政府及其有关部门对上级人民政府有关部门的调查不予配合，或者采取其他方式阻碍、干涉调查的；④在突发事件调查、控制、医疗救治工作中玩忽职守、失职、渎职的。⑤拒不履行应急处理职责的。

（二）医疗卫生机构的法律责任

有下列行为之一的，由卫生行政主管部门责令改正、通报批评、给予警告；情节严重的，吊销《医疗机构执业许可证》；对主要负责人、负有责任的主管人员和其他直接责任人员依法给予降级或者撤职的纪律处分；造成传染病传播、流行或者对社会公众健康造成其他严重危害后果，构成犯罪的，依法追究刑事责任：①未依照《条例》规定履行报告职责，对突发事件隐瞒、缓报、谎报或者授意他人隐瞒、缓报、谎报的；②未按《条例》规定及时采取控制措施的；③未依照《条例》规定履行监测职责的；④拒绝接诊患者的；⑤拒不服从突发事件应急处理指挥部调度的。

（三）其他单位和个人的法律责任

按照《条例》规定，有关单位和个人未依照本条例的规定履行报告职责，隐瞒、缓报或者谎报，阻碍突发事件应急处理工作人员执行职务，拒绝国务院卫生行政主管部门或者其他有关部门指定的专业技术机构进入突发事件现场，或者不配合调查、采样、技术分析和检验的，对有关责任人员依法给予行政处分或者纪律处分；触犯《中华人民共和国治安管理处罚法》，构成违反治安管理行为的，由公安机关依法予以处罚；构成犯罪的，依法追究刑事责任。

在突发事件发生期间，散布谣言、哄抬物价、欺骗消费者，扰乱社会秩序、市场秩序的，由公安机关或者工商行政管理部门依法给予行政处罚；构成犯罪的，依法追究刑事责任。

答案解析

目标检测

一、单项选择题

1. 孕产期保健服务不包括（ ）

    A. 母婴保健指导   B. 孕妇、产妇保健   C. 胎儿保健   D. 幼儿保健

2. 下列不属于突发公共卫生事件应急处理护理伦理要求的是（ ）

    A. 乐于奉献   B. 爱岗敬业   C. 积极斗争   D. 团结协作

3. 《中华人民共和国母婴保健法》属于（ ）

    A. 卫生法律   B. 卫生行政法规

    C. 地方性卫生法规、卫生自治条例与单行条例   D. 卫生行政规章

4. 当单位或者个人发现传染病患者或者疑似传染病患者时，应当（ ）

    A. 立即采取隔离   B. 及时向相关医疗机构报告

    C. 马上报警   D. 限制其行动

5. 下列对传染病患者的控制中，正确的是（ ）

    A. 对乙类、丙类传染病患者予以隔离治疗

    B. 对艾滋病患者的密切接触者，应在指定场所进行医学观察

    C. 淋病、梅毒患者未治愈前不准去公共浴室、理发店等公共场所

    D. 对甲类传染病病原携带者限制活动范围

    E. 对乙类传染病病原携带者限制活动范围

二、综合问答题

1. 请列举刑法中有关血液犯罪的三个罪名名称。

2. 药品有哪些特征？

三、实例解析题

患者李某，男性，28 岁，因意外摔伤导致大出血。送去医院后，医院采取输血治疗，因护理人员在给李某输血的过程中，未检测供血者的血液质量是否合格，致李某不幸感染肝炎病毒，继发感染其他疾病，给李某身心造成极大的损伤和打击。

请问：医院有何违法之处？医院对患者李某，应承担怎样的法律责任？

（应 欢）

书网融合……

📱 重点回顾

💻 微课

⏱ 习题

参考文献

[1] 陈秋云. 护理伦理与法规 [M]. 2版. 北京：中国医药科技出版社，2019.

[2] 王璀，王丹心，毛玉霞. 护理伦理与法律法规 [M]. 北京：中国科学技术出版社，2018.

[3] 崔香淑，翟晓梅. 护理伦理学 [M]. 3版. 北京：人民卫生出版社，2018.

[4] 李怀珍. 护理伦理与法律法规 [M]. 2版. 北京：人民卫生出版社，2019.

[5] 王彩霞，张金凤. 医学伦理学 [M]. 3版. 北京：人民卫生出版社，2015.

[6] 孙宏玉，唐启群. 护理伦理学 [M]. 2版. 北京：北京大学医学出版社，2015.

[7] 罗杰，杨珍. 护理伦理学 [M]. 武汉：华中科技大学出版社，2015.

[8] 张绍异. 护理伦理与法律法规 [M]. 北京：中国医药科技出版社，2018.

[9] 崔瑞兰. 护理伦理学 [M]. 4版. 北京：中国中医药出版社，2021.

[10] 田莉梅，崔香梅. 护理伦理学 [M]. 北京：科学技术文献出版社，2017.

[11] 焦雨梅，冉隆平. 医学伦理学 [M]. 2版. 武汉：华中科技大学出版社，2016.

[12] 孙萍. 护理伦理学 [M]. 北京：中国中医药出版社，2018.

[13] 张大凯，吴海峰. 医护法律基础 [M]. 北京：高等教育出版社，2013.

[14] 秦晓慧，邱大石. 护理伦理与法律法规 [M]. 北京：北京大学医学出版社，2019.

[15] 秦敬民. 护理伦理与法律法规 [M]. 北京：人民卫生出版社，2014.

[16] 苏碧芳，陈兰云. 卫生法律法规 [M]. 2版. 北京：人民卫生出版社，2020.

[17] 姜小鹰，刘俊荣. 护理伦理学 [M]. 2版. 北京：人民卫生出版社，2017.

[18] 何宪平. 护理伦理学 [M]. 3版. 北京：高等教育出版社，2014.

[19] 袁丽容，张绍翼. 护理伦理学 [M]. 2版. 北京：科学出版社，2016.